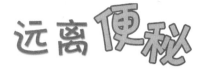
远离便秘 轻松常在

U0235597

主　审　叶国良

主　编　盛芝仁

副主编　卿艳平　胡建利

编　者　（按姓氏笔画排序）

马幼华	宁波大学医学院附属医院
王　玲	宁波大学医学院附属医院
邓生德	宁波大学医学院附属医院
朱　虹	宁波大学医学院附属医院
朱晓燕	宁波大学医学院附属医院
李坚炯	中国科学院大学宁波华美医院
李　通	宁波大学医学院附属医院
杨青雅	宁波大学医学院附属医院
杨　卓	宁波大学医学院附属医院
吴为明	宁波大学医学院附属医院
陆启文	宁波大学医学院附属医院
陈文斌	浙江大学附属第一医院
金海波	宁波大学医学院附属医院
周玉平	宁波大学医学院附属医院
项雄华	宁波大学医学院附属医院
胡建利	宁波大学医学院附属医院
娄海波	宁波大学医学院附属医院
洪　莲	宁波市医疗中心李惠利医院
姚一博	上海中医药大学附属龙华医院
卿艳平	宁波大学医学院附属医院
黄静莉	宁波大学医学院附属医院
盛芝仁	宁波大学医学院附属医院
程　芳	中国中医科学院西苑医院
温晋锋	宁波大学医学院附属医院
谢　凯	宁波大学医学院附属医院
蔡张愉	宁波大学医学院附属医院

秘　书　蔡张愉　宁波大学医学院附属医院

人民卫生出版社

图书在版编目（CIP）数据

远离便秘 轻松常在 / 盛芝仁主编. — 北京：人
民卫生出版社，2020
ISBN 978-7-117-29810-0

Ⅰ.①远… Ⅱ.①盛… Ⅲ.①便秘–防治 Ⅳ.
①R574.62

中国版本图书馆 CIP 数据核字（2020）第 028930 号

人卫智网	www.ipmph.com	医学教育、学术、考试、健康，购书智慧智能综合服务平台
人卫官网	www.pmph.com	人卫官方资讯发布平台

远离便秘 轻松常在

主　　编：盛芝仁
出版发行：人民卫生出版社（中继线 010-59780011）
地　　址：北京市朝阳区潘家园南里 19 号
邮　　编：100021
E - mail：pmph @ pmph.com
购书热线：010-59787592　010-59787584　010-65264830
印　　刷：三河市潮河印业有限公司
经　　销：新华书店
开　　本：710×1000　1/16　印张：19
字　　数：292 千字
版　　次：2020 年 3 月第 1 版　2020 年 3 月第 1 版第 1 次印刷
标准书号：ISBN 978-7-117-29810-0
定　　价：58.00 元

打击盗版举报电话：010-59787491　E-mail：WQ @ pmph.com
质量问题联系电话：010-59787234　E-mail：zhiliang @ pmph.com

序

　　慢性便秘发病率高，严重影响人们的心身健康和生活质量。尤其是老年人和女性，深受其苦。现在由于生活习惯的改变，儿童便秘发生率明显升高，给年轻的父母平添焦虑。恰逢时机，宁波大学医学院附属医院肛肠外科团队组织编写了这本《远离便秘　轻松常在》科普书籍，惠及各类便秘人群。

　　这本书是和便秘相关的不同专科医学专家的倾心力作，从临床到护理、从西医到中医、从预防到治疗、从保健到手术，全面地介绍了儿童、孕产妇、老年人及各种特殊人群的便秘。把深奥枯燥的专业知识表达得简单明了，让读者一看就懂，一学就会。不仅各类便秘人群可以找到自己需要的知识，初级医务人员也可以参考学习。

　　本书还配备了大量的插图和漫画，具有很强的阅读性和趣味性。即使读者没有时间阅读大量的文字，单从插图和漫画中也能获取大部分知识。

　　本人一直致力于便秘的研究，提出了便秘的分度论治理念，2018年发表的《2017版便秘的分度与临床策略专家共识》把这一理念纳入其中。在本人的研究过程中，深知便秘人群的痛苦，而这些痛苦的产生很多是因为相关知识的匮乏导致的。如果大众有足够的便秘相关科普知识，或在便秘的早期能得到专业的指导，就不会发展到重度便秘。因此，本人深知便秘的预防和早期规范科学治疗的重要性。便秘的科普教育是每个便秘领域工作者义不容辞的责任和义务。这本书可以帮助便秘领域工作者更好地向大众宣传便秘相关科普知识，告诉其如何自觉预防和科学治疗，减少重度便秘的发生，给便秘人群带来福音。因此，在此衷心地祝贺该书出版，特欣然作序。

中华便秘医学会会长　成都肛肠专科医院院长　四川洲际胃肠肛门病医院院长

杨向东

2020年1月

日常生活中经常听到有人抱怨便秘带来的痛苦严重影响生活质量。随着现代生活节奏变快和生活压力变大，便秘患者的门诊量也逐年上升。便秘既可以是一种疾病，也可以是一种症状。肿瘤、糖尿病、帕金森病及使用阿片类镇痛药、抗精神病药引起的便秘是一种症状，需要积极处理原发病因才能缓解便秘。非器质性疾病和药物因素引起的便秘是一种原发疾病，可以通过调整运动方式、饮食习惯、排便习惯等来预防便秘的发生。一旦便秘影响生活质量，还需及时到医院就诊，缓解病情。因此，民众需要掌握对便秘自我判断、自我预防、自我调整的基础知识，从而做到能识别便秘和预防便秘，做一个健康的快乐人。

本书是有关便秘知识的科普类读物，共分 11 个章节，从便秘的概念讲起，介绍了便秘的原因、便秘的症状、便秘对身体的影响、各种诊断便秘的检查方法及各种便秘的预防保健治疗方法，旨在通过通俗易懂的语言、生动活泼的图案，让民众在轻松愉快的阅读中掌握便秘的相关知识，增强自我保健能力。编者是来自三级甲等综合医院资深的临床医生、护士及康复、影像、营养、药剂等领域的专家学者，在便秘预防、保健、诊断、治疗、康复中有着丰富的临床经验和知识底蕴。在编写的过程中，大家反复商讨、修改，力求内容通俗易懂，使本书能对民众解除便秘困扰有所帮助。

由于本人编写能力有限，书中难免存在问题，敬请各位专家和广大读者批评指正，以利在以后的编写中改正。

盛芝仁

2020 年 1 月

目录

第四章　便秘对人体的危害

第十章　便秘药物治疗知多少

第十一章　便秘可以外科手术治疗吗

附录

第一章 概述

一、粪便是如何形成和排出的

1. 粪便是如何形成的呢

食物经口进入胃，在胃消化酶和胃蠕动的作用下初步消化，然后进入小肠，在小肠内各种消化酶的作用下分解，各种营养物质被吸收，不能被吸收的部分进入大肠，大肠将大部分水分吸收，形成粪便。由上可知大便是食物残渣和水分的混合物，最后经肛门排出体外（图1-1）。

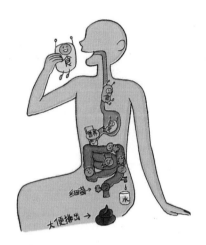

图1-1　粪便形成的过程

2. 大肠、肛门在粪便形成和排出过程中起到什么样的作用

（1）大肠的内容物

大肠的内容物主要是气体、粪便及细菌，这3种物质适量混合，和谐共存，随着大肠的正常蠕动规律地排出体外，及时更新，维持动态平衡。不管哪种成分出现异常都会引起肠蠕动改变，表现为腹痛、腹胀、便秘等不适。

（2）大肠在粪便形成和排出过程中的功能

大肠在粪便形成和排出过程中主要有3个功能：吸收功能、传输功能、排便功能（图1-2）。

吸收功能：小肠每天将1 000～2 000毫升内容物排入大

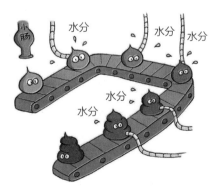

图1-2　大肠运输粪便、吸收水分、排出粪便

1

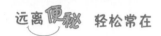

肠，其中90%是水分，而大肠能吸收其中80%以上的水分。吸收功能以右半结肠为主，左半结肠主要是储存大便。

传输功能：健康者的大肠以恒定的速度将粪便向前推进，约5厘米/小时。当大肠推进速度变慢时，粪便在大肠内储留时间延长，出现大便干结、大便次数减少，称之为便秘。医生常采用结肠运输试验来评价大肠的传输功能。

排便功能：排便是一种受意识控制的脊髓反射。健康者的直肠内通常是没有粪便的，当直肠内的粪便达到100毫升左右时，会刺激直肠壁内的感受器，冲动经盆神经和腹下神经传至脊髓腰骶段的初级排便中枢（交通信号灯），同时上传到大脑皮层（交通警察），引起便意，大脑根据当前的综合环境决定是否适合排便，从而发出排便指令

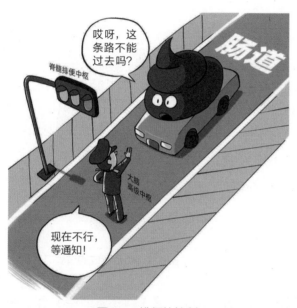

图1-3　排便的控制

或暂时不排便指令（图1-3）。意识可加强或抑制排便，如果对便意经常予以抑制，会使直肠逐渐失去对粪便压力刺激正常的敏感性，加之粪便因在大肠内停留过久、水分吸收过多而变得干硬，从而引起排便困难，这是便秘产生的常见原因之一。

二、一点都不陌生的便秘

日常生活中时常听到有人抱怨自己有便秘，非常痛苦。大便不能顺畅地排出体外就是便秘，那么便秘都有些什么样的表现呢？

有人问自己时常感觉到腹痛、腹胀，频繁地去卫生间解大便，但是

时常就是放几个屁，大便却没有解出来，而且也没有了便意。这样算便秘吗？

有人问自己往往都是几天解一次大便，有时甚至一周解一次大便，解大便非常费力，甚至解大便解时大汗淋漓，大便又干、又硬。这样算便秘吗？

有人问自己每天都会去解大便，有时一天要去卫生间好几次，而且大便不干，是软而不成形的，但总是感觉拉不干净，蹲在厕所久久不愿放弃！请问这样算不算便秘呢？

有人问自己排便非常困难，时常需要手指帮助，每次排便都有大便堵塞在肛门口的感觉。这样算便秘吗？

以上问题的答案是肯定的，这些都是便秘的表现（图1-4），如果有以上症状，广大读者应该到医院专科医生处询问、治疗。

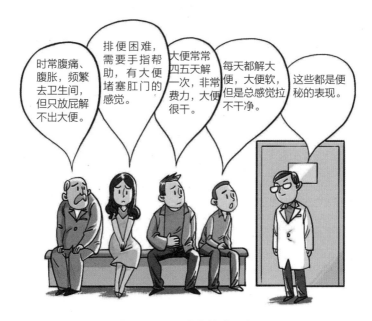

图1-4　不同症状就诊的患者

三、医生如何诊断便秘

每个人都有自己的生物钟，因此排便的频率和规律都不一样，而且同一个人在不同的时间、地点、生理状态下排便的频率、规律也是不一样的，所以不能简单地凭上面某一种症状就认为自己得了便秘。如果错误地理解便秘，单纯追求理想的排便状态，长期服用通便药、泻药或某些保健品，会造成不必要的肠道损害和经济压力。因此，正确地认识便秘，在为自身的症状是否可以诊断为便秘而感到困惑时，最科学的方法是到医院专业的医生处诊断并治疗。在此，对规范的便秘诊断标准做一简单的介绍，希望对广大读者正确认识便秘有一定的帮助。

专科医生在日常工作中对功能性便秘的诊断主要依据罗马Ⅳ标准，如表1-1所示。当存在排便困难、大便干结等症状，但还不满足表中的标准时，就还不能诊断为便秘（图1-5），准确地记录排便日记对便秘的诊断是十分有意义的（图1-6）。

表1-1　功能性便秘罗马Ⅳ诊断标准

(1)必须包括以下两项或两项以上： 　a.大于25%的排便感到费力； 　b.大于25%的排便为干球粪或硬粪(附录一 Bristol 粪便性状量表1型、2型)； 　c.大于25%的排便有不尽感； 　d.大于25%的排便有肛门直肠梗阻感(或堵塞感)； 　e.大于25%的排便需要手法辅助(如用手指协助排便、盆底支持)； 　f.每周自发排便小于3次
(2)不用泻药时很少出现稀便
(3)不符合肠易激综合征诊断标准(表1-2)
(4)诊断前症状出现至少6个月，且近3个月内满足症状要求

表1-2　肠易激综合征诊断标准

(1)反复发作的腹痛或不适，最近3个月中每月至少发作3天，并伴有大于等于2项以下症状： 　a.排便后腹痛或不适症状改善(不适是指非疼痛性质的不舒服感)； 　b.发作伴有排便频率的改变； 　c.发作伴有粪便性状的改变
(2)诊断前症状出现至少6个月，近3个月符合以上标准

(3) 以下症状非诊断所必须, 但支持肠易激综合征的诊断:

　　a. 排便频率异常: 每周小于等于 3 次或每天大于 3 次;

　　b. 粪便性状异常: 硬粪、糊样粪或水样粪;

　　c. 排便费力;

　　d. 排便急迫感、不尽感;

　　e. 排出黏液;

　　f. 腹胀

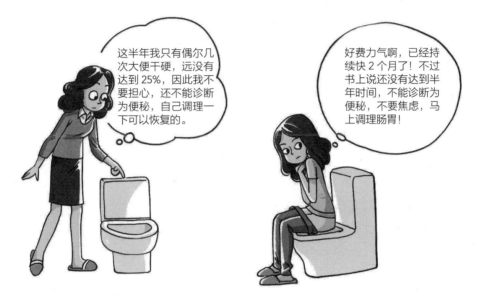

图 1-5　这样还不算便秘哦

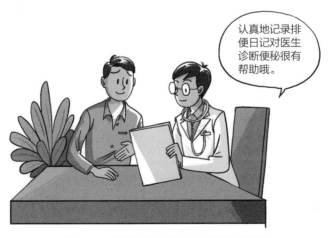

图 1-6　排便日记 (附录二 排便日记表)

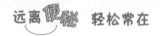

四、便秘的分类

1. 继发性便秘

便秘既可以是一种疾病，也就是原发性便秘；也可以是某种疾病的一个症状或者某些药物引起的排便困难，也就是继发性便秘。

在治疗慢性便秘前，首先要排除继发性便秘。前面已经说过，继发性便秘是由某种器质性病变（如肿瘤、糖尿病、帕金森病等疾病）或药物副作用（引起便秘的药物，如阿片类镇痛药、抗精神病药等）引起的。这类便秘一定要先治疗原发疾病，才能解决便秘的根本问题。继发性便秘的表现，除了便秘以外，还会有原发疾病的症状，不能忽略除便秘以外的身体不适。每个人、每种疾病都有不一样的表现，依靠自身对疾病的认识往往是不够的，也是不可靠的，一定要到医院专业的医生处就诊，以免走歪路，延误治疗。下表是引起继发性便秘的常见疾病和药物（表 1-3）。

表 1-3　引起继发性便秘的常见疾病和药物

器质性疾病
结肠、直肠肿瘤
结肠憩室病
肠腔狭窄或梗阻
巨结肠
结肠、直肠术后
肠扭转
直肠膨出、直肠脱垂
痔、肛裂、肛周脓肿及肛瘘
肛提肌综合征、痉挛性肛门直肠痛

内分泌和代谢性疾病
　　严重脱水
　　糖尿病
　　甲状腺功能减退、甲状旁腺功能亢进
　　多发内分泌腺瘤
　　重金属中毒
　　高钙血症、高或低镁血症、低钾血症
　　卟啉病
　　慢性肾脏病、尿毒症

神经系统疾病
　　自主神经病变
　　脑血管病
　　认知障碍或痴呆
　　多发性硬化
　　帕金森病
　　脊髓损伤

肌肉疾病
　　淀粉样变性
　　皮肌炎
　　硬皮病
　　系统性硬化症

药物
　　抗抑郁药
　　抗癫痫药
　　抗组胺药
　　抗震颤麻痹药
　　抗精神病药
　　解痉药
　　钙拮抗剂
　　利尿剂
　　单胺氧化酶抑制剂
　　阿片类药
　　拟交感神经类药物
　　含铝或钙的抗酸药
　　钙剂、铁剂
　　止泻药
　　非甾体抗炎药

2. 功能性便秘

　　功能性便秘是指无器质性疾病、系统性疾病、代谢性疾病、明确的形态结构异常及明确的药物因素的慢性便秘。

　　常说的慢性便秘指的就是这一类。这类便秘的特点是用常见的检查方法不能发现肠道有明显的病变存在，没有肿瘤、炎症、直肠狭窄、结肠冗长等。这类便秘又分为：慢传输型便秘、出口梗阻型便秘、混合型

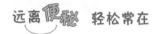

便秘及肠易激综合征便秘型。

（1）慢传输型便秘

肠蠕动变慢或蠕动不协调，粪便不能按时运送到直肠，使得粪便在大肠内停留时间过长，水分过度被吸收，粪便变得干燥，更难随着肠蠕动向直肠推移。主要表现为排便次数减少（小于 3 次 / 周）、大便又干又硬（附录一 Bristol 粪便性状量表 1 型、2 型）、没有排便的感觉及排便费力。这种类型便秘的治疗主要是改善肠动力、促进肠蠕动，加快肠道的运输速度（图 1-7）。

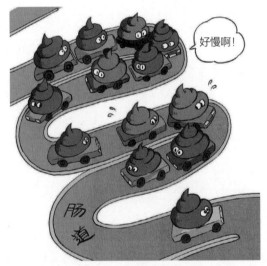

图 1-7　慢传输型便秘肠道运输示意图

（2）出口梗阻型便秘

此类便秘患者，大便运行速度正常，但是到达直肠肛门后不能顺利排出体外。常见的原因是存在肛门形态结构异常，如直肠脱垂（图1-8）、直肠前突（图 1-9）、盆底疝等；也与肛门括约肌功能协调障碍、直肠推进力不足或直肠对排便反射感觉能力改变有关，多见于儿童、妇女及老年人；还有一部分原因是没有及时排便，长期抑制排便意愿（图1-10），忍耐排便，或经常用开塞露或灌肠求得一时的排便快感（图1-11），导致大脑对直肠的便意感知能力迟钝。这种类型的便秘要先辨别引起便秘的原因，然后做出针对性的治疗。

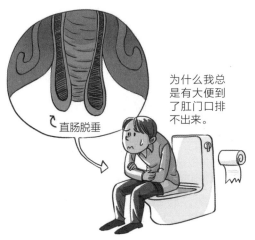

图 1-8　直肠脱垂

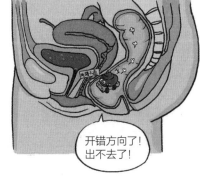

图 1-9　直肠前突

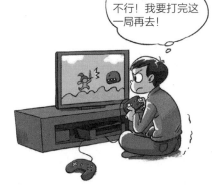

图 1-10　抑制排便意愿

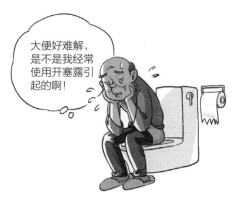

图 1-11　开塞露不能长期使用哦!

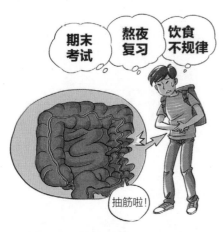

图 1-12　肠易激综合征便秘型

（3）混合型便秘

混合型便秘兼有慢传输型便秘和出口梗阻型便秘的特点，因此感觉更痛苦。

（4）肠易激综合征便秘型

肠易激综合征便秘型的特点：该型便秘大肠的蠕动、肛门/直肠的感受大多正常，主要原因是肠道功能不协调，容易痉挛，导致粪便运输和排出困难，同时合并腹痛腹胀、食欲不振、头痛、头晕等。常见的诱因是精神紧张、压力大、过度疲劳、饮食不规律等（图 1-12）。

五、便秘在什么样的情况下需要求助医生

便秘既可能是一种疾病，也可能是某种疾病的一个症状，不可掉以轻心，以免延误治疗。对功能性便秘来说，其就是一种疾病，进行治疗主要围绕缓解便秘来进行。对继发性便秘（也就是由器质性疾病引起的便秘）来说，其仅仅是其中一个症状，此时便秘可能就是一个危险的信号，进行治疗主要是针对原发疾病。

是原发性便秘还是继发性便秘，是便秘诊断治疗中一个非常重要的问题，当然这是专科医师需要做的工作。

那广大读者在日常生活中又如何来自我识别呢？很多时候在便秘的同时会伴随有一些其他的症状，而这些症状往往是进行自我识别的一些危险信号。当然遇到便秘和不适时应该积极到专科医生处诊断治疗，切不可拖拖拉拉、自我诊断、自我治疗。

下面对一些容易导致继发性便秘的疾病、便秘常见的伴随症状，以及这些伴随症状可能对应的疾病做一个简单的图文介绍。

1. 便秘伴随便血

病例 1（图 1-13）：小陈是一名 20 岁的小伙子，大便经常性干燥，拉

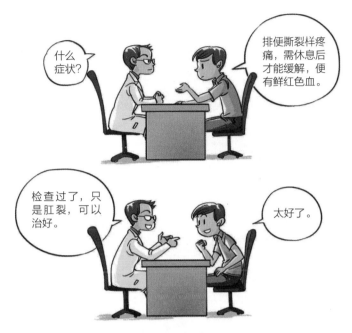

图 1-13 小陈就诊图

一次大便要大半个小时，时常自己到药店购买药物使用，最近几天大便的时候有出血，鲜红色，有时候能感觉到血一滴一滴地滴出来，大便后就没有出血了，而且排便时伴有撕裂样疼痛，便后疼痛需休息后才能缓解。

为此小陈就感到非常紧张，遂至医院专科医生处就诊，医生检查后发现肛门裂了一个口子，并告知小陈得了肛裂，需要服用软化大便的药物和促进局部伤口愈合的药物，并一周一次到门诊复诊，如果超过 6 周肛裂仍然无法愈合，那将需要做肛裂手术进行治疗。

病例 2（图 1-14）：王女士，经常性便秘，平常多吃水果、蔬菜或多饮水可以得到有效改善，但最近开始出现便血，颜色鲜红，血多是喷射状的，排便结束时便血停止，而且有时感觉肛门口有肿物脱出，肛门有异物感。

反复的便血让王女士感到担忧，甚至有头晕、乏力的感觉，所以到医院专科就诊，经专科医生指诊和检查后诊断为混合痔。医生为王女士提供了详细的治疗方案，解决了王女士的忧心之事。

病例 3（图 1-15）：李阿姨，65 岁，平时排便困难，经常性便秘，一直不重视，认为便秘是老年人常见的问题，半年前大便的时候

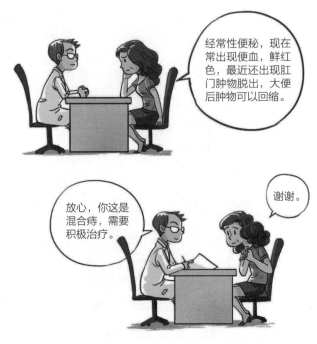

图 1-14　王女士就诊图

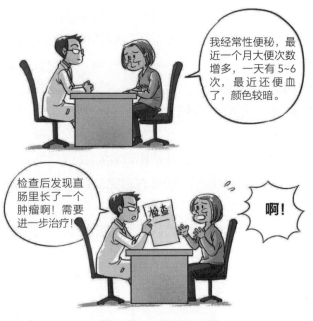

图 1-15　李阿姨就诊图

发现大便表面偶尔有血迹，没有滴出或喷射状出血，血的颜色是红色的。此时李阿姨仍然不重视，但是随着时间的推移，李阿姨便血症状逐渐严重，偶然可以看到血凝块，而且出现大便次数频繁，便不尽感现象。

此时李阿姨意识到可能不是单纯的便秘了，为了明确诊断，到医院专科医生处就诊，门诊肛门指诊和电子肠镜检查均提示为直肠肿瘤，电子肠镜活检病理提示为直肠腺癌。在医生详细而耐心地解释病情后，李阿姨果断地选择了医生的治疗方案，术后恢复的很好！

由以上几个病例可以看出，当出现便血以后，一定不能掉以轻心，便血可能是良性肛周疾病的症状，如混合痔、肛裂等；也可能是肠道疾病的症状，如肠炎、肠息肉、肠道肿瘤等（图 1-16）。而非专业人士对此很难准确地鉴别，所以一定得到医院求助专科医生，以免延误治疗，造成不良后果（图 1-17）。

2. **便秘伴随腹痛、腹胀**

病例 1：张女士，女，42 岁，从小大便次数就少，4～5 天才拉一次大便，期间无明显便意，而且大便又干又硬，常常需要服用药物才能解

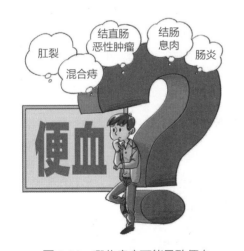

图 1-16　哪些疾病可能导致便血

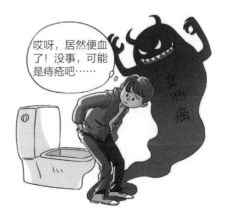

图 1-17　便血可不一定是痔疮哦！

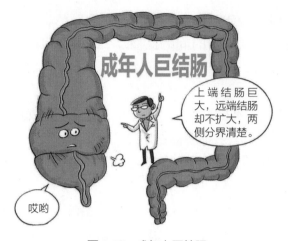

图 1-18　成年人巨结肠

大便，平时也有腹胀不适，最近 3 个月腹痛、腹胀更加明显，排便的间歇期也较之前延长，而且有 3 次因为急性腹痛、腹胀到医院住院治疗，都是在医院输液、灌肠后才得到缓解。这一次有近半月未解大便，腹痛、腹胀逐渐严重，来就诊时肚子涨得像鼓，叩起来嘭嘭响，呼吸非常急促，一点精神也没有。检查后诊断为肠道因长期便秘导致急性扩张过度，粪便中的细菌感染血液，称为中毒性巨结肠，情况非常紧急。对其进行急诊手术，图 1-18 为手术中切下来的肠道的漫画版图片，肠子扩张的比胃还大。手术后恢复得非常好，而且其排便困难的问题也得到了解决。

　　病例 2：62 岁的姜大伯，因为平时经常性便秘，一直没有重视，不规律地吃一些子女孝敬的通便保健品，过着平淡的日子。最近两个月，有时候大便拉不出，有时候又连着好几天拉肚子，反反复复，但姜大伯仍然没在意。直到有一天，姜大伯跟往常一样好几天不解大便，感到腹痛、腹胀，且腹痛持续性加重，再一次擅自服用了平时一直服用的泻药，结果几个小时后肚子疼痛不可忍受，不能平卧，蜷着身子，大汗淋漓。急诊 120 送到医院后，医生检查后发现是肠道穿孔了，急诊做了手术。治疗姜大伯的医生分析说：像姜大伯这样的慢性便秘患者，常常会发生不全性

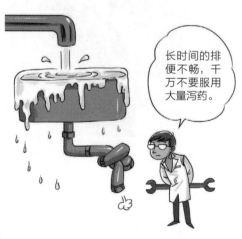

图 1-19　肠梗阻时不能吃泻药

或完全性肠梗阻，此时如果又服用了较大剂量的泻药，症状可能会急性加重，甚至出现结肠穿孔等情况，往往需要急诊手术治疗，并告诫姜大伯以后出现腹痛、腹胀时，一定不能擅自服用药物（图1-19）。

以上两个病例的整个大肠都扩张得非常厉害，肠壁菲薄，细菌很容易进入血液引起严重的感染，手术不及时可能造成患者死亡。长期便秘的患者往往结肠运输缓慢，可能一部分还是成年人巨结肠患者，常常发生不全性或完全性肠梗阻，乱用药可能导致病情急性加重，导致患者就诊后须急诊手术。所以慢性便秘患者规律、定期到医院就诊、进行治疗，可以避免出现急性并发症才就诊的被动局面。

3. 便秘伴大便习惯和形状的改变

病例1：82岁的康奶奶，虽然年纪大了，但是人依然白净，慈祥和善，一看就是一个大家闺秀，美人胚子。平素身体情况较好，而且排便规律，没有便秘的症状。最近几个月开始出现便秘，大便变少、变细，同时感觉有一股气体在肠子里跑来跑去，就是不能从肛门口排出体外，伴有一过性腹痛，但很快就消失了，因此她没有在意。康奶奶的几个子女都很孝顺，经常周末去陪康奶奶聊聊天，老人家也是报喜不报忧，一直没有说起此事。那天在聊天时肚子又痛了，康奶奶才跟女儿说要去买一点泻药吃，而且说老姐妹们都有这样的情况，一服药物就好，让女儿不用担心，但女儿仍然不放心，带康奶奶去医院检查，做了腹部CT、电子肠镜检查，最后诊断是肠癌，做了肠癌手术后大便通畅了。

病例2：一名70岁的老年女性，既往便秘，大便次数少，大便干结，排便费力。但最近出现大便次数增多，一天总要去好几次厕所，肛门坠胀不适，大便量少，不成形，偶尔还伴有暗红色血便。老人家觉得自己排便习惯和大便性状发生了一个180度翻转，很不正常，就到医院来检查，检查时发现直肠里的肿块已经很大了（图1-20），最后进行

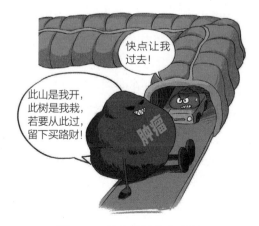

图1-20　结直肠肿瘤示意图

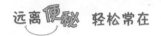

了手术治疗。

病例3：一位老师，现在正是风华正茂的年龄，最近几天总感觉肛门部位有坠胀感，大便拉不干净，很想去蹲厕所，大便很细，一小段一小段的。医生对其进行检查，手指伸到直肠里一摸，感觉很多小颗粒状的隆起，肛门镜一看，直肠里有很多脓性分泌物，考虑是溃疡性结肠炎（图1-21），因此让其做了肠镜，发现炎症局限在直肠靠近肛门口这一段，是轻型的，其治疗效果很好。

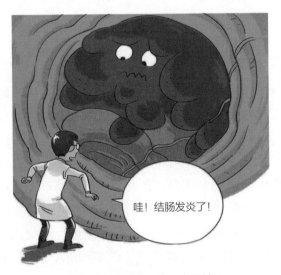

图1-21 肠镜下结肠炎照片

由以上3个病例发现，当既往没有便秘，突然发生了便秘，或者既往有便秘现在却出现了大便次数增多这样反常的情况时，应该高度重视，临床医生将这类情况总结为大便次数改变和大便性状改变，这种情况下必须到专业的医生处就诊，以免延误治疗。结直肠肿瘤往往因为肿瘤大小和肿瘤位置不同会有不同的症状，所以需要有一颗警惕的心。

4. 便秘伴腹部变大或变硬

这个病例是让人非常心痛的，一辈子也不会忘记的。小芳，一个24岁的年轻女性，已经是两个孩子的妈妈了，一个女人拉扯两个孩子，所以没日没夜地操劳着。小芳发现自己肚子变大了，以为是大便不好，没拉干净的缘故。直到一天，同事问小芳是不是怀孕了，小芳才决定来医院检查，先是在妇产科检查，发现肚子里有一个巨大的肿块，有20多厘米，因此住院了，进一步检查发现是肠道的肿瘤长到肚子里去了，因此便秘的同时肚子也变大了。很遗憾的是这个妙龄女性术后3个月就去世了，剩下了两个年幼的孩子。

还有很多便秘合并肚子变大的患者，这些患者都没在意，只是简单地认为是大便没有排出导致的或是长胖了。而且一般都是因为肚子变大，先到妇产科就诊，后来发现是肠道里的肿瘤扩散到盆腔，慢慢长大，原来是肠道的疾病在作怪，因此千万不能小看了便秘（图1-22）。

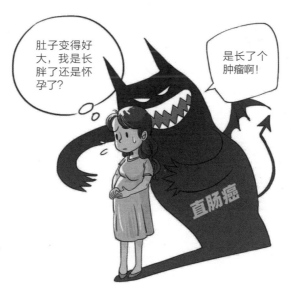

图 1-22　不能忽视身体的变化哦

5. 便秘伴乏力、食欲下降等全身症状

随着社会的老龄化，高龄老年人越来越多，因此老年患者也越来越多。因为年纪大，本来身体状况就在走下坡路，一点点不舒服容易被忽视。87岁的李奶奶最近不愿意起床活动，甚至懒得睁开眼睛，活动一下就很累，吃不下东西，大便也拉的少，老伴反复问李奶奶身体有什么不适，李奶奶说没有什么病痛。但是老伴不放心，带李奶奶到医院检查，抽血化验发现贫血很严重，而且肿瘤标志物指标也很高。住院检查，肠镜发现右侧大肠里有一个肿瘤。经过精心的调理后进行了手术，术后恢

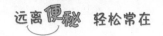

复的很好。

这个病例说明，如果出现了乏力、食欲下降、头晕等全身不适症状，应该引起高度重视，这往往是某种疾病的特殊信号，不可忽视。需及时到医院就诊、检查。

在临床工作中，类似的情况真的数不胜数。总之记住一句话，如果老是便秘，最近出现了新情况，一定要去检查；如果是最近出现的便秘，一定也要去检查。不要因为一时的疏忽铸成大错，世上是没有后悔药的！

（卿艳平　周玉平）

第二章

便秘也流行

一、便秘的发病情况

慢性便秘是全球范围内常见的胃肠功能紊乱的表现之一。北美洲、欧洲、亚洲、大洋洲、南美洲、南非慢性便秘的患病率分别为3.2%～45%、0.7%～79%、1.4%～32.9%、4.4%～30.7%、26.8%～28.0%、29.2%。 巴西、伊朗、法国、哥伦比亚的慢性便秘患病率分别为26.9%、22.9%、22.4%、21.7%。相对于西方国家，中国慢性便秘患病率较低。由于人群、环境、饮食、文化、医疗卫生条件等情况不同，以及研究人群、诊断标准、统计方法不同，慢性便秘患病率在不同的研究中存在较大的差异。表2-1是我国关于慢性便秘的部分流行病学调查研究。

表2-1 我国关于慢性便秘的部分流行病学调查研究

研究作者	年份/年	地区	样本量	年龄/岁	诊断标准	患病率/%	男女患病比例
熊理守	2002	广东	3931	18～80	罗马Ⅱ	4	1:1.2
向国春	2004	重庆	1042	大于18	罗马Ⅱ	3.19	1:1.6
吕农华	2003	南昌	3745	10～91	罗马Ⅱ	3.3	1:1.8
叶健星	2003—2004	香港	561	3～5	罗马Ⅱ	29.6	
郭晓峰	2002	北京	2486	18～70	罗马Ⅱ	6.07	1:1.5
蔚秀清	2001	广州	2892	18～91	罗马Ⅱ	3	1:1.6
唐伟	2007	六安	3709	大于18	罗马Ⅲ	3.75	1:1.3
李梅岭	2007	沧州	5724	大于13	罗马Ⅲ	9.2	1:2

二、什么人群最容易发生便秘

1. 老年人更容易患慢性便秘

老年人日常生活中液体摄入、膳食纤维摄入及日常活动量较少，健

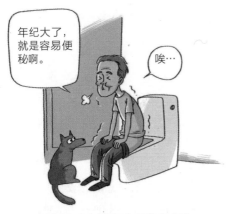

图 2-1　老年人更容易发生便秘

康状况较差，常常同时合并糖尿病、卒中、帕金森病等神经系统或代谢系统疾病。上述这些情况造成老年人较容易发生便秘。目前多数研究已证实慢性便秘发病风险与年龄相关，我国于普林教授调查证实便秘患病率与年龄呈正相关，60～65 岁组的患病率为 8.7%，而大于 85 岁组则高达 19.5%（图 2-1）。

2. 女性较男性更加容易患慢性便秘

女性慢性便秘患病率高（图 2-2）。第一：与其生理机制有关，与男性相比，高水平的雌激素可降低粪便在结肠的传输速率、延长结肠传输时间，从而导致慢性便秘的发生；第二：女性较男性更加善于主动表达自己的症状；第三：分娩、妇科手术等经历引起的盆底神经损伤、子宫脱垂、直肠脱垂等情况，均可引起便秘的发生；第四：女性在饮

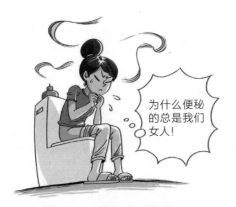

图 2-2　女性更容易发生便秘

食摄入中往往更加喜好奶油、蛋糕等精致食物。如表 2-1 所示，国内众多流行病学调查显示女性慢性便秘患病率显著高于男性。

3. 肥胖者更加容易患慢性便秘

随着社会经济的发展，生活水平的不断提高，饮食习惯逐渐西化，动物类食物、油炸类食物、奶油、巧克力等食物摄入量增加，导致我国肥胖人数逐年增加，肥胖人群便秘发生率显著高于其他人群（图 2-3）。

对肥胖者便秘可能的原因简单归纳如下：①肥胖者腹壁脂肪堆积，腹壁较厚，直接影响了排便过程中腹壁的收缩力，造成排便动力不足而

出现便秘；②肥胖者腹腔内脂肪堆积，尤其是结肠系膜内脂肪较多，直接影响肠管蠕动，进而导致结直肠传输速度下降，出现便秘；③肥胖导致腹腔、盆腔容积下降，导致膈肌、盆底肌肉舒缩功能受限，间接影响排便功能；④肥胖者往往不喜好运动，甚至活动困难，造成肠蠕动缓慢而发生便秘；⑤肥胖者不喜好富含纤维素的食物，导致粪便在肠道中运输时间延长，水分吸收增加，从而导致大便干硬，排便困难，进而形成便秘。

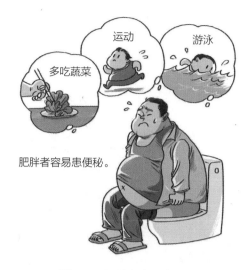

肥胖者容易患便秘。

图 2-3　肥胖者容易患便秘

4. 生活压力大者更加容易患慢性便秘

随着现代化、城市化等社会变革的推进，人们的生活压力逐渐增加，抑郁、焦虑患者人数逐年增加，而这部分患者便秘发病率明显高于普通人群（图 2-4）。其发生便秘的机制可能是：第一，抑郁、焦虑情绪影响了日常生活、饮食的节律，从而导致了便秘发生；第二，抑郁、焦虑情绪引起胃肠道蠕动减缓，从而导致结直肠传输速度下降，出现便秘；第三，抑郁、焦虑的患者服用的药物常常引起便秘，如阿米替林、丙米嗪、奋乃静等。

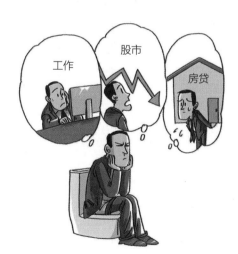

图 2-4　生活压力大导致便秘

三、便秘的常见原因

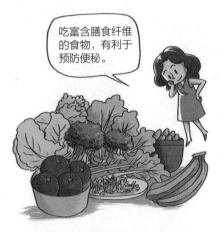

吃富含膳食纤维的食物，有利于预防便秘。

图2-5 多摄入富含膳食纤维的食物可以有效预防便秘

1. 膳食纤维和水的摄入量不足

纤维素摄入量增加会增加肠内容物量，在被肠道细菌分解前，纤维素与水结合，可以加速肠内容物在大肠内的运输，水摄入量的增加可以减少大便干结的可能，使大便变软，产生通便作用，所以富含纤维素食物和水的摄入可以缓解便秘症状（图2-5）。表2-2显示的是各种蔬菜、水果等食物的膳食纤维含量。

表2-2 常见蔬菜瓜果膳食纤维含量表

食物内容 /100 克	膳食纤维含量 / 克	食物内容 /100 克	膳食纤维含量 / 克
米	0.5	青瓜	0.5
面粉	0.6	白瓜	0.9
米粉	0.3	苦瓜	1.4
干面条	0.2	丝瓜	0.6
挂面	0.3	番茄	0.5
咸面包	0.5	茄瓜	1.7
通心粉	0.4	草菇	1.6
鲜玉米	2.9	冬菇	29.2
芋头	1.0	雪耳	44.2
土豆	1.4	黑木耳	36.5
番薯	1.1	海带	6.1
藕粉	0.1	紫菜	21.6
粉丝	1.1	香蕉	1.2
薏米	0.8	荔枝	3.1
枸杞	16.9	黄皮	0.5
金针	8.4	龙眼	0.4
黄豆	15.5	芒果	1.3

续表

食物内容 /100 克	膳食纤维含量 / 克	食物内容 /100 克	膳食纤维含量 / 克
红豆	7.7	柑	0.4
绿豆	6.4	橘	1.2
豆腐	0.4	橙	0.4
豆干	0.8	沙田柚	0.4
腐竹	1.0	菠萝	1.3
黄豆芽	1.5	杏仁	9.1
绿豆芽	0.8	百合	1.5
青豆角	2.1	莲子	3.0
白豆角	2.6	核桃	9.5
兰豆	1.4	黑芝麻	14.0
玉豆	1.3	白芝麻	9.8
生菜	0.7	西瓜	0.3
白菜	1.6	苹果	1.2
菠菜	1.2	鸭梨	1.1
西蓝花	1.6	蜜桃	0.8
油麦菜	0.6	枇杷	0.8
韭黄	0.7	哈密瓜	0.2
冬瓜	1.2	葡萄	0.4
南瓜	0.6	杨桃	1.2

2. 缺乏运动

有研究发现当人体处于睡眠状态时，结肠几乎没有活动，而且这一特点在非便秘患者和便秘患者中是一致的。而且有研究提示排便次数和体育活动活动量相关，而且这一特点在跑步的患者中尤为明显。卧床的老年患者与能在协助下行走的老年患者相比，更加容易发生便秘，与能够自主活动的老年患者相比，这一差别更加明显。

便秘常由于粪便在直肠潴留引

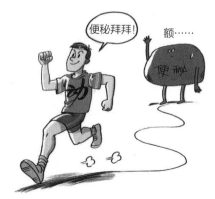

图 2-6　运动远离便秘

23

起，常常是因为缺乏运动和使用引起便秘的药物共同作用导致结肠传输和排空延迟，体育锻炼可以改善这部分患者的肠道传输和排空功能（图2-6）。

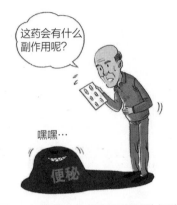

这药会有什么副作用呢？

嘿嘿…

便秘

图 2-7 某些药物常常可以导致便秘

3. 药物

临床中使用的多种药物可引起腹胀不适、结肠扩张、便秘等症状，停用这些药物后上述症状通常可以完全缓解（图2-7）。能够导致便秘的常见药物包括：抗高血压药物（钙离子拮抗剂、神经节阻断剂、利尿剂）、含铝制酸剂、铋剂、抗抑郁类药物、阿片类药物、抗胆碱能药物、铁剂、抗帕金森药物等。

4. 泻药

目前普遍认为刺激性泻药会损害结肠壁的神经从而导致肠道动力下降，进而导致肠道运输时间延长、大便干结。并且已有研究证实长期使用刺激性泻药会导致大肠黑变病，该病首次由 Cruveilhier 报道，由于含色素的泻药可进入结肠上皮，在上皮细胞凋亡后，脱落的细胞碎片被巨噬细胞吞噬，导致色素沉积。因而广大慢性便秘患者不可随意自行选用便秘药物治疗，需到医院专业的医生处就诊、治疗。

5. 代谢、内分泌及精神因素

（1）性激素

在儿童中，男童便秘的患病率高于女童，但在青春期后，女性便秘的患病率明显高于男性。已经有证据表明肠道的功能与月经周期相关，也有研究表明孕期结肠的运输时间明显延长。国外的一项研究，对比了严重便秘患者和健康女性的黄体酮、皮质醇、睾酮等激素水平，发现两者有明显差异。

（2）其他激素

目前研究便秘患者胃肠道激素的报道已有不少，在一项研究中发现便秘组的生长抑素水平明显高于健康人群，胰高血糖素、肠道高血糖素低于健康人群，胃抑肽、胆囊收缩素、胃泌素、胰肽等水平与健康人群没有差异。两组差异的激素水平和上消化道的传输速度不相关。同时普遍认为甲状腺素水平异常可能导致便秘或腹泻，故建议对便秘患者中可疑甲状腺功能异常者行甲状腺功能检测。

（3）精神因素

目前普遍认为便秘与精神因素的异常有关，尤其是抑郁与便秘的发生具有相关性。有一项研究纳入了 38 名原因不明的严重便秘患者，结果显示，结肠传输速度正常的患者 Hopkins 症状列表评分（SCL-90-R）比传输延迟的患者高。故推荐对便秘患者做一个 Hopkins 症状列表评分（SCL-90-R），以评估其精神状态。

最近学术界逐步认识到了脑肠轴（图 2-8）的重要意义，并为此做了很多研究。脑肠轴包括中枢神经系统、中枢内分泌系统及中枢免疫系统，其中包括下丘脑 - 垂体 - 肾上腺轴、自主神经系统中的交感神经系统、副交感神经系统及肠神经系统，以及肠道中的微生物。在过去几年中，越来越多的研究表明脑肠轴功能的改变与压力反应和行为改变有关，与压力相关的精神症状如焦虑和便秘、肠易激综合征之间存在较高的关联。

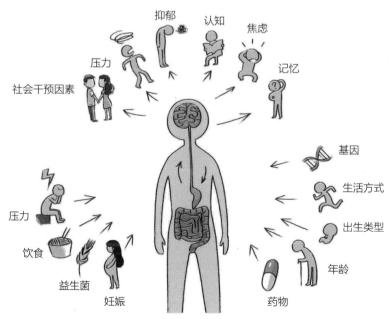

图 2-8　脑肠轴上相互作用的各个因素

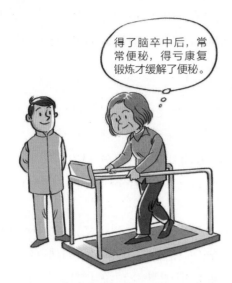

得了脑卒中后，常常便秘，得亏康复锻炼才缓解了便秘。

图 2-9 脑卒中后康复锻炼有助于缓解便秘

6. 神经系统疾病

神经系统疾病包括脑肿瘤、脑外伤、脑血管意外、帕金森病、脊髓/马尾神经外伤、先天性脊髓病变等中枢神经病变，也包括多发性硬化、糖尿病周围神经病变等引起的周围神经病变。其引起便秘的机制复杂，目前尚不十分清楚，可能是自主神经功能异常抑制肠道蠕动，并抑制肛门、直肠的感觉，进而抑制排便反射（图 2-9）。

7. 平滑肌运动障碍

平滑肌运动障碍可以直接导致结肠运输的障碍，直接导致严重的便秘。导致平滑肌病变的常见疾病有：结缔组织病，如系统性红斑狼疮、皮肌炎、硬皮病、肌肉萎缩、淀粉样变等。

（盛芝仁）

第三章

便秘相关二十六问

便秘是一种常见的疾病，日常生活中常常听到有人抱怨自己有便秘，甚至因为便秘影响正常的生活工作，痛苦不堪。但是大家对便秘的各种症状存在各种各样的误解，这往往导致大家不能正确地认识便秘、理解便秘及合理的就诊治疗。本章对在临床工作中收集的广大患者对便秘症状的疑问做了总结，简单介绍如下。

一、我三四天没解大便了，是得了便秘吗

本书从一开始就反复讲解了便秘的概念，便秘其实是一种慢性病，便秘的定义在医学中已经明确给出：出现便秘症状至少要6个月，而且近3个月的症状符合便秘诊断标准中的两项或两项以上，才可诊断为便秘。平时饮食、生活习惯的改变，甚至心情和精神压力的改变都有可能引起排便习惯的改

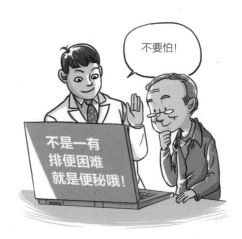

不要怕！

不是一有排便困难就是便秘哦！

图 3-1　不是一有排便困难就是便秘哦

变。偶尔数天不解大便、排便困难，经过饮食和生活习惯的改变常常会恢复正常，这样的情况是不能诊断为便秘的（图 3-1）。

不是所有的排便困难、大便干结都是便秘，没有必要草木皆兵。

二、便秘的人大便一定是干结的吗

首先还是再回顾一下便秘的概念，功能性便秘主要表现为排便困

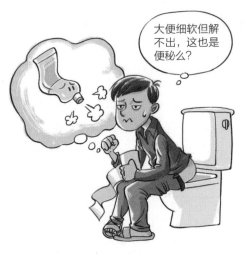

大便细软但解不出，这也是便秘么？

图3-2　这样也算便秘哦

难、排便次数减少或排便不尽感，便秘的人经常会解出干结的粪便，或者类似于干羊粪一样的颗粒样粪便（附录一 Bristol 粪便性状量表），这是因为一部分便秘患者结肠蠕动缓慢，粪便中的水分被结肠吸收，导致大便干结。有些人的大便是条状的、软软的，但是排便时很费力，总是感觉肛门口有大便却拉不出来，甚至要用手指在肛门周围按压以使大便排出，虽然不是干结的大便，这样的人也是存在便秘的（图 3-2）。造成这类便秘最常见的疾病包括直肠前突、直肠黏膜套叠、耻骨直肠肌综合征等。

　　不可因为自己大便不干结就认为自己没有便秘，当存在排便困难、排便费力的情况时，应该及时到医院专业的医生处就诊，不应该想当然，以至延误治疗。

三、便秘的人大便次数一定少吗

　　很多便秘的人有大便次数减少的情况，2～3天解一次大便是很普遍的，有些严重的患者如果不借助药物，甚至1周都没有排便，但是便秘患者大便次数一定会少吗？答案是否定的。前面已经提到，慢性功能性便秘分为慢传输型便秘、出口梗阻型便秘、混合型便秘及肠易激综合征便秘型，出口梗阻型便秘中的不协调排

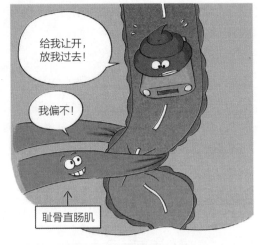

给我让开，放我过去！

我偏不！

耻骨直肠肌

图 3-3　耻骨直肠肌综合征

便通俗一点就是不能正常解大便。正常情况下排便，腹壁肌肉、盆底肌肉用力，肛周的肌肉放松，大便就会排出。某些便秘患者肌肉用力不协调（图3-3），所以大便经常会停留在直肠内，却总是排不出来，所以就会总有肛门坠胀的感觉，总想上厕所。有些便秘患者因为粪便嵌顿在直肠内不能排出，反复刺激直肠，甚至会出现频繁上厕所的情况。

四、我每天都有排便，就不会是便秘了吧

医学上定义每天1~3次大便到2~3天解1次大便都属于正常的范围，并没有明确规定每天1次大便才是正常。通常便秘的人大便次数是少的，很多患者每周排便次数少于3次。需要注意的是，有些人虽然每天都有排便，但很多时候存在排便费力、大便干结、肛门口有堵塞的感觉，总是感觉大便没有排净，这也可能是便秘的表现。

五、便秘一定会腹胀吗

在对美国成年人进行的一项调查中，便秘常见症状的发生率依次为：排便费力（79%）、干硬粪便（71%）、腹部不适（62%）、腹胀（57%）、排便次数减少（57%）、排便不尽感（54%）。由此可见腹胀是便秘患者常见的一个症状（图3-4）。

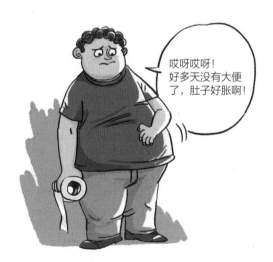

哎呀哎呀！好多天没有大便了，肚子好胀啊！

图3-4　便秘常常导致腹胀

导致腹胀的原因很多：①有研究发现长期便秘患者肠腔内的菌群不同于健康人群，其中产甲烷气体的细菌比例较高，这些细菌会产生较多气体，让你感觉肚子里总是"气鼓鼓"的。②慢传输型便秘患者肠道动力差，食物通过肠道的时间长，过度的发酵也会产生较多的气体。③粪便嵌顿或梗阻：

当发生粪便嵌顿或梗阻时，腹痛、腹胀症状会加重，甚至出现呕吐、肛门停止排气／排便的症状。但是便秘并不一定会有腹胀的感觉，腹胀也不是诊断便秘的必须条件。

六、便秘会引起急性肠梗阻吗

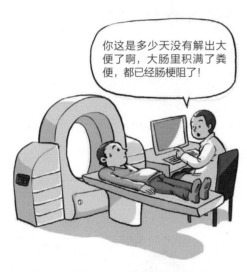

图3-5　便秘也可以导致急性肠梗阻

前面已经提到便秘患者经常会伴随腹胀症状，甚至有些人会发生急性肠梗阻，表现为腹痛、腹胀、恶心、呕吐、肛门没有排便，甚至没有放屁。如果去医院检查，拍腹部平片检查可以看到肠管的扩张，肠腔内有高高低低的液气平面。但不是所有的便秘患者都会发生肠梗阻，其中因疾病而长期卧床休息的便秘患者，尤其是年纪大的患者，坚硬成块的粪块梗阻嵌顿在肠道内，容易发生肠梗阻（图3-5）。有些本身存在结肠狭窄的基础疾病，如结肠癌患者，更容易发生急性肠梗阻。

七、为什么便秘的女性有一部分合并排尿异常

有研究发现便秘的女性发生压力性尿失禁的风险是无便秘女性的2.23倍，可能与便秘易引起慢性腹压升高有关。随着腹压的升高，盆底肌肉松弛，膀胱颈后尿道下移，导致腹腔内的压力不能传导至膀胱颈和近段尿道，腹压突然升高使膀胱内压超过尿道压力，就可能发生压力性尿失禁。表现为咳嗽、喷嚏、大笑等腹压升高时不自主溢尿，其虽然不是威胁生命的疾病，但是影响患者的生活质量。此外，慢性出口功能障碍的便秘患者盆底肌不协调收缩或不能充分松弛，患者有可能出现排尿

困难或尿频的症状（图 3-6）。

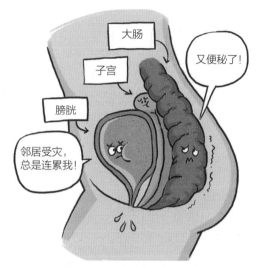

图 3-6　盆腔器官会相互影响

八、便秘会遗传吗

　　有人会问，父母有便秘，那么其子女一定会便秘吗？便秘会遗传吗？有研究显示便秘具有家庭聚集性，通俗地说就是同一个家庭可能有多人存在便秘，那么这种情况是因为遗传吗？举个例子，先天性巨结肠是引起便秘的一个病因，研究发现这种疾病和 RET 基因变异有关。也有科学研究发现有些基因的变异和便秘有一定的关联，但是目前医学认为便秘

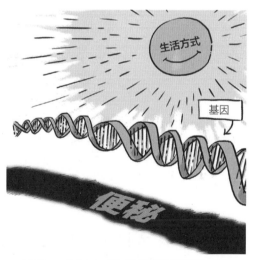

图 3-7　生活方式和基因都可能导致便秘

表现出家庭聚集性的原因是多方面的，包括饮食、肠道微生态、吸收、分泌、动力及生活习惯，甚至与信仰有关（图 3-7）。有些家庭长期进食较多的肉类，而蔬菜、水果进食较少，其发生便秘的风险较高。

九、怀孕会加重便秘吗

有些女性平时排便习惯正常，怀孕后出现排便费力，或者原来就有便秘的女性，怀孕后便秘症状更加严重，尤其在怀孕后期更明显。主要是因为孕期女性会分泌大量的黄体酮，这是一种孕激素，可以使子宫平滑肌松弛，保证胎儿在子宫里安全成长，但是其同时也使大肠蠕动减弱。此外，随着孕周的增长，子宫不断增大，重量增加，压迫到大肠，造成血液循环不良，因而减弱了排便的功能，这也就是为什么孕妇比一般人更容易发生便秘的原因（图3-8）。另外，孕妇为了保护腹中的宝宝，通常会减少运动、肠道蠕动也会相应减慢，并且有些孕妇担心用力排便会影响胎儿。此外，饮食习惯不良、精神压力、睡眠质量问题、体质差异等因素都有可能加重便秘的程度。

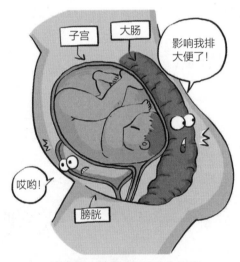

图3-8 孕期更容易发生便秘

十、为什么我怀孕时没有便秘，生完孩子反而出现了便秘症状

前面提到，怀孕时因为激素的改变、子宫的压迫及饮食、生活习惯的改变，往往会出现便秘或原有便秘症状加重。但是也有些患者在孕期排便正常，反而在分娩后出现便秘。饮食改变、活动减少及分娩过程中

出现难产等原因导致盆底肌功能损害均可能导致在分娩后出现便秘症状。

十一、小孩子也会便秘吗

很多人觉得便秘是一种成年人才会有的疾病，儿童不会发生便秘，但实际上便秘通常开始于儿童时期，功能性便秘是儿童时期最常见的功能性胃肠病。瑞典有一项调查研究发现儿童便秘的发生率为 6.5%，其中绝大多数（95%）是没有明显器质性病变的功能性便秘。儿童有 3 个阶段容易发生便秘：添加辅食阶段、学步期

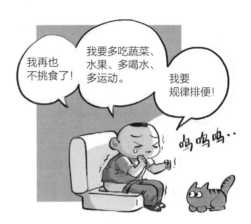

图 3-9　儿童如何预防便秘

训练使用坐便器阶段、入学阶段。平时喝水少、蔬菜水果吃得少都有可能增加便秘的发病风险；每日喝水大于 800 毫升，也就是不到两斤的水，多吃水果、蔬菜，都会减少便秘的发病风险（图 3-9）。

十二、为什么老年人更容易发生便秘

老年人和青壮年相比，更容易发生便秘，主要是由于随着年龄增加，老年人的进食量减少，很多人因为牙齿脱落，喜欢进食一些少渣的食物，粗纤维的蔬菜进食较少，使粪便体积缩小，黏滞度增加，在肠内运动减慢，水分过度吸收，从而导致便秘的发生。老年人体力活动减少、肠管的张力和蠕动减弱、腹腔和盆底肌肉乏力、肛门内外括约肌减弱、胃结肠反射减弱、直肠敏感性下降，使食物在肠内停留过久、水分过度吸收，这也可引起便秘的发生（图 3-10）。我国一项关于 6 个城市老年人便秘情况的调查发现，60 岁以上的老年人群便秘的患病率为 11.5%，且具有以下流行病学特征：①老年人便秘患病率地区差异明显，

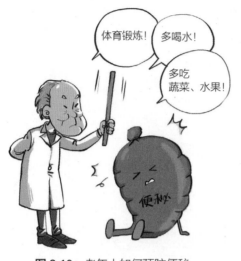

图 3-10　老年人如何预防便秘

总的趋势是北方高于南方。这可能与南北气候、饮食习惯、生活水平等的差异有关，南方空气湿润，四季新鲜疏菜、水果较多，饮食中含纤维素及果胶较多；且南方气候宜人，老年人可进行较多的户外活动。②女性患病率高于男性，且随着年龄的增大便秘患病率增加。这可能与女性平时较男性体力活动少有关，且随着年龄增大，胃肠肌张力减退，便秘发生的可能性更大。

十三、老年人便秘有哪些危害

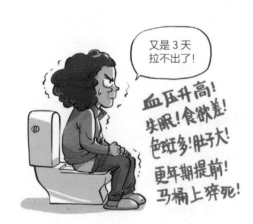

图 3-11　老年人便秘危害大

老年人便秘存在着很多危害，老年人常伴随很多基础疾病，如高血压、冠心病、动脉粥样硬化等，因为存在着排便困难，会用较大力气排便，这会导致有些人血压升高、脑出血等心脑血管事件的发生。长期排便不畅，腹腔压力增高，还会诱发或加重腹壁疝，腹部、腹股沟或阴囊会有一个包块凸出来，就是平时所说的"小肠气"。而且长期排便不畅，会引起肠梗阻，粪块在肠腔内长期停留，压迫肠壁血管，导致肠道缺血，表现为肠黏膜充血糜烂、溃疡形成，甚至会发生肠穿孔。因为排便费力而用大力气，还会引起或加重痔疮、直肠黏膜脱垂，肛门口反复疼痛、老是感觉有大便排不出的症状又会加重肛门口不舒服的感觉，甚至有研究发现长期便秘还会增加结肠肿瘤的发病风险（图3-11）。

十四、为什么女性发生便秘的更多

据报道女性慢性便秘患病率高于男性，全球女性和男性便秘患病率比值为1.1～10.0。美国一项研究显示，女性和男性的慢性便秘患病率比值为1.01～3.77。女性慢性便秘患病率高，一方面与生理机制有关，雌激素可降低结肠传输速率，延长结肠传输时间，进而引起慢性便秘；另一方面当排便不畅、排便次数减少等症状出现时，女性更为关注从而

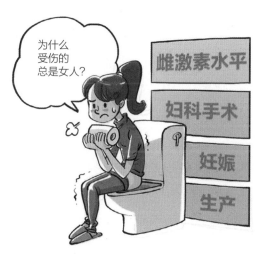

图3-12　女性更加容易发生便秘

去就医，所以医学上统计会显示女性便秘患者较男性更多。此外，妇科手术、分娩引起的盆底神经肌肉损伤、子宫脱垂等均可引起便秘的发生。研究发现，有生育史的女性慢性便秘患病率高于无生育史的女性（图3-12）。

十五、糖尿病患者为什么会出现便秘

糖尿病患者中便秘的发病率约为25%，糖尿病引起便秘的原因主要有以下方面：①长期高血糖加体内缺水，使大便干结；②糖尿病可引起自主神经功能障碍、胃肠道蠕动受抑制、大肠排空减慢、直肠肛门功能障碍，导致大便难以排出；③长期高血糖会导致胃肠激素紊乱，影响胃肠收缩，导致胃动力低下，排空时间延长。此外，饮食、心理、运动等因素也会导致糖尿病患者发生便秘。

十六、甲状腺手术后为什么会出现便秘

甲状腺癌、甲状腺结节、一部分甲状腺肿大明显的甲状腺功能亢进等疾病患者需要手术治疗，甲状腺手术常采用的是甲状腺大部分切除。术后不可避免的会导致甲状腺功能减退，也就是甲状腺激素减少，会出现一系列甲状腺功能减退的症状，如记忆力下降、疲劳乏力、反应迟钝、怕冷、出汗减少、心动过缓、厌食、体重增加等。在消化方面可以引起胃、肠、胆囊的收缩力下降，肠蠕动功能下降，从而导致便秘出现，严重者出现麻痹性肠梗阻。对于甲状腺功能减退引起的便秘，首要的措施是补充甲状腺激素，使甲状腺激素水平恢复正常。其次，从饮食上可以适当增加水果、蔬菜等含膳食纤维较多食物的摄入。

十七、便秘患者出现哪些症状需要提高警惕，及时就诊

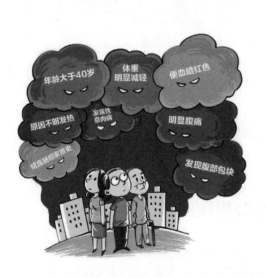

图 3-13 便秘有哪些危险征象必须去医院检查

有些便秘患者担心自己会不会有其他严重的疾病，尤其是结肠肿瘤，而频繁地到医院就诊做检查，那么什么情况下需要及时就诊检查呢？医学上有一个名词叫"报警征象"，顾名思义就是当出现这些情况时就需要提高警惕了，哪些是"报警征象"呢？对近期出现便秘的患者，有年龄大于40岁、没有进行饮食控制的情况下体重明显减轻、不是因为痔疮或肛裂引起的大便出血、出现明显的腹痛、发现腹部有包块、没有明确原因的发热、有结直肠癌家族史、有家族性息肉病等"报警征象"者（图3-13），应该及时到医院就诊，进行必要的实验室、影像学和结肠镜检查，以明确便秘是否为器质

性疾病所致、是否存在结直肠肿瘤的可能。

十八、我有便秘的情况很多年了，要不要做肠镜检查呢

很多人害怕做肠镜检查（图 3-14），做肠镜检查前要喝 2～3 升水，而且在做肠镜检查过程中还会发生腹痛、腹胀的情况，让很多人谈肠镜色变，那么什么情况下需要进行肠镜检查呢？建议 50 岁以上的便秘患者都应该接受肠镜检查，尤其是近期发生排便习惯和大便形态改变、出现之前提到的"报警征象"的患者应该及时到医院进行肠镜等进一步检查。

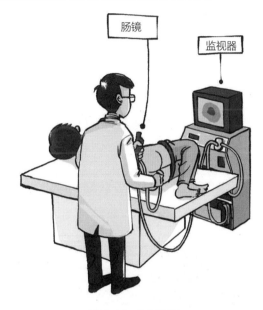

图 3-14　肠镜检查

这里简单介绍一下肠镜检查的准备工作、适应证及禁忌证。

（1）准备工作：①检查前 1 天不要吃富含纤维的蔬菜、水果，检查当天禁食。②肠道清洁，按医嘱进行肠道准备，口服药物清洁肠道者，服药后要多饮水。最后排出大便呈清水或淡黄色、无粪渣，为最佳的肠道清洁效果。③检查前须做血常规等检查。

（2）适应证：简单总结就是电子结肠镜可以实现在直视下发现结肠息肉、结肠恶性肿瘤、结肠炎症、结肠形态上的改变（如结肠狭窄、结肠憩室等），同时也可以帮助医生在结肠镜下取组织进行活检和进行治疗。所以原因不明的下消化道出血、慢性腹泻、排便异常、低位肠梗阻、钡灌肠检查异常及乙状结肠镜检查病变性质未明者，为排除大肠或回肠末端疾病的腹部肿块、大肠息肉、肿瘤出血等病变，须做肠镜检查。结肠术后、结肠镜治疗术后须定期复查肠镜。此外，作为大肠疾病普查的一种方法，

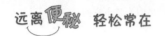

肠镜检查在我国也是一项容易被接受和开展的检查方式。

（3）禁忌证：肛门、直肠、结肠急性或化脓性炎症；腹腔慢性炎症致腹腔内广泛粘连；急性重症溃疡性结肠炎和疑有中毒性巨结肠者；急性弥漫性腹膜炎；严重腹水、妊娠期妇女；出血性疾病，严重的心肺功能不全及极度衰弱者。禁忌证也就是目前不可以做肠镜检查的情况，用老百姓的话说就是身体条件不允许做肠镜检查，但我们切不可自作主张地觉得自己不能做肠镜检查，不耐受做肠镜检查。这需要专业的医生来评估决定，不要自作主张，耽误治疗。

十九、便秘只是小毛病，我自己吃点保健品不就可以了吗

目前市面上有很多保健品或非处方药，主打排毒通便功效，便秘患者自行购买服用后确实可以改善便秘症状，但是很多保健品中存在着诸如番泻叶、大黄、芦荟之类的成分，这类蒽醌类的泻药长期使用会导致结肠黑变，肠镜检查时就会看到结肠黏膜表面光滑有棕褐色或黑色素沉着，呈颗粒状、网条状或虎皮花斑样分布，严重时累及全结肠黏膜（图3-15）。更有甚者，有些保健品中添加了一些强力导泻药物，长期服用反而会加重便秘症状。

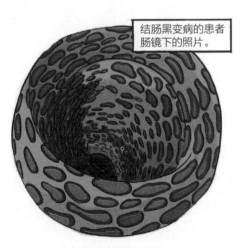

结肠黑变病的患者肠镜下的照片。

图3-15　结肠黑变病肠镜下照片

二十、情绪不好会加重便秘吗

临床上焦虑、抑郁等精神心理疾病患者合并便秘的比例高于健康人群（图3-16），身体健康、心理状态良好的人粪便重量和排便频率都好于

其他人群。有研究发现焦虑、抑郁等负面情绪干扰大脑皮质边缘系统的正常功能，通过脑-肠轴、神经体液系统影响肠神经系统，导致胃肠激素异常分泌，损害肠上皮屏障和黏膜免疫功能，影响肠道的正常运动和内脏感觉，导致便秘的发生。焦虑、抑郁还会降低患者的免疫功能，影响其正常生理活动，使便秘等躯体症状反复发作，延缓康复，降低患者生

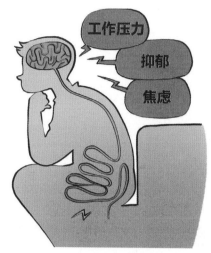

图 3-16　精神因素会导致便秘

命质量。有些治疗焦虑、抑郁的药物也可能引起便秘。同时便秘患者长期的不适症状也可导致焦虑、抑郁等精神心理疾病的发生，这又会加重患者的不适感，相互作用，形成恶性循环。

二十一、我最近排便不畅，医生说这与我服用的药物有关，药物会引起便秘吗

之前提到过便秘发生的原因有很多，其中药物是很常见的一个原因，很多药物的副作用都有便秘，容易引起便秘的药物有镇痛类药物中的阿片类、抗胆碱类药物、抗抑郁类药物、抗惊厥类药物、抗组胺类药物、抗帕金森病药物、抗高血压药物、各种金属离子药物（如铁剂、铝抗酸剂）、利尿剂等。通过下表可以看出很多药物都会引起便秘（表3-1），甚至一些维生素、中药都有可能引起便秘。所以如果近期开始服用一种新药后出现便秘的症状，可以咨询医生所服用的药物是否会导致便秘，必要时决定是否更换药物。

表 3-1　可能导致便秘的常见药物

分类	代表性药物
抗抑郁药	丙米嗪、阿米替林

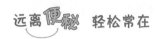
续表

分类	代表性药物
抗组胺药	昂丹司琼
抗震颤麻痹药	左旋多巴
抗精神病药	氟哌啶醇、奋乃静
解痉药	山莨菪碱、东莨菪碱
钙拮抗剂	硝苯地平、维拉帕米
利尿剂	氢氯噻嗪、氨苯蝶啶
单胺氧化酶抑制剂	异丙基苯肼、苯乙肼
阿片类药物	吗啡、芬太尼
拟交感神经类药物	异丙肾上腺素
含铝或钙的抗酸药	硫糖铝、碳酸钙
铁剂	硫酸亚铁铵、富马酸亚铁
止泻药	蒙脱石散

二十二、我得了便秘，平时饮食要注意些什么呢

之前已经提到饮水量少会导致大便干结、便秘的发生，建议每日饮水量至少为 800 毫升，也就是不到两斤的水。增加膳食纤维摄入量，进食一些纤维素含量丰富的食物，如芹菜、韭菜、青菜、包心菜等；多进食水果，如火龙果、猕猴桃等；均可以改善排便困难的症状（图 3-17）。有研究发现日常饮食中补充麦麸可以改善肠运动频率和肠通过率，增加排便量，从而改善便秘症状。麦麸就是麦皮，是小麦加工为面粉的副产品，麦黄色，片状或粉状，含粗纤维较多，营养少，难以消化。虽然含有丰富的维生素，但单纯的麦麸口感并不好，建议可以进食全麦面

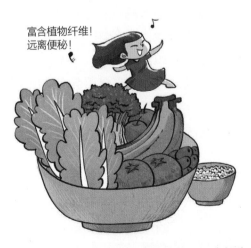

富含植物纤维！
远离便秘！

图 3-17 多食富含植物纤维的食物，远离便秘

包、粗粮早餐及其他谷物。

二十三、便秘是不是看不好的毛病啊

很多人会有疑问，便秘是不是看不好的毛病？确实有很多便秘的患者反复就诊吃药而效果不理想，或者服药后症状有所好转，但停药后症状又会反复，痛苦不已。有些人认为每天都应该解一次大便才是健康的，因为自己的大便次数少或量少而忧心忡忡，导致心理压力增加。通过之前的讲解，已经知道便秘的原因很多，后面的章节会介绍便秘的治疗方法。通过建立良好的生活方式，改善饮食习惯，辅佐一些药物或生物反馈治疗，很多便秘患者的症状是可以得到明显缓解的。但是也确实有难治性便秘患者最终接受了手术治疗。正确和客观的认识便秘这个疾病是取得好的治疗效果的前提条件。

二十四、听说有人因为便秘去做手术了，那我便秘了是不是也要做手术啊

便秘的手术治疗主要适应证是慢传输型便秘和部分出口梗阻型便秘，对一般治疗和药物治疗无效，严重影响工作和生活的患者可以考虑手术切除部分或全部结肠，起到治疗效果。但不是所有的便秘患者都需要手术，也不是所有的患者都可以通过手术解决便秘。外科医生在手术治疗前对患者的评估十分谨慎，需要进行一系列的检查来确定患者是否需要手术，这在后面的章节中会有详细的讲解。

二十五、我解大便后有出血，是不是得结肠癌了

常有便秘患者在排便后会发现便后有出血，有些表现为大便表面带血、有时草纸擦拭时可以看到鲜红色血液，更有甚者会有鲜红色的血液喷溅在马桶里。这时患者往往很惊恐，担心是不是得了结肠肿瘤。便秘患者的大便常常会干结成块、排便时费力，甚至需要用手来辅助，肛门过度用力会诱发或加重痔疮，甚至发生肛裂，常常会发生出血，而且多

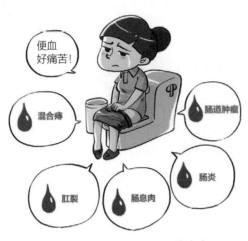

图 3-18 会出现便血的一些疾病

伴有肛周的疼痛，到肛肠科医生处进行专科检查后基本可以明确病因。此外，便秘患者粪块长期嵌顿于直肠，直肠黏膜缺血糜烂，甚至发生溃疡，也可能引起出血。但是如果出现反复而又原因不明的便血，还是建议去专科就诊并行肠镜等检查以排除结肠肿瘤的可能。

下面列举常见的会出现便血的疾病（图 3-18）：①痔疮：各期内外痔和混合痔均可引起大便出血，一般为粪便附有鲜血或便后滴血，外痔一般无大便出血；②肠息肉：为无痛性大便出血，排便时出血，排便结束后停止，量多少不等，一般血液不与粪便相混，息肉位置高、数量多时也可与粪便相混；③直肠脱垂：久病后可有排便时出血；④肛裂：出血方式为粪便表面一侧附有血迹，不与粪便相混，部分患者便后滴血；⑤直肠癌：血色较新鲜或呈暗红色，粪便中可有黏液，往往血液、黏液、粪便三者相混；⑥结肠癌：随病程延长逐渐出现大便出血，多为含有脓液或黏液的血便，血色较暗；⑦溃疡性结肠炎：黏液便或脓血便，同时伴有左下腹痛或下腹疼痛；⑧肠道感染性疾病：如细菌性痢疾、阿米巴肠病等。

二十六、便秘手术会引起性功能障碍吗，会影响生育功能吗

性功能是一个复杂的生理过程。正常性功能的维持依赖人体多系统的协作，涉及神经系统、心血管系统、内分泌系统及生殖系统的协调一致。除此之外，还须具有良好的精神状态和健康的心理。当上述系统或精神心理方面发生异常变化时，将会影响正常性生活的进行，影响性生活的质量，表现为性功能障碍。性功能障碍是性行为和性感觉的障碍，常表现为性心理和生理反应的异常或缺失，是多种不同症状的总称。造

成性功能障碍的原因大致可以分为 3 类：生物因素、精神心理因素及文化因素。

（1）生物因素：性功能障碍可能由遗传、健康状况、激素水平、年龄、疾病（包括慢性病、神经精神系统疾病、内分泌系统疾病、生殖器官病变）等多种原因所引起。服用某些药物、长期大量酗酒或吸毒也会出现性功能障碍。

（2）精神心理因素：精神心理因素对性功能的影响比较突出，包括错误的性观念、过去性经历的影响、环境因素、人际关系紧张、各种外界因素所造成的负性情绪等。

（3）文化因素：由于宗教和文化背景的影响，某些人对性生活存在偏见（如认为"一滴精十滴血"），认为性交会损耗元气，主观上要放弃或减少性活动，容易造成性压抑。

便秘手术区域和泌尿生殖系统相毗邻，但两者之间存在邓氏筋膜等一些结缔组织作为天然屏障，因此不会对患者的性功能、生育功能产生影响。

（温晋锋）

第四章

便秘对人体的危害

便秘像个调皮的孩子，常常捣蛋、恶作剧，给人平添烦恼。

一、口臭

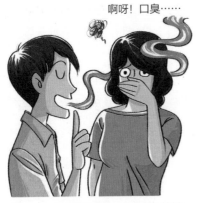

啊呀！口臭……

图 4-1　口臭常常给人们带来苦恼

口臭是指呼吸时口腔出现的令人不愉快的气体，不仅会导致患者社交和心理障碍，同时还预示着口腔疾病和全身疾病的发生（图 4-1）。

1999 年 3 月 13 日在温哥华国际口臭论坛第三次会议上，口臭的国际标准分类正式确立。此分类标准遵循口臭治疗需求的基本原则，将口臭分为真性口臭、假性口臭及口臭恐惧症。

1. 真性口臭

他人能够感觉到的来自口腔的明显异味。真性口臭又可以分为生理性口臭和病理性口臭。生理性口臭指不是身体器官病理性变化引起的口腔异味；病理性口臭：①来源于口腔疾患，如未治疗的龋齿、牙周病、舌苔疾病、义齿、肿瘤等，引起的口腔异味；②来源于全身疾患，以呼吸系统、消化系统、内分泌系统疾患等为原因的口腔异味。

2. 假性口臭

患者本人自我感觉有口腔异味，检查结果为阴性，可通过心理咨询得到改善。

3. 口臭恐惧症

真性口臭和假性口臭患者，通过治疗临床症状消失或缓解，但仍不能消除其心理障碍，且不断要求治疗者。

口臭的病因主要包括口源性因素、全身性因素及精神性因素。口臭有慢性和急性之分。所谓慢性，指长期有口臭。人的一生中即使没有慢性口臭，也常会患上急性口臭。比如，当一个人过度疲劳或突然出现较严重炎症（如大运动量或重体力劳动后口腔干燥、唾液减少，造成口腔自洁作用降低）时，会出现急性口臭。

临床上常见的内科疾病会引起口臭。例如，急慢性胃炎、消化性溃疡口腔会出现酸臭味；幽门梗阻、晚期胃癌常出现臭鸭蛋性口臭；糖尿病酮症酸中毒患者可呼出含有一种特殊甜味的气体，这是丙酮的味道；尿毒症患者可呼出烂苹果气味的气体。

长期便秘的人会因体内产生的有害物质不能及时排出，被吸收入血而引起口臭及腹胀、食欲减退、易怒等自体中毒症状。

口臭，中医又称"口气重""口腔异味"，是指从口腔中发出的一种令人不愉快的气味。便秘性口臭属于身体代谢因素引起的口臭。宿便使得肠道堵塞，体内毒素积累，产生一定口臭。清代《杂病源流犀烛》中说："虚火郁热，蕴于胸胃之间则口臭，或劳心味厚之人亦口臭，或肺为火灼口臭。"口臭由中医辩证论述，即胸腹不畅，浊气上逆，胃阴耗伤，虚热内生，胃阴受损，津液不足，虚火上蒸；肺阴受损则气逆上冲；精气血受损则虚火郁热内结，阴虚津亏胃肠肝胆虚火郁热上蒸，肝火犯胃，火气上炎，脾虚气滞，寒热互结，升降失司所而致口臭。治疗应辩证处方，例举如下：

胃热上蒸型：主要表现为口臭、口渴饮冷、口舌生疮糜烂、牙龈赤烂肿痛，大便干结、小便短黄，舌红苔黄腻，脉滑数。以清胃泄热为治，可选用黄连上清丸，每次9克，每日3次口服；或三黄片，每次4片，每日3次口服；或牛黄清胃丸，每次9克，每日3次口服。

痰热壅肺型：主要表现为口气腥臭、胸痛胸闷、咳嗽痰黄黏稠、大便干结、小便短黄、舌红苔黄腻、脉滑数。以清热宣肺为治，可选用羚羊清肺丸，每次9克，每日3次口服；或清气化痰丸，每次9克，每日3次口服；或复方鱼腥草片，每次5片，每日3次口服。

在药物治疗的同时，饮食方面应多进食低脂、低糖食物，蛋白质摄食须定量。动物性荤食须减少，应选择多纤维素的植物性食物，如番薯、玉米、萝卜、黄瓜、南瓜、白菜等。应多食粗粮，少食精细食品。

每天刷牙两次，每次两分钟，同时每天使用牙线洁牙一次，这是应对口臭的第一道防线。同时，在刷牙时也应该刷刷舌头，这是因为引起口臭的大多数口腔细菌都藏在舌头上。如果佩戴假牙，那么请在晚上一定将其摘下，并在第二天早上佩戴之前将其彻底清洁。

欧洲人通过嚼生姜、欧芹等促进唾液分泌，日本人认为吃不带甜味的酸奶能减少口气中的含硫气体及口腔里的细菌量。

二、皮肤不光泽

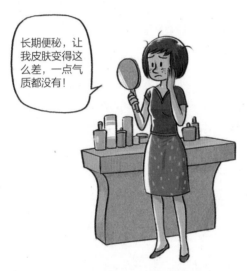

便秘对皮肤具有损伤作用（图4-2）。有学者认为，便秘是引起疾病发生与早衰的重要原因之一，胃肠中食物在消化分解时所产生的废物和毒素（如吲哚、硫化氢等）由于便秘而不能及时排出体外，反经肠壁吸收进入血液循环，引起人体自身中毒，除可发生头晕胀痛、疲乏无力、胃脘胀满、食欲不振、恶心嗳气等症状外，在外表上，还会令皮肤粗糙、弹性降低、皱纹增加、面色憔悴，呈现一幅未老先衰的样子。

图4-2 便秘让皮肤变差

便秘可降低皮肤超氧化物歧化酶（SOD）活力，导致皮肤功能减退。

随着社会人口的老龄化，衰老引起的疾病日益增加。人们对健康的理解不再局限于器官完整和功能健全，更要求容貌、体态美观。因此，如何延缓衰老、美容驻颜已经成为当今世界医学界最重要的课题之一。皮肤作为人体最大的器官，其衰老主要表现为自然衰老和光老化两种形式。

临床上也观察到广大患者在大便不畅时伴有皮肤粗糙、色素沉着等皮肤老化的表象，肺与大肠相表里是中医学"藏象学说"中的重要理论。

便秘时皮肤有失润干燥、色素沉着的表象，针对此现象，已有围绕肺、肠、皮毛屏障功能改变和气血津液转化的相关研究。

肺主气，司呼吸，通过肺的宣发，把清气布散全身，内而脏腑，把浊气肃除体外，呼气是肃除浊气的主要途经。此外，肺合皮毛，通过肺门散气，调节呼吸，同时也通过大肠传输将浊气肃除体外。肺为水之上源，通调水道，参与水液代谢，同时大肠亦参与水液代谢，能吸收大肠中的水分，使粪便成形。由上可知，调节气息、通畅排便将有利于皮肤健康，使身体气质焕发。

三、对血压产生不良影响

1. 高血压患者在厕所里容易发生脑卒中和心肌梗死，便秘往往是其中一个危险因素

不少高血压患者在发生脑血管意外之前，都有便秘史。无论血压正常与否，排便时用力、全身肌肉收缩，都会使血压迅速升高，并在短时间内会出现反复波动。用力过度，血压的变化就会更加激烈。胸腔和腹腔内压力增高，使较多的血液充盈到不能舒缩的颅腔，加上静脉回流受阻，会造成颅内

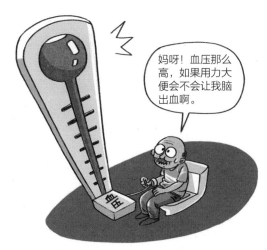

图 4-3　排便困难会导致血压升高，甚至引发脑出血

血管压力急剧升高，当脑动脉壁不能承受时，会发生血管破裂，造成脑出血，甚至发生猝死（图 4-3）。

2. 反过来说，高血压也是老年人便秘的一个危险因素

（1）药物因素：由于老年高血压患者需要长期服用药物，许多药物中都含有钙离子拮抗剂，所以其中一部分药物可以直接引起老年人便秘。利尿剂会减少肠道内容物供水量而使粪便干结，同时肠道内的水分被过度吸收，导致大便出现干燥而引起便秘。

（2）心理因素：高血压脑出血患者发病急，需要在半个月内卧床休息，患者一时间不能调整自己的心理状态，容易产生焦虑、不安等情绪，引起肾上腺素分泌增加，使得胃肠活动减缓，很容易引起便秘。

（3）饮食因素：高血压患者常常需低盐低脂饮食，每日摄入的食物量较少，经常食用一些精细的低钠饮食，导致肠道内可以消化的食物不足，形成的粪便量也不足，无法刺激胃肠正常蠕动，从而导致便秘。

（4）环境因素：由于高血压患者在出现脑出血后，需要卧床静养，活动量下降，并且排便活动也要在床上进行，大部分患者无法适应这种排便方式，当出现排便反应时，由于不愿意排便而加强抑制，长期下去，会导致排便反应消退或者消失，从而引起便秘。

高血压患者心脏自主神经功能受损，合并焦虑时，二者相互作用，会增加患者心血管事件的发生风险。便秘用力可增加腹压，使血压升高、机体耗氧量增加，可能诱发脑出血甚至危及生命。高龄患者上述情况尤其明显，对其生活质量有较大影响。

便秘发生的一般影响因素包括患者的年龄、高血压危险分层、24小时液体摄入量、24小时粗纤维摄入量、运动量、精神状态、药物、排便习惯（排便次数及难易情况）等，将其量化分级列表得《老年高血压病患者便秘发病风险评估表》，总得分大于16分为便秘高风险，12~16分为便秘中风险，低于12分为便秘低风险（表4-1）。

表4-1 老年高血压患者便秘发病风险评估表

分值/分	年龄/岁	高血压分级	24小时液体摄入量/升	粗纤维摄入量/克·日⁻¹	药物	抑郁	排便习惯	合适运动量
1	60~	Ⅰ级	大于1.0	20~40	偶尔	轻度	1次/2天	常做但不规律
2	70~	Ⅱ级	0.5~1.0	小于20	发病服用	中度	1次/3天	较多但不规律
3	大于80	Ⅲ级	小于0.5	基本不摄入	长期服用	重度	1次/3天以上	较少或不做

注：药物包括阿片类药物、抗胆碱药物、麻醉剂、抗抑郁药、抗帕金森病药、抗惊厥药、钙通道阻断剂、肌肉松弛药物等。

读者可以根据表格项目计算分值，估计便秘发病风险。如果分值高，可提前改变相关项目，预防便秘的发生。

四、引起脑出血

长期便秘的人在排便过程中，由于排便困难会使血压骤升、心跳加快，易诱发脑血管破裂。同时，排便过程也会阻碍脑静脉血液回流，使颅内压发生一定程度的升高，诱发脑出血，对生命安全构成威胁（图4-4）。

高血压常导致脑底的小动脉发生病理性变化，突出的表现是在这些小动脉的管壁上发生玻璃样或纤维样变性和局灶性出血、缺血、坏死，这会削弱血管壁强度、出现局限性扩张，并可形成

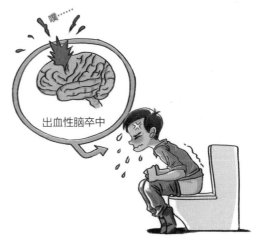

图4-4 排便困难会使血压骤升、心跳加快，易诱发脑血管破裂

微小动脉瘤，易破裂出血。高血压疾病中脑出血是较为常见的并发症，常发生于50～70岁，男性略多。

脑出血指非外伤导致脑实质血管破裂引发的急性出血，在全部脑卒中发病中占20%～30%。脑实质血管破裂会引发脑组织迅速水肿，继而压迫周围组织，导致颅内压急剧升高。有统计显示，脑出血在急性期的病死率可达30%～40%，且抢救成功后致残率也较高。因此临床上做好积极的防范措施，对降低并发症发生、改善患者预后具有重要意义。尤其是长期便秘人群，日常生活中，通过调理使大便通畅是预防脑出血非常有用的一招！

如果不幸发生了脑卒中，常采取手术治疗的方法，且常使用糖皮质激素、降颅压药品，导致水电解质紊乱，加之术后缺乏足够运动，如果饮食又不合理（进食量少、饮食中纤维素含量低）、术后卧床时间长，会导致胃肠蠕动减慢。心情烦躁、焦虑可增加盆底肌群的紧张度。且卧床

患者只能使用便器床上排便，原有的排便习惯和姿势改变。腹压不足、排便反射抑制、抗生素的使用导致肠道菌群失调等因素极易导致便秘的发生。据统计这种情况下便秘的发生率为 39.6% ~ 77.4%。此类患者一旦发生便秘，不仅会导致患者排便痛苦，还可致肠源性内毒素大量被吸收，加剧脑循环障碍。而且患者发生便秘时用力排便，引起血压和颅内压升高，极易诱发颅内再次出血，导致原发疾病加重，甚至危及生命。

早期根据患者的病情发展，制订合理的饮食方案，可增加患者的胃肠道蠕动能力；按摩和运动疗法能够改善患者血液循环和代谢不畅通引发的便秘；心理指导和排便辅助记录能够帮助培养患者对排便的神经条件反射，改善心理状况和情绪，提高患者对于治疗和护理的依从性，改善生活质量。因此早期干预，预防便秘的发生发展，是此类患者要重视的。

康复锻炼介入能改善患者便秘情况。其原因是适宜的康复活动能促进患者的肠蠕动，改善胃肠功能。另外，适宜的活动能改善患者的心理状况，降低交感神经的兴奋性，从而促进胃肠等的消化液分泌，改善排便功能。

五、导致消瘦

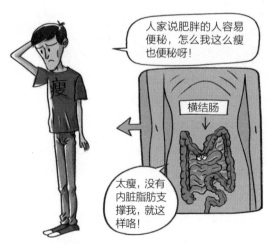

图 4-5 体型消瘦导致结肠冗长、横结肠、乙状结肠下垂，从而出现便秘

相关研究得出的结论表明消瘦的人更加容易发生便秘。分析原因可能如下：

体型消瘦者更易于发生焦虑、抑郁、精神紧张、工作压力大、易疲劳、情绪不稳定、睡眠不佳、失眠等，而这些负面情绪可能会通过影响胃肠道引起便秘。

体型消瘦者可能存在

胃下垂、结肠冗长、横结肠、乙状结肠下垂等形态学上的改变，而这些形态学上的改变可能也是造成便秘的原因（图 4-5）。

而且研究表明体型消瘦的便秘患者胃动素水平较低，胃动素是由 22 个氨基酸组成的支链多肽，产生胃动素的细胞密集在哺乳动物的十二指肠近端、空肠黏膜隐窝中。此外，还存在于垂体、下丘脑、大脑皮层、小脑中等神经组织中。胃动素是一种脑肠肽激素，在睡眠减少时分泌减少。研究表明，在小鼠脑室内注入胃动素有抗焦虑的作用。

胃动素水平下降的原因可能与这些患者精神、心理因素所致胃肠神经系统功能紊乱有关。胃动素能促进小肠分节运动并能增加结肠运动，以促进胃肠内容物的运行，其分泌受神经精神因素的调节和进食的影响。

总之消瘦的人更容易发生便秘，长期便秘的患者更加容易消瘦。

六、导致肥胖

肥胖症是一种由多种因素引起的慢性代谢性疾病，以体内脂肪细胞的体积和细胞数增加致脂肪含量占体重的百分比异常增高并在某些局部过多沉积脂肪为特点。肥胖常用体质指数（body mass index，BMI）来确定，BMI= 体质量 / 身高^2，BMI 大于 25 kg/m^2 为超重，BMI 大于 30 kg/m^2 为肥胖。2019 年发布的《中国肥胖预防和控制蓝皮书》中指出，随着社会经济的快速发展和居民生活方式发生巨大改变，中国居民超重和肥胖患病率快速增长，已成为严重的公共卫生问题。

随着我国社会经济的发展及城市化、工业化进程的不断推进，人们的膳食结构和出行方式都发生了巨大改变，我国中心性肥胖的患病率呈快速上升趋势。近年来，肥胖与功能性胃肠道疾病的关系受到了广泛关注。目前认为，肥胖患者更容易发生反酸、腹胀、恶心、呕吐等上消化道症状。目前，尚缺乏我国的相关流行病学调查研究。功能性便秘与继发性便秘患者的年龄和性别间均无差异，但功能性便秘患者中心性肥胖患病率明显高于继发性便秘患者。

中心性肥胖导致功能性便秘的发病机制尚待进一步研究，可能的原因是中心性肥胖导致腹内压增高，腹腔内脂肪堆积，继而导致胃肠道

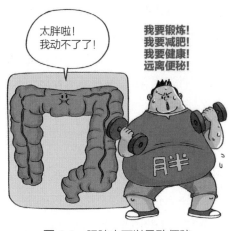

图 4-6 肥胖也可以导致便秘

蠕动减慢，最终出现便秘症状（图 4-6）。

多数肥胖症患者均有不良的饮食习惯，晚上吃得多、休息得晚，早上起不来，早饭吃不下，中午又饥饿难忍，暴饮暴食，长期以往导致胃肠功能异常。且不喜好膳食纤维含量丰富的食物（如蔬菜、水果），偏好肉食或奶油、蛋糕之类的食物，导致肠内容物纤维素含量少，粪便体积小。而多食富含纤维素的食物可以有效地刺激结肠运动。由此可见，肥胖者的饮食喜好也是导致其便秘发生的原因之一。不喜好运动也是广大肥胖者的共同特点，运动量的缺乏也会减缓胃肠道的运动，导致便秘的发生。

七、导致心理障碍、精神疾病

便秘是常见的胃肠道疾病之一，是指大便次数减少（每周少于 3 次）、排便困难、粪便干结。目前便秘的发病率呈上升趋势，成为影响人们身心健康的重要因素之一。便秘发病机制尚未明确，但主要原因之一是内分泌和代谢性疾病。心理因素可能是通过自律的传出神经通路来影响胃肠功能。消化道运动受自主神经和内分泌系统的影响，上述两个系统中枢与情感中枢的皮层下整合中心位于同一解剖位，故消

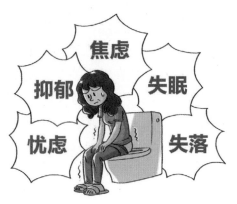

图 4-7 便秘可以导致焦虑、抑郁、忧虑、失眠、失落

化道功能易受精神心理因素的影响。并且抑郁、忧郁是便秘患者常遇到的精神症状之一，也是便秘发生的原因之一。国内文献报道，住院精神病患者便秘发生率为 57.14%，抑郁症患者便秘的发生率为 64.71%。功能性便秘患者的神经质、抑郁、焦虑、负性生活事件分值显著高于无便秘者。日常生活中常常听到便秘患者关于自己苦恼的倾诉，由此可见，便秘患者深受其苦，甚至出现了抑郁、忧虑、失眠、焦虑等情况（图 4-7）。

（杨 卓）

八、引发肿瘤

很多朋友会问"便秘会不会引发肿瘤"，答案是"当然会，尤其是结直肠肿瘤"，朋友会疑问"那以前也有很多人便秘，也没见他们都得肿瘤，这是不是太危言耸听了"。这当然不是吓唬人，肿瘤增多的原因很多，比如环境污染、生活习惯改变、饮食习惯改变等。已经有研究表明慢性便秘可以增加结直肠肿瘤的发病率，也可增加患结直肠癌的发病风险。中国人之前的饮食以蔬菜、米面为主，现在随着物质的丰富和西方文化的影响，中国人吃着高蛋白、高脂肪的"精细食物"，与之前高纤维的"粗茶淡饭"已完全不同。而正是"精细食物"和缺乏锻炼使现代人更容易得便秘，便秘也更有害于人们的身体。

粪便是食物经人体消化后产生的残渣，是肠道产生的"废弃物"。就好比人体是一个化工厂，排泄的"化学废料"被堆积在肠道内，长此以往就会损害身体的正常细胞，甚至引发肿瘤。人们进食的高油脂、高蛋白等"精细食物"经过胃肠道消化，在大肠道厌氧菌作用下可产生亚硝胺、偶氮苯、吲哚、硫化氢等各种有毒有害的化学致癌物质。"粪臭味"就是吲哚、硫化氢的味道，所以大便越臭就越表示"屎里有毒"，这些有毒物质在肠道蓄积、吸收，可损伤肠道、肝脏、脑等重要器官。

另外油脂可以刺激胆汁的分泌，正常情况下胆汁是用来帮助消化脂肪的，但是过量的胆汁最终被分解成脱氧胆酸、石胆酸等致癌物质，能诱导肠道上皮增生，可以促进结肠腺瘤的生长和演变，从而导致肿瘤恶变。肠道中过多摄入的脂肪可以引起肠道菌群失调，抑制有益菌群的生长，促进有害菌群的生长，并且被分解成亚离子状态的脂肪酸及其代谢产物可以刺激大肠发生非特异性炎性反应，引起肠上皮细胞损伤，诱导肿瘤产生。

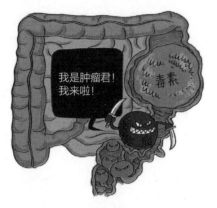

图 4-8　长期便秘肠道毒素吸收增加

通常情况下富含纤维饮食所形成的大便是膨大、松软、湿滑的大便，帮助肠道把食物分解产生的有毒有害物质很快排出体外。但是便秘患者由于低纤维饮食、低活动、肠道运动减慢等原因，大便黏稠、结实、干硬，人体不能及时将这些有毒有害物质随粪便排出体外。粪便在肠道中长时间停留，使粪便中的这些致癌物质与肠道黏膜的接触时间延长，并且大便长时间停留使水分被大肠吸收，形成干硬的粪便。干硬的粪便更容易损伤肠道黏膜，造成慢性炎症。这些因素的作用会增加结直肠肿瘤和结直肠癌发生的风险（图 4-8）。

慢性便秘不仅可以引发肿瘤，很多肿瘤也可能表现为慢性便秘，便秘可以是结肠癌最早出现的症状。除此之外，许多非肠道肿瘤也有便秘的临床表现，例如甲状腺肿瘤、甲状旁腺肿瘤造成的代谢紊乱，卵巢肿瘤、子宫肿瘤、膀胱肿瘤压迫、梗阻结肠，都会引起便秘。因此当出现便秘症状时须谨慎，到专科医师处就诊，切不可想当然。

所以要合理饮食、适量运动，远离便秘，远离肿瘤。

九、便秘会加重痔疮、肛裂等肛周疾病

前面讲到便秘可能会引起肿瘤，但毕竟肿瘤发生率比较低。往往便秘引起的肛周疾病是最常会遇到的问题。那便秘会引起或加重哪些肛周疾病呢？下面对便秘可能引起和加重的几种肛周疾病做一简单介绍。

1. 痔疮

俗话说"十男九痔，十女十痔"，痔疮几乎是每个人都会遇到的肛门小麻烦（图 4-9）。目前痔疮形成的原因并不清楚，比较主流的理论有两个。第一是肛垫下移学说，认为痔疮原本是肛管黏膜下一层由血管、弹

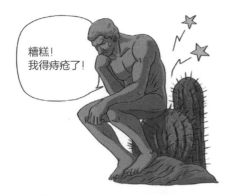

糟糕!
我得痔疮了!

图 4-9　便秘导致和加重痔疮

性组织等组成的肛垫，正常情况下起到闭合肛管、控制排便的作用。当肛垫的弹性减弱，排便向下推移后不能回复到原位时，会形成痔疮。第二是静脉曲张学说，认为痔疮是肛管静脉扩张、血液淤积所致。而慢性便秘者，排便费力、肛管压力增高使肛垫过度下移，并且使直肠血液回流不畅，加重静脉曲张，从而加重痔疮。便秘患者往往存在排便费力、大便干结，这些症状往往导致并加重痔疮。部分便秘患者排便时间长，喜好上厕所看报纸、看手机，这都是导致痔疮的一些不良习惯（图4-10）。

对于长期便秘又合并痔疮的患者，首先要缓解便秘，每次上厕所控制在 5 分钟内，其次每天做提肛运动 10～20 次，再次是每次大便后温水坐浴 15 分钟，这些做法可以帮助缓解痔疮，必要时可以辅助使用一些痔疮膏或就医治疗。

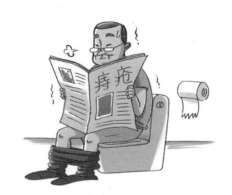

图 4-10　上厕所看报纸会导致并加重痔疮

2. 肛裂

肛裂是肛管皮肤裂伤后产生的小溃疡，多位于肛门后正中或前正中，典型症状为排便时肛门烧灼样或刀割样疼痛，数分钟后缓解，排便结束后再次剧痛。排便时肛门可有少量滴血。长期便秘是大多数肛裂形成的直接病因（图4-11），并且由于排便时肛门疼痛又使患者恐惧排便，而加

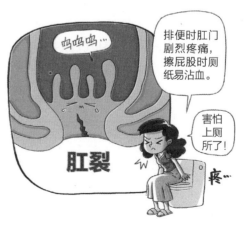

图 4-11　长期便秘可导致肛裂

55

重便秘，从而形成恶性循环。

肛裂初发时可采用软化大便、温水坐浴的方法治疗，反复不愈要及时就医。

3. 肛周脓肿、肛瘘

肛管内部有一圈开口向上的"小口袋"称为肛窦，这里是肛窦腺体的开口，由于肛窦开口向上，容易积存大便，继而易发生感染，形成肛窦炎。便秘会使大便干结，排便时用力过大，容易让肛窦损伤，继而引发肛腺炎症。感染扩大会形成肛周脓肿，脓肿破溃形成的肉芽性管道称为肛瘘。较轻的肛周脓肿一般可以使用抗生素、通便治疗、温水坐浴等方法治疗，但根治一般要手术治疗才能做到。若一旦形成肛瘘就必须手术治疗，保守治疗无效。

4. 直肠脱垂

直肠脱垂就是平时说的"脱肛"（图 4-12），是直肠黏膜脱出肛门外并伴有肛门松弛，多好发于儿童、老年人、体质弱者。便秘的人由于排便时腹压增高，直肠黏膜向下过度推移，反复作用使黏膜与黏膜下肌肉失去粘连，致使黏膜脱出肛门。直肠脱垂者初始症状一般表现为排便不尽感、腰骶部坠胀、肛门胀满感，排便时有肿物脱出，可自行回缩。便秘可导致直肠脱垂，脱垂又会加重便秘，如此反复恶性循环。直肠脱垂是造成出口梗阻型便秘的重要病因之一。

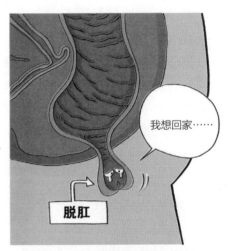

图 4-12　便秘患者长期排便困难可导致直肠脱垂

直肠脱垂可分为内脱垂、外脱垂，或者完全脱垂、不完全脱垂两类。外脱垂按严重程度分为三等：① I 度脱垂：排便或腹压增高时，直肠黏膜脱出肛门外，长度在 3 厘米内，可自行回纳；② II 度脱垂：排便或腹压增高时，直肠全层脱出肛门外，长度为 4~8 厘米，需手助还纳，多伴有肛门括约肌松弛；③ III 度脱垂：排便或腹压增高时，肛管或结肠脱出肛门外，长度 8 厘米以上，伴有肛门括约肌松弛，直肠黏膜糜烂、肥厚。

直肠外脱垂由于脱出肛门外，排便时可见"宝塔状"黏膜脱出，比较容易诊断。直肠内脱垂一般都是不完全脱垂，肛门外看不到有肿物脱出，但会感到肛门填塞感、排便费力、肛门坠胀等不适。这就需要肛肠专科医生帮助诊断，并且需要通过排粪造影检查、肛门指诊等协助诊断。

如果怀疑便秘导致了直肠脱垂，建议尽早咨询专业的医生，避免病情加重，对身体造成更大伤害。

5. 直肠前突

直肠前突是指直肠壁向前突出形成一个盲袋，并与直肠呈一定角度（图 4-13）。多发病于女性。形成原因多为分娩造成盆底、会阴组织损伤、便秘等使直肠前方组织结构薄弱甚至消失，造成直肠凸向前方。

直肠前突也是出口梗阻型便秘的主要病因之一，那其为什么会造成便秘？正常情况下，人的直肠下端近似于一个垂直的管状，排便时大便在肛门肌肉的作用下能够轻松

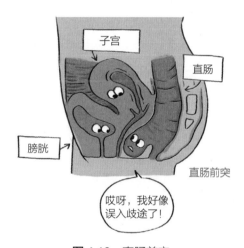

图 4-13　直肠前突

地被挤出肛门，但前突发生后，大便会被挤入前方的囊袋，使排便的作用力集中于前方的阴道，造成向下排便困难，而便秘患者排便更加用力又造成前突加深。严重者甚至须用手指挤压肛门周围或深入阴道挤压肠管协助排便，甚至要用卫生纸圈插入肛门诱导排便或用手扣出大便，给人们生活带来很大痛苦。

排粪造影检查是一项经济实惠的辅助检查，既可以帮助诊断直肠前突或直肠脱垂，也能帮助评价其严重程度。一般直肠前突按严重程度也分为三等：①轻度：向前突出 6～15 毫米；②中度：向前突出 16～30 毫米；③重度：向前突出 31 毫米及以上。

轻度直肠前突可以通过调节饮食、通畅大便及合理的锻炼来保守治

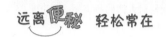

疗，若是重度脱垂须行手术治疗。目前随着外科技术的发展，已可行经肛门微创手术治疗，而且改善效果明显，可大大减轻患者的痛苦。

（李　通）

十、便秘这么调皮，容易被不良商家利用：各种保健品的滥用

1. 你认识保健品吗

保健品是一类具有特定保健功能或者以补充维生素、矿物质为目的的食品。适用于特定人群食用，可以调节机体功能，不以治疗疾病为目的，对人体不产生任何急性、亚急性或慢性危害的食品。保健食品既不同于普通食品，也不同于药品。其是一种特定的具有调节人体功能作用的某一功能食品种类，亦称之为功能性食品。

2. 保健品与药品有啥区别

保健品仅用于调节机体功能，提高人体抵御疾病的能力，改善亚健康状态，降低疾病发生的风险，而药品是以治疗或诊断疾病为目的，因此保健食品不能代替药品。

3. 目前市场上都有哪些种类的保健品

目前我国批准的国产保健品有 1 万多个，进口保健食品有 700 多个。常见的有以下几类：

减肥类：清肠茶、减肥茶、减肥胶囊、美体茶等。

调节免疫功能类：强生源口服液、氨基酸口服液等。

抗疲劳类：鹿龟黄酒等。

改善睡眠类：褪黑素软胶囊、舒美宁胶囊。

补充维生素类：维生素 A 胶囊、β 胡萝卜素软胶囊。

降血糖类：地黄胶囊、麦贝斯胶囊。

降血脂类：和辉胶囊、银杏叶大豆磷脂软胶囊。

改善便秘类：润疏茶、清泉袋泡茶。

4. 滥用减肥、通便类保健品的危害

爱美之心人皆有之，为了达到减肥的目的，许多人在服用有减肥功能的保健品，认为既可以清洗肠道，又可以减去体内脂肪，减肥效果明

显，也没有什么副作用，而且还可以通便，达到治疗便秘的目的，真是一举两得。这类产品一般以大黄、番泻叶等为主要原料，其中所含的蒽醌类成分通过刺激肠黏膜使得肠蠕动加快，肠黏膜分泌增加，从而促进排便，起到减轻体重、降低血脂的作用。但也正因为这样，长期使用这类产品就可能导致不可逆的肠神经损伤，产生药物依赖性，导致大肠黑变病等严重不良后果（图4-14）。

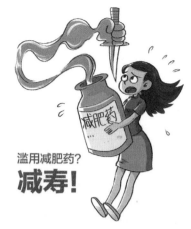

图4-14 滥用减肥药危害大

很多人在使用初期效果明显，可是在使用几个月停用后，就出现了便秘症状，继续使用症状有所缓解，一旦停用就会出现更严重的便秘症状。罪魁祸首正是这些保健品中的大黄、番泻叶等含有蒽醌类的成分。

5. 滥用所谓降糖类、降压类保健品的危害

受经济利益的驱动，一些不法厂家在保健品中违规添加有降糖作用的西药成分（二甲双胍、格列美脲等）和降压西药（氨氯地平、卡托普利等），以尽快达到降糖、降压的目的，博取大众的信任，让大众相信其绿色环保的纯中药保健品降糖降压效果如此之好、如此之快。这类保健品因加入的西药成分不明、含量不明，很容易因服用过量而导致低血糖、低血压，而这些症状都是有致命危险的。有些厂家为逃避检测，还将西药成分添加在胶囊壳中，让百姓在无知的情况下健康受到损害。

另外，因为二甲双胍的副作用之一就是腹泻、腹痛及食欲不振，这可以导致消瘦，也是许多人服用二甲双胍减肥的原因，甚至部分不法分子添加大黄、芦荟

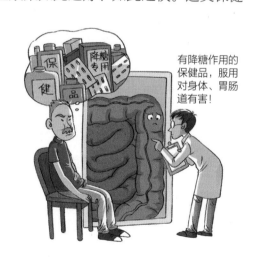

有降糖作用的保健品，服用对身体、胃肠道有害！

图4-15 滥用所谓降糖、降压、减肥的保健品危害大

等泻药以达到效果，长期服用会给身体造成危害，如低血糖、低血压、结肠黑变病等（图 4-15）。

6. 滥用其他类保健品的危害

除了以上所谓的功能性保健品之外，还有其他名目繁多的功能性保健品，如调节免疫功能的保健品、改善睡眠的保健品、抗疲劳的保健品等。这些产品也同样可能被违法添加了相应的西药成分（图 4-16），比如助眠的保健品添加西药安眠药安定、抗疲劳的保健品添加西地那非等西药，"是药三分毒"，这些药物的随意添加，可能会放大这些西药的副作用，给人们带来极大的伤害。

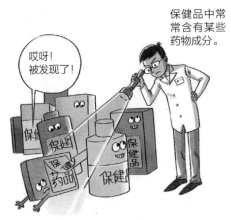

保健品中常常含有某些药物成分。

哎呀！被发现了！

图 4-16　保健品常常被违法添加了相应的西药成分

7. 纯中药保健品应该不会引起便秘吧

中药在使用前都要辨明体质。纯中药保健品的组成成分针对不同人群，疗效不同，不良反应也不同，没有用对，也会产生便秘。一些商家常常在纯中药保健品中违规添加西药，也可导致便秘的发生。而使用者因为不知道其中有添加物，往往不会想到便秘的发生与保健品有关，导致病情延误。比如随意添加大黄、番泻叶、补钙制剂等都可导致便秘。

8. 怎样正确购买、使用保健品

（1）使用保健品之前，一定要先去医生处咨询，弄清楚自己的情况是否可以使用该保健品、如何使用、使用时间等，尤其是本身有基础性疾病的患者。

（2）要去正规的有经营资格的药店或供应商处购买。

（3）购买之前先看包装盒上是否有"国食健字"的批准文号，确保是国家批准的合规产品。国家食品药品监督管理局网站上可以查到经批准的保健品。

（杨青雅）

第五章　如何才能远离便秘呢

一、日常生活中缓解便秘的小窍门

1. 便秘的人一天喝多少水合适

（1）人体内有多少水

水是生命之源，参与体内一切物质的新陈代谢。《红楼梦》一书说女人是水做的，其实男人、女人都是水做的，尤其是新生儿（图5-1）。成年男性体内水占体质量的60%，女性占50%，而新生儿占80%。人体的水在摄入和排出之间维持着动态平衡，每天成年人须饮用2.5升左右的水，才能满足人体的需要，所以水摄入不足会引起各种疾病，人体"缺水"也是便秘发

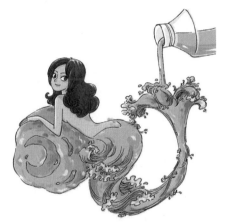

图5-1　男人、女人都是水做的

生的重要原因之一。当人体处于缺水状态时，身体往外排水就会减少，其中大肠增加对水的吸收是一个重要的方式，这样粪便变的干结就是必然的了，从而导致了排便费力、大便干结等症状。

（2）水对便秘的影响

人的消化液包括唾液、胃液、肠液、胆汁、胰液等，总量达6～8升，其中肠液是消化液重要的组成部分，对食物有消化吸收的作用，对肠腔内容物有润滑、保湿、输送的作用。当人体处于缺水状态时，人体将会调动身体各个系统，减少水分的丢失，增加对水分的重吸收利用，消化液随之减少，容易造成肠蠕动减慢，大便干结，最终导致便秘。而大肠运输减慢导致大便在自体内滞留时间延长，增加了肠道对大便水分的吸收，也可使大便干结。

（3）人的正常饮水量

正常成年人一天进出水量为 2.5 升，除每天摄入的主食、蔬菜、水果中含有的水分之外，需要通过饮水来补充。可以根据下面的食物含水量表来估算人体所需要的饮水量（表 5-1）。研究发现每日进水量少于 500 毫升的人更易患便秘，因此很多人食用膳食纤维，便秘改善仍不明显，很有可能是忽视了饮用足够量的水的作用。夏天出汗多，尤其是重体力劳动者，水分消耗多，一身汗的失水量为 1 000 毫升，补水时要额外加上。

有一个关于喝水的顺口溜，这里和读者们一起分享，希望对大家增加对喝水的认知、养成良好的饮水习惯有一定的帮助。

喝水记住凉白开，改善血运促循环；
起床喝上一杯水，利尿清肠促血通；
饭前喝下一碗汤，增强饱感不超量；
吃药喝水冲喉咙，药效溶化吸收强；
每天喝水整八杯，降温解热皮肤兴；
定时喝水好习惯，抗衰防病润肌肤。

表 5-1　各类食物的含水量

食物	单位	原料重量 / 克	含水量 / 毫升
米饭	1 中碗	100	240
大米粥	1 大碗	50	400
大米粥	1 中碗	25	200
面条	1 中碗	100	250
馒头	1 个	50	25
花卷	1 个	50	25
烧饼	1 个	50	20
油饼	1 个	100	25
豆沙包	1 个	50	34
菜包	1 个	150	80
水饺	1 个	10	20
蛋糕	1 块	50	25

续表

食物	单位	原料重量/克	含水量/毫升
饼干	1 块	7	2
煮鸡蛋	1 个	40	30
藕粉	1 大碗	50	210
鸭蛋	1 个	100	72
馄饨	1 大碗	100	350
牛奶	1 大杯	250	217
豆浆	1 大杯	250	230
蒸鸡蛋	1 大碗	60	260
牛肉		100	69
猪肉		100	29
羊肉		100	59
青菜		100	92
大白菜		100	96
冬瓜		100	97
豆腐		100	90
带鱼		100	50

（4）喝水时间的选择

喝水要选合适的时间，最好是喝温水（图5-2）。一天的水量要分4～5个时间段来喝，清晨空腹、早上1次，下午1～2次，晚间1次要量少。经过一夜的新陈代谢，早上空腹时体内处于相对缺水的状态，胃肠道蠕动减慢，这时要及时给身体补水。研究发现，早上空腹饮水还能刺激胃结肠反射，从而促进结肠的蠕动而缓解便秘。晨起可以饮用200～300毫升温水，也有喝凉水的说法。中医讲究喝温水比较适宜，早晨是阳气生发的时

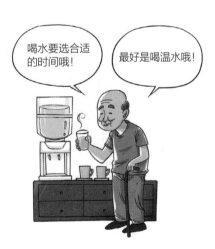

图 5-2　喝水也是有讲究的哦

间，此时喝冷水，会导致五脏六腑的阳气受损，尤其是心火被冷水克制，容易患心脏病。在此特别需要提醒的是，很多年轻人，在炎热的夏天或者运动后，喜欢把一瓶冰饮料一饮而尽，感觉非常冰爽，但这样对胃肠道影响是非常大的，长此以往可能会造成胃肠道功能异常，甚至发生疾病，如肠易激综合征等。另外，温水能够通润咽喉，避免胃肠受寒、产生痉挛。尤其是老年人，更合适晨起喝温水。晚间喝水要少，如果睡前饮水较多，常常导致夜间须起床解小便，将严重影响睡眠质量，起不到本该有的养生目的。尤其是对于老年人，本身可能已经因为前列腺增生等原因而饱受夜尿的困扰，如果睡前再饮用大量水的话，那晚上夜起次数更多，而睡梦中醒来排尿容易跌倒，产生不良后果。

（5）喝水的注意事项

喝水要慢，就像中国茶文化中提倡的一样，把喝水当作一种品尝，避免一口气喝水过多。一口气喝水不应该超过300毫升，因为胃的容量有限，超过300毫升，胃就会胀痛不适，甚至发生胃内容物反流，对胃、食管造成损害。尤其是在剧烈运动的情况下，如果一次摄入大量水，可能出现呕吐，甚至水会被误吸入气管，产生不良后果。如果长此以往都是这种饮水习惯，可能会引起胃下垂、胃肠道功能障碍等情况的发生。心脏、肾脏有疾病的人，喝水量更加应该控制，必须根据医生的嘱咐，如果随心所欲的喝，喝多了，会增加心脏和肾脏的负担，使血压上升，引起心功能不全、全身水肿等可怕情况的发生，使病情恶化。

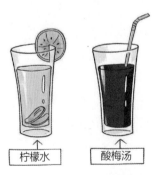

图 5-3 柠檬水、酸梅汤

蜂蜜水深受广大老百姓喜爱，中医提出蜂蜜水有通便的功效，但是蜂蜜水的摄入也应该是适量的，不可因为便秘就大量摄入。尤其是糖尿病患者，不宜喝，不利于血糖的控制。但是很多人喜欢喝饮料、果汁，不喜欢喝白开水，因为白开水口感比较单调。这里有一个小窍门告诉大家：可以适当加些柠檬、夏天加些酸梅（图5-3），既能改善口感，又能刺激消化液的分泌，加快肠蠕动，促进排便。

2. 膳食纤维并不适合于所有便秘患者

（1）什么是膳食纤维

膳食纤维是一种多糖，范围很广，所有不能被小肠消化吸收，而在大肠内被肠道细菌部分或全部酵解的可食用植物成分都称为膳食纤维。因其不能被胃肠道消化吸收，也不能产生能量，曾被认为是一种"无营养物质"，没有得到足够的重视。然而，在营养学不断发展、膳食构成越来越精细的今天，人们逐渐发现膳食纤维具有相当重要的生理作用，并被营养学界补充认定为第七类营养素，和传统的六类营养素——蛋白质、脂肪、碳水化合物、维生素、矿物质与水并列。

由上可知，不能再错误地觉得膳食纤维是没有营养、没有用处的；不能觉得富含膳食纤维的那些食物是低级食物，而那些膳食纤维含量少的食物（如奶油、肉类等）才是优良食物。首先食物没有高级低级、优良的区别，应该依据科学，合理、均衡的摄入各种食物。因为各种食物都有各自的营养价值，尤其是膳食纤维，其对促进消化、缓解便秘有非常重要的意义。

（2）富含膳食纤维的食物

说起膳食纤维很多人会先想到蔬菜和粗粮，越难嚼膳食纤维含量就越丰富，事实并非如此，膳食纤维可分为可溶性膳食纤维和不可溶性膳食纤维两类。可溶性膳食纤维主要由果胶、植物多糖等组成，在谷类、豆

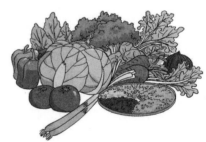

图 5-4　富含膳食纤维的食物

类、水果、海藻类食物中含量较高；不可溶膳食纤维主要由纤维素、半纤维素及木质素组成，在蔬菜、谷类、豆类的外皮中含量较高（图5-4）。

（3）高膳食纤维类食物

对于非全身疾病或肠道疾病引起的单纯性便秘，在规律饮食的基础上合理添加膳食纤维，能明显地缓解便秘。根据中国营养学会的建议，成年人每天要摄入25克左右的膳食纤维，相当于每天要吃300～400克左右的谷类、300～400克的蔬菜及100～200克的水果。因此每天除了米饭、馒头、肉类以外还要搭配一定量的蔬菜、水果。那应该如何选择高膳食纤维食物呢？一般来说，粮食类粗粮、豆类高于细粮；蔬菜类菠

菜、芹菜、胡萝卜高于西红柿、茄子；水果类菠萝、草莓高于苹果、香蕉；果皮高于果肉，蔬菜叶边高于中心叶梗。所以吃蔬菜时吃叶子比吃叶梗更好，吃水果要带皮吃，尽量不要只喝果汁。

这里再和大家分享一个关于饮食搭配的顺口溜，希望对大家日常生活中搭配饮食、养成合理的饮食习惯有帮助。

一匙蜂蜜一杯水，早起喝完再动嘴；

一匙陈醋三片姜，一日三餐吃得香；

两杯鲜奶一个蛋，每天都吃杂粮饭；

一块海带一把菇，半斤鲜果一斤蔬；

一把麦胚一块薯，一两豆腐常叮嘱；

一两鲜鱼一两肉，最好再加一把豆；

一匙枸杞半匙盐，一把坚果助延年；

三匙素油 2∶2∶1，橄榄大豆亚麻油；

一万步走八杯水，吃动平衡不后悔！

下面简单解释一下顺口溜的内容：早上最好喝杯蜂蜜水以后再吃东西，可以降低血液黏度，增加循环血容量，促进消化；姜、醋这些调味品可以增进食欲，促进消化，有利于食物的消化吸收；鸡蛋、肉、蔬菜、水果、豆等食物应该合理搭配，做到营养物质的摄入均衡，并且保证一定量的富含膳食纤维食物的摄入，有利于消化食物、促进排便；油酸类油脂丰富的橄榄油、亚油酸类油脂丰富的大豆油、亚麻酸类油脂丰富的亚麻油按 2∶2∶1 的比例搭配，更加营养；多运动可以促进健康。

（4）膳食纤维对大便的作用

目前的研究表明，膳食纤维可以促进消化液的分泌、缩短食物残渣通过大肠的时间、通过增加大便的湿度而软化大便。膳食纤维的成分不同所发挥的作用也不同，不可溶性膳食纤维主要能刺激肠道蠕动，减少大便通过时间；可溶性膳食纤维主要作用是延缓葡萄糖在小肠的吸收，降低血清胆固醇，在大肠中吸收水分膨胀为凝胶状物质，使大便变软。并且膳食纤维能够促进大肠有益细菌的繁殖，而有益细菌又能保护肠道黏膜、刺激肠道蠕动，促进排便。

（5）正确食用膳食纤维预防便秘

食用膳食纤维要配合多饮水和合理的运动才能更好地预防便秘。每天饮水要在 2 000 毫升左右，保证膳食纤维能吸收足够水分，饭前饭后还应适当活动几分钟促进肠道蠕动。豆类食品中，可选择花生、桃仁、芝麻、松子仁等，上述豆类食物除了膳食纤维高外，本身还具有润肠通便的功能。水果类食物可选梨、无花果、猕猴桃、香蕉、胡柚等，有清热、润燥的功能，能够治疗便秘。蔬菜类食物可选木耳菜、萝卜、菠菜，也有通大便的功效，蔬菜在烹饪过程中大部分的纤维会受到破坏，建议煮沸不宜过久，最好能生食。

当然最主要还是要有一颗科学饮食的心，当建立一种科学饮食观念后，就自然而然会正确地摄入富含膳食纤维的食物。

（6）食用膳食纤维的注意点

膳食纤维摄入要合理（图5-5），有些人为了减肥，吃大量的蔬菜和水果，禁食米饭和肉，这样虽然能使体重减轻，但是对身体却十分不利。因为膳食纤维基本不能被消化吸收，没有足够的能量给人体利用，而且会影响人体对微量元素和矿物质的吸收，并且长期大量食用膳食纤维会造成雌激素合成障碍，从而影响子宫、卵巢、乳腺的发育。有些人认为只有大量摄入富含膳食纤维

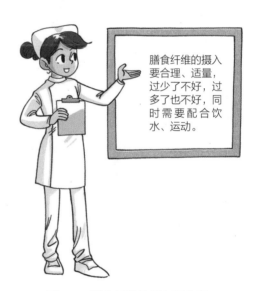

膳食纤维的摄入要合理、适量，过少了不好，过多了也不好，同时需要配合饮水、运动。

图 5-5　膳食纤维的摄入要合理

的食物、不摄入或少摄入肉、蛋、鱼等含膳食纤维较少的食物才是健康的饮食习惯。显然这是一个错误的观点，正确的饮食应该是全面地、合理地搭配各种富含膳食纤维的食物和肉、蛋、鱼这些食物，这样才能做到营养物质的均衡，可以促进消化、排便。而且老年人胃肠功能较差，膳食纤维摄入过多会造成腹胀，反而起到了相反的作用，造成排便困难，甚至影响钙、锌及铁的吸收，造成骨质疏松、贫血及脑功能减退。

（7）不是所有便秘患者都适合补充膳食纤维

便秘既可以是一种单纯的疾病，也可以是其他疾病表现出来的症

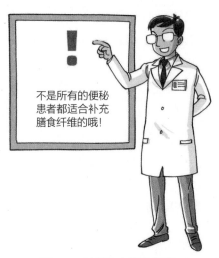

不是所有的便秘患者都适合补充膳食纤维的哦！

图 5-6 科学补充膳食纤维

状，因此不是所有类型的便秘都适合使用膳食纤维来缓解。便秘按照病因可大致分为痉挛性便秘、梗阻性便秘、无力型便秘。不同分型的便秘需要采取不同的治疗措施。

痉挛性便秘一般是由于过多食用粗糙食物、浓茶、咖啡、饮酒、抽烟等引起交感神经兴奋，使肠道痉挛导致排便不通畅。大便过于干结无法通过痉挛肠道，此时就不能进食过多膳食纤维，以免加重腹胀和便秘（图 5-6）。需要食用低渣的半流质食物或软食，如稀米粥、面汤、软米饭、软馒头等，也可以适当食用少量油脂食物促进排便，如麻油、肉汤等。

梗阻性便秘，多由器质性病变引起，如肠粘连、结直肠癌、直肠前突、肛门狭窄等。这种便秘是有明确病因的，首先应该治疗原发疾病，在病因未解除时，根据病情决定是否需要禁食、水，去除病因后再合理调整饮食。

无力型便秘，是由排便动力缺乏引起的，是现在比较常见的病因，大多是因肥胖、多次妊娠、年老体弱、营养不良等导致的肌肉松弛，或长期久坐工作，缺乏运动、滥用泻药等导致的肠道蠕动减慢引起。这种便秘适合使用膳食纤维改善症状。

饮食调节仅适用于单纯性无力型的轻、中度便秘，如果饮食调节无效者可以咨询专科医生，排除器质性疾病，或给予适当的药物治疗。

3. 预防便秘的运动方法

（1）运动与便秘的关系

缺乏运动是便秘的重要原因，久坐工作和缺乏锻炼是城市中青年便秘的常见原因，适当的运动，尤其是腹部运动既能刺激胃肠道蠕动，又能增强腹部肌肉力量，加大排便时的动力。而且适当的体力运动能够振奋精神，减少忧虑情绪，放松心情，调节神经系统对肠道运动的控制，减少便秘的发生（图 5-7）。

（2）运动预防便秘的原理

首先，体育活动可刺激结肠蠕动，加快肠内容物的推进，有利于排便。其次，排便需要依靠腹肌、膈肌、肛提肌的力量，以增加腹部内压，从而排出粪便。因此，凡是增加腹肌力量的活动（如进行腹式深呼吸），都有利于粪便的排出。对于某些出口梗阻型便秘者，长期坚持做提肛锻炼

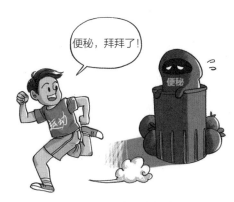

图 5-7　运动远离便秘

有利于加强盆底肌肉的力量，增强排便的协调性，大大减轻症状，甚至治愈便秘，尤其是直肠内脱垂者。此外，活动可以增加食欲，促进消化酶的分泌，改善胃肠动力。因此，运动有助于便秘的改善。

（3）预防便秘运动方式的选择

几乎所有的体育锻炼都能治疗便秘，具体选择哪种类型的运动，因人而异。年轻的便秘患者建议每天运动 2 小时左右，可选择跑步、跳绳、划船、骑自行车、羽毛球、篮球等比较活跃的体育项目。老年便秘患者可尽兴散步、快步行走、走跑交替、太极拳、保健操、双手的腹部按摩、提肛运动等活动。如身体允许，也可选择跑步、舞剑、游泳、跳交谊舞等运动强度稍强的活动。没有运动器械和场地的情况下，最简单的活动有散步、步行、慢跑、上下楼梯、做某些家务活。

简单总结一句：所有的运动都可以促进排便、有利于健康，但是必须根据自身的爱好和身体条件来选择，切不可运动过度、运动过量。否则，反而会对自身身体造成损伤，那就得不偿失了。

（4）防治便秘的医疗体操

1）排便肌群锻炼

腹式呼吸法：

腹式呼吸就是用肚子呼吸的方法，吸气时缓慢鼓腹，并放松肛门。呼气时收紧腹部，并缩紧肛门，反复数十次。此法简单方便，可以在工作间隙锻炼（图 5-8）。

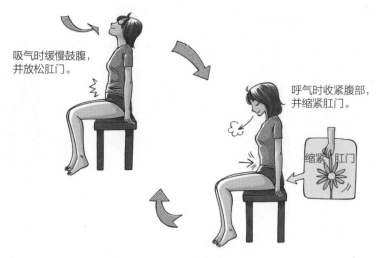

吸气时缓慢鼓腹，并放松肛门。

呼气时收紧腹部，并缩紧肛门。

缩紧 肛门

图 5-8　腹式呼吸法

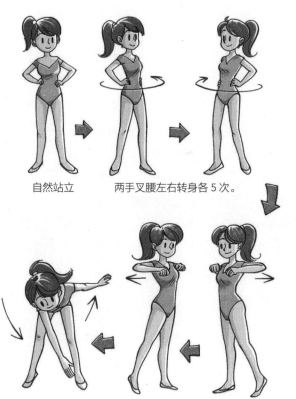

自然站立

两手叉腰左右转身各 5 次。

左手摸右脚，右手摸左脚，各 10 次。

扩胸运动左右各 10 次。

图 5-9　转身法

转身法：

　　自然站立，两脚开立与肩宽；两手叉腰，分别向左右转身各 5 次；然后两臂前平举，上半身先向左侧，同时两臂变侧方做扩胸运动；然后反方向做。转体时两膝关节保持伸直，左右各做 10 次；然后恢复站立，先向右侧体前屈，用左手摸右脚，再向左侧前屈，用右手摸左脚，左右各做 10 次（图 5-9）。

下肢运动法：

站立，两腿并拢，两手垂于体侧。一脚屈膝高抬，两手抱膝，使大腿尽量靠近胸部，两腿交替，各做 10 ~ 20 次；坐于地面垫子上，两腿并拢伸直，两臂上举，体前屈手摸脚，连续做 10 次；平躺，两臂放在身体两侧，略张开，两腿屈膝模拟做蹬"车轮"练习，做 20 ~ 30 次；然后，两腿并拢伸直，交替做举腿练习，连续做 20 ~ 30 次（图 5-10）。

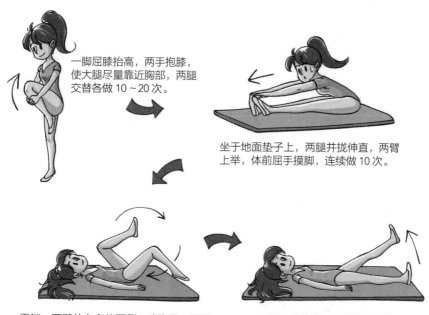

一脚屈膝抬高，两手抱膝，使大腿尽量靠近胸部，两腿交替各做 10 ~ 20 次。

坐于地面垫子上，两腿并拢伸直，两臂上举，体前屈手摸脚，连续做 10 次。

平躺，两臂放在身体两侧，略张开，两腿屈膝模拟做蹬车轮练习，做 20 ~ 30 次。

两腿并拢伸直，交替做举腿练习，连续做 20 ~ 30 次。

图 5-10　下肢运动法

2）便秘防治体操

此体操能锻炼腰腹部肌群、横膈肌、肛提肌，促进胃肠蠕动，预防和治疗便秘。

屈腿动作：仰卧位两腿同时屈膝提起，使大腿贴紧腹壁，反复十回合。

举腿运动：仰卧位两腿同时举起，膝关节保持伸直，然后慢慢放下，重复十回合。

踏车运动：仰卧位轮流伸屈两腿，模仿"踏车"运动，伸屈运动范围尽量大些。

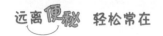

3）便秘四步操

腹式呼吸：默念"1、2，1、2"，迅速而有节奏鼓起和收紧腹部，按照每秒 2 次的频率，持续 30 秒，以增强腹部力量。

胸式深呼吸：用鼻腔做深呼吸，至胸腔完全挺起，屏气 5 ~ 10 秒后，由口腔呼气，同时全身放松，重复 3 次，可以放松自主神经，消除排便紧张感。

提膝运动：开脚站立位，左腿屈起约 90 度，上半身挺直，保持小腹紧绷，正常呼吸，持续 10 秒，然后慢慢放松，恢复直立状态，然后右腿重复该动作。左右腿交替重复 3 次，在饭后半小时后进行效果最佳。

压力按摩：用掌心和掌背交替按压腹部，给腹部施压可以促进肠道蠕动，重复 5 次。此法压力要适度，以自我感觉舒适为宜。

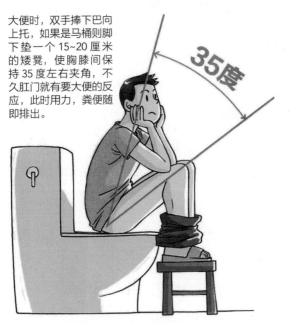

大便时，双手捧下巴向上托，如果是马桶则脚下垫一个 15~20 厘米的矮凳，使胸膝间保持 35 度左右夹角，不久肛门就有要大便的反应，此时用力，粪便随即排出。

图 5-11　双手托下巴法

（5）两种排便小窍门

1）双手托下巴法：大便时，双手捧下巴向上托，如果是马桶则脚下垫一个 15 ~ 20 厘米的矮凳，使膝胸间保持 35 度左右夹角，不久肛门就有要大便的反应，此时用力，粪便随即排出（图 5-11）。

2）大腿互压法：在马桶上排便，将左大腿压在右大腿上排便，几十秒后调换右腿压左腿，这样排便会更省力。

（6）老年便秘患者运动的注意点

在选择运动治疗便秘时应注意婴幼儿和孕妇不适宜用此方法。老年便秘者使用此方法也有一定的风险，原因在于腹部压力增高易使颅脑内压力急剧升高而诱发脑出血。出现便秘一定要高度重视，在运动疗法不佳时，须及时到医院积极治疗。

老年人由于生理功能减退，对运动负荷的耐受性不及青年人，活动时必须注意以下事宜：

1）进行活动时必须循序渐进，先做些轻微柔和的活动，逐渐增加活动量；

2）活动量和活动时间，应该因人而异，以不疲劳为原则；

3）老年人选择活动项目时，可灵活多样，多种方法结合运动，运动时要有人陪伴，以免发生意外。

4. 瑜伽运动助你通畅肠道

（1）认识古老的瑜伽

"瑜伽"一词从印度梵语"yug"或"yuj"而来，其含意为"一致""结合"或"和谐"。瑜伽源于古印度，是古印度六大哲学派别中的一系，探寻"梵我合一"的道理与方法。现代瑜伽是修身养心的方法，作为健身术风靡全球。瑜伽是一种通过增强意识，帮助人类充分发挥潜能，改善人们生理、心理、情感及精神方面的能力，达到身体、心灵与精神和谐统一的运动方式。瑜伽运动包括调身的体位法、调息的呼吸法、调心的冥想法等，目的是达到身心合一。研究表明，瑜伽不仅能使人身心放松、缓解疲劳、提高睡眠质量，还对焦虑、抑郁、头痛、关节炎、肿瘤、胃肠道疾病等病情的控制和康复具有辅助作用。

（2）瑜伽和便秘的关系

瑜伽运动时协调而有节律的腹式呼吸能够锻炼膈肌和腹部肌肉，使消化器官充分运动。瑜伽的各种伸展和挤压动作不仅能刺激肠道内在神经丛、改善失常的肠道内在神经丛兴奋节律、促进肠道蠕动，还能促进肠道血液循环和营养吸收，从而促进排便，改善便秘。单纯性便秘多由精神焦虑、缺乏锻炼等引起。因此，瑜伽运动不失是一个简单、有效，而且便于操作的锻炼项目。

（3）七种安全有效的瑜伽动作，帮助摆脱便秘

1）瑜伽动作一：站立或平躺，将右手放在右下腹处，顺时针绕肚脐滑动右手，力度以自身感到舒适为宜，反复练习，做 5～10 分钟（图 5-12）。此动作适合于老年体弱者。

2）瑜伽动作二：双脚呈大字站立，双手展开，深吸气，吐气时将身体缓慢转向左侧，然后将右手搭在左肩，左手环绕右侧髋关节，保持平

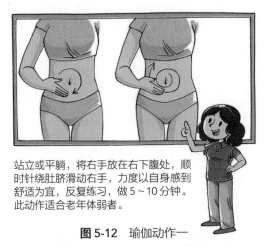

站立或平躺，将右手放在右下腹处，顺时针绕肚脐滑动右手，力度以自身感到舒适为宜，反复练习，做5～10分钟。此动作适合老年体弱者。

图 5-12　瑜伽动作一

和深长的气息，稍稍停留2～3个呼吸。然后深吸气转身体回正中，吐气重复动作转向另一侧，在每次吐气的时候尽可能地推肩向后，重复5～6个回合（图5-13）。

3）瑜伽动作三：身体放松，自然站立，双手向前平伸，掌心水平相对，与肩同宽，保持后背挺直，吸气，气息舒缓深长。吐气向右转身体，保持手肘与肩同宽。在每次吐气的时候，尽可能地向旁侧转身，膝关节不要弯曲。停留2～3个呼吸，然后吸气收身体回正中。吐气，再转向左侧。同样停留2～3个呼吸。重复5～6个回合（图5-14）。

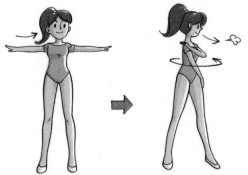

双脚呈大字站立，双手展开。

深吸气，吐气时将身体缓慢转向左侧，然后将右手搭在左肩，左手环绕右侧髋关节，保持平和深长的气息，稍稍停留2～3个呼吸。

4）瑜伽动作四：身体放松，双脚分开，与肩同宽，脚尖向前。吐气时顺势下蹲，双手扣在膝盖上。自然呼吸，吐气右手压右膝向下，接近左脚，身体向左转。自然呼吸，在每次吐气的时候尽可能地向左转身体，停留4～5个呼吸，收身体回正中。以同样的方法转向另外一侧，感觉到腿部

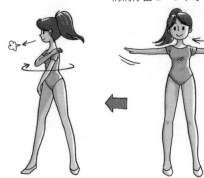

吐气重复动作转向另一侧，在每次吐气的时候尽可能地推肩向后，重复5～6个回合。

然后深吸气转身体回正中。

图 5-13　瑜伽动作二

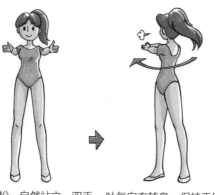

身体放松，自然站立，双手向前平伸，掌心相对与肩同宽，保持后背挺直，吸气，气息舒缓深长。

吐气向右转身，保持手肘与肩同宽。每次吐气的时候尽可能地向旁侧转身，膝关节不要弯曲，停留2~3个呼吸。

转向另一边，重复5~6个回合。

图5-14　瑜伽动作三

肌肉、背肌及腹部的压力，停留同样的气息后收回身，重复5~6个回合（图5-15）。

5）瑜伽动作五：首先保持跪姿，缓慢吸气时，背部向下凹，抬头，感觉腹部一直往下沉。缓慢呼气时，拱背，低头，感觉背部一直朝上延伸，做5~6个回合（图5-16）。

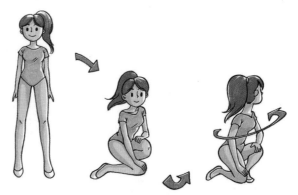

身体放松，双脚分开与肩同宽，脚尖向前。

吐气时顺势下蹲，双手扣在膝盖上。自然呼吸，在每次吐气的时候尽可能地向左转身体，停留4~5个呼吸，收身体回正中。以同样的方法转向另外一侧，重复5~6个回合。

图5-15　瑜伽动作四

6）瑜伽动作六：俯卧位，双腿并拢，双手放在肩下，吸气，双臂慢慢伸直，保持骨盆尽量着地。吐气头向后仰，挺胸，自然呼吸。保持姿势7~8个呼吸。吐气，慢慢弯曲手臂，让腰部、胸部、肩部依次回到地面，恢复俯卧位，重复5~6个回合（图5-17）。

7）瑜伽动作七：平躺，让身体舒展地躺在垫子上，脊柱平展。吸气，同时收起右腿，双手环抱右膝，吐气，拉右膝靠近胸壁，屏息抬头，下巴尽可能地靠近膝盖。吸气，放下双肩和头，吐气伸开腿平放在

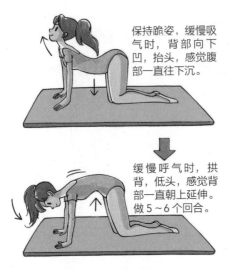

保持跪姿，缓慢吸气时，背部向下凹，抬头，感觉腹部一直往下沉。

缓慢呼气时，拱背，低头，感觉背部一直朝上延伸。做5~6个回合。

图 5-16 瑜伽动作五

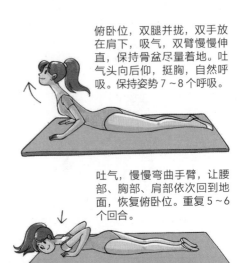

俯卧位，双腿并拢，双手放在肩下，吸气，双臂慢慢伸直，保持骨盆尽量着地。吐气头向后仰，挺胸，自然呼吸。保持姿势7~8个呼吸。

吐气，慢慢弯曲手臂，让腰部、胸部、肩部依次回到地面，恢复俯卧位。重复5~6个回合。

图 5-17 瑜伽动作六

垫子上。然后再吸气收左腿，双手环抱左膝，吐气拉动左膝向胸壁前，屏息抬头，下巴接近膝盖，吸气，放下双肩和头，吐气伸开腿平放在垫子上。最后吸气收双腿，双手环扣双膝，吐气，牵动双膝向胸前，屏息抬头，吸气，伸开腿平放在垫子上，重复5~6个回合（图5-18）。

以上这些动作要在瑜伽教练的指导下规范动作，以免受伤。除此之外很多其他瑜伽动作也能达到改善便秘的效果，一般坚持练习2~3周就会有较好的效果，男女皆宜，既可以改善睡眠质量，又可以帮助排便。

平躺，让身体舒展地躺在垫子上，脊柱平展。吸气，同时收起右腿，双手环抱右膝，吐气，拉右膝靠近胸壁，屏息抬头，下巴尽可能地靠近膝盖。

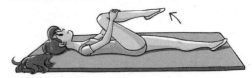

吸气，放下双肩和头，吐气伸开腿平放在垫子上。然后再吸气收左腿，双手环抱左膝，吐气拉动左膝向胸壁前，屏息抬头，下巴接近膝盖，吸气，放下双肩和头，吐气伸开腿平放在垫子上。

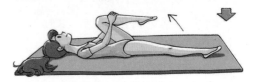

最后吸气收双腿，双手环扣双膝，吐气，牵动双膝向胸前，屏息抬头，吸气，伸开腿平放在垫子上。重复5~6个回合。

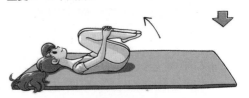

图 5-18 瑜伽动作七

（4）瑜伽运动的注意点

瑜伽运动注重的是内在修炼，其不是竞技比赛，所以要循序渐进，动作难度要量力而行，不要盲目攀比，尤其是初学者，身体不够柔软，容易受伤。瑜伽对便秘的预防和治疗效果，不是立竿见影的，所以要坚持运动，才会见效果。瑜伽运动要空腹进行，结束后适当饮水，促进肠蠕动，稍作休息后，才能洗澡，避免受凉。

（胡建利）

5. 提肛运动

（1）什么是提肛运动

提肛运动：像忍大便一样，将肛门向上提，然后放松，接着再往上提，一提一松，反复进行。

（2）提肛运动的渊源

1）提肛运动源于马王堆医书

"翕州"出自马王堆出土汉代古医书《天下至道谈》，据字书释义，"翕"即闭合、收敛；"州"原意为水边或水中的居所，引申为有围墙或城墙的聚居地。中医以此形容膀胱、肛门等防控水液的器官，如"膀胱者，州都之官。""翕州"即为收缩肛门，即提肛运动。

2）历代养生导引称"撮谷道""搭鹊桥"

"翕州"可能在民间流传中被通俗化，出现了"谷道"的俗称。"谷道"即肛门，如明·龚居中明确指出"粪门为谷道"，此后《脉经》《诸病源候论》都有大量关于"谷道"的记载。清代汪昂，著有《勿药元诠》，载有"养生十六宜"，其中"谷道宜常撮"即为其中之一。道家修炼称为"搭鹊桥"，"鹊桥"喻指任脉和督脉的交汇处，故提肛运动便有了另一个隐秘的名称"搭鹊桥"。

3）Kegel 运动

1952 年，Kegel 医师提出一项应用于改善尿失禁的功能锻炼方案，随后医学学者发表的文献也证实了 Kegel 运动的有效性。此锻炼方案可增加肛门外括约肌、耻骨直肠肌及肛提肌的自主收缩力和肌肉体积。

（3）提肛运动怎么做

1）括约肌收缩法：采取坐位，有意识地收缩尿道、阴道、直肠括约肌，然后放松，如此反复 50～100 次，每日 2～3 遍（图 5-19）。

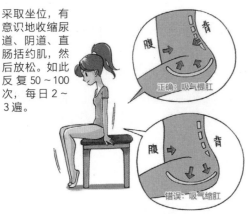

采取坐位，有意识地收缩尿道、阴道、直肠括约肌，然后放松。如此反复50～100次，每日2～3遍。

正确：吸气提肛

错误：吸气缩肛

图 5-19 括约肌收缩法

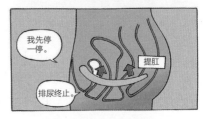

膀胱

盆底肌

我先停一停。

排尿终止

提肛

图 5-20 排尿止尿法

2）排尿止尿法：在排尿过程中，有意识地收缩会阴部，中止排尿，然后放松会阴部肌肉，继续排尿，如此反复，直至将尿排空，每日2～3次（图5-20）。

3）床上训练法：仰卧床上，以头部和两足跟作为支点，抬高臀部，同时收缩会阴部肌肉，然后放下臀部，放松会阴部肌肉。如此反复20次，每日早晚各1遍。此运动可以增强腰、腹、臀、腿及盆腔肌肉，提高这些部位的肌肉和会阴部括约肌的功能（图5-21）。

4）放松呼吸：采取仰卧位，全身尽量放松，双手重叠于小腹，做腹式深呼吸，吸气时，腹部鼓起，呼气时，腹部凹陷。如此反复10～20次，每日2～3遍。

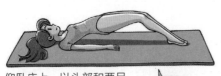

仰卧床上，以头部和两足跟作为支点，抬高臀部，同时收缩会阴部肌肉，然后放下臀部，放松会阴部肌肉。如此反复20次，每日早晚各1遍。

吸气提肛

图 5-21 床上训练法

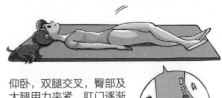

仰卧，双腿交叉，臀部及大腿用力夹紧，肛门逐渐用力上提，持续5秒左右，还原，可逐渐延长提肛的时间。重复10～20次，每日2～3遍。

提肛

图 5-22 夹腿提肛

5）夹腿提肛：仰卧，双腿交叉，臀部和大腿用力夹紧，肛门逐渐用力上提，持续5秒左右，还原，可逐渐延长提肛的时间。重复10～20次，每日2～3遍（图5-22）。

6）深呼吸与提肛配合进行（图5-23）。

7）仰卧屈腿挺身：仰卧屈膝，两足跟尽量靠近臀部，两臂平放体侧，以脚掌和肩部作支点，骨盆抬高，同时收缩肛门，持续5秒左右，还原。重复5～10次，每日2～3遍（图5-24）。

8）坐立提肛：先坐在床边，双足交叉，然后双手叉腰并起立，同时肛门收缩上提，持续5秒，再放松坐下。重复10～15次，每日2～3遍。

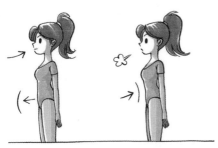

深呼吸。吸气时，腹部慢慢鼓起，呼气时，腹部慢慢收缩。

呼气提肛

图 5-23　深呼吸与提肛配合

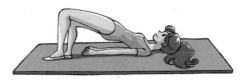

仰卧屈膝，两足跟尽量靠近臀部，两臂平放体侧，以脚掌和肩部作支点，骨盆抬高，同时收缩肛门，持续5秒左右，还原。重复5～10次，每日2～3遍。

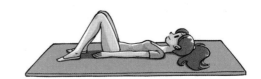

图 5-24　仰卧屈腿挺身

9）踮足收肛：采取站立位，双手叉腰，两脚交叉，踮起足尖，同时肛门上提，持续5秒，还原。重复10～15次，每日2～3遍。

（4）提肛运动的意义

经常提肛可约束尿道，缓解尿失禁。尿失禁是很多成年妇女的烦恼，经常做提肛动作，可以增强骨盆底肌肉群的张力，加强尿道的阻抗力，减少膀胱肌肉的过动反应，使约束小便的功能得到恢复和加强。

经常提肛可以活血祛淤，消除痔疮。痔疮因肛门静脉曲张、血液回流不畅引起。提气缩肛时，对肛周静脉产生一个排挤作用，能使局部静

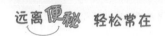

脉回流畅通。尤其选择在呼气时收缩肛门，腹内压力较低，更有利于肛门静脉血液的回流。

经常提肛可保护前列腺。男性中老年人的排尿障碍约有半数与前列腺肥大有关。提肛动作可使骨盆底的提肛肌、耻骨尾骨肌、尿道括约肌等肌肉及神经、血管各器官组织的循环代谢活跃起来，达到缓解前列腺肿大和炎症的作用，对改善排尿困难具有良效。

经常提肛能强壮会阴，提高"性"趣。中年妇女，尤其是经阴道生产的多产妇，胎头压迫可导致骨盆底和阴道肌肉松弛，产伤使阴道扩张或韧带裂伤会加重上述现象。经常提肛可以使整个骨盆底肌肉群变得坚韧，有利于生殖器官的血液供应，增强性感受能力，进而可提高夫妻性生活的质量，促进家庭和谐。

（洪　莲）

6. 规律的排便习惯可以预防便秘

人们常常说排便要规律，可见规律排便有多重要，那么什么是不良排便习惯？规律排便可以预防便秘吗？小儿规律排便和便秘之间存在着什么关系？

（1）什么是不良的排便习惯

便秘的痛苦很多人都曾经历过，其实很多的便秘都是由不良排便习惯导致的。养成规律排便的习惯有助于预防便秘，也有利于消化系统的活动规律化。所以说的俗套点，重视排便应像重视吃饭一样，这样才能保证身体各个零件的健康运转。

常见的不良排便习惯有：不定时排便、忍便、不良的排便姿势、排便时看手机、报纸等。

（2）如何选择规律排便的时机

解决便秘难题，有一个至关重要的因素，即不要忽视便意。有了脾气可以忍忍，但有了便意千万忍不得，长期忽视便意而不去厕所排便，会诱发或加重便秘。然而，由于现代生活的快节奏，很多情况下，当有便意时，环境不允许及时排便，不得不忍便（图5-25），这样每天给自己安排一个规律的排便时间就相当重要。那什么时间是最佳的排便时机呢？

便意的产生涉及人体的两个反射。一是"直立反射"，这个便意时机出现在早晨起床后不久。身体从平躺变成直立姿势后，会对结肠形成强刺激，产生一天的第一次便意，这就是许多人雷打不动，一起床不久就会去大便的原因。二是"胃结肠反射"，这个便意时机出现在吃饭后。胃填满后，产生便意。利用好这两个时机，养成规律排便的习惯，有利于预防和减轻便秘。

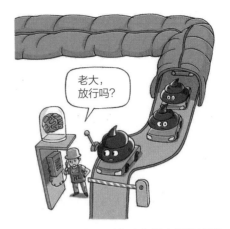

图 5-25　便意受到大脑高级中枢的控制

（3）如何培养规律排便习惯

1）合理作息不要熬夜，养成规律的作息习惯；

2）坚持每天睡前和早上起床喝一杯温开水，有助于刺激胃肠蠕动；

3）外出旅行多喝水，保持肠胃运动；

4）每天要么选择早上起床后，要么选择餐后给自己安排一个上厕所的时间，不管有无便意都要坚持，养成定时排便习惯；

5）多食富含膳食纤维食物，如五谷杂粮、绿色蔬菜、各种菌类、新鲜水果等。

（4）小儿规律排便很重要

小儿便秘不仅能导致多种疾病，还能使人体在吸收代谢过程中吸收"有毒物质"，从而降低自身的抗病能力。由于婴幼儿膳食种类较局限，常吃的食物中纤维素含量少，蛋白质成分不全，胃肠功能发育不完善，若用药物通便，容易导致胃肠功能紊乱，发生腹泻等。所以，对婴幼儿便秘，培养良好的习惯是最理想的解决方法。小儿规律排便十分重要。

（5）如何训练小儿规律排便

3～7岁儿童腹部和骨盆腔肌肉正在发育，排泄反射功能不成熟，不知有便意就上厕所，经常需要提醒，因此养成孩子每天固定排便的习惯很重要。而排便反射的建立是排便"技能"的系统学习过程。

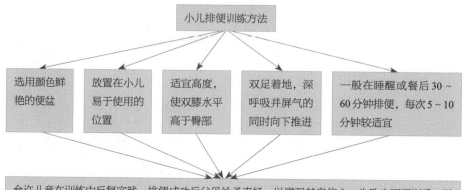

小儿排便训练方法

| 选用颜色鲜艳的便盆 | 放置在小儿易于使用的位置 | 适宜高度，使双膝水平高于臀部 | 双足着地，深呼吸并屏气的同时向下推进 | 一般在睡醒或餐后30～60分钟排便，每次5～10分钟较适宜 |

允许儿童在训练中反复实践，排便成功后父母给予表扬，以增强其自信心。失败也不要训斥，以免小儿紧张。排便习惯开始年龄为18个月左右，过早或过晚均影响效果

通过阅读这个章节的内容，大家对规律排便的重要性了解了吗？

7. 减肥会诱发便秘

随着社会经济的发展，人们的生活水平不断提高，肥胖也越来越成为一个社会问题，各种减肥方法层出不穷，那么盲目减肥会不会诱发便秘呢？

大多数人在体重超出心理预期后，都会考虑用一些方法来减肥，但是如果减肥的方法不够科学合理的话，就很可能会引起便秘，以下是引起便秘的原因和相关解决方案。

（1）因节食诱发的便秘

多数减肥伴随着节食，在减肥期间这会导致食物摄入量减少，当碳水化合物减少的时候，消化道内易出现纤维素不足的情况。随着进食量的减少，胃肠道蠕动也会减弱，食物残渣会停留在肠道内，水分会被过度吸收，导致粪便干结。长此以往，就会引起便秘。

这类便秘主要是食物摄入量减少引起的，故只要增加食物的摄入量（如增加膳食纤维的摄入）就可改善这类问题（图5-26）。膳食纤维主要来自蔬菜和水果。因为纤维能吸水膨胀，同时刺激肠道的蠕动，故有助于

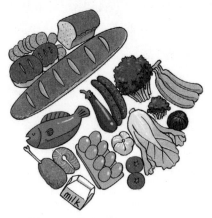

图 5-26 富含膳食纤维的食物

排便，可改善便秘症状。除了增加蔬菜和水果的摄入量外，五谷根茎类食物也是纤维含量很高的食物，所以可以用胚芽米或五谷米来取代白米饭，或通过摄入地瓜、芋头等粗粮来改善饮食结构。

（2）因减肥产品诱发的便秘

现在市场上的减肥产品纷繁芜杂（图5-27），但其主要成分大都含有芦荟、番泻叶、决明子等刺激性泻药。正常情况下，食物在大肠内形成粪便，体积增大后刺激肠道黏膜分泌适量的黏液润滑粪便，通过大肠蠕动排出体外。刺激性泻药强烈刺激神经系统和肠黏膜，长期服用会引起胃肠功能紊乱，使营养物质大量丢失、皮肤失去弹性，并且能产生药物依赖性，影响正常排便功能。久而久之，就会引起便秘。

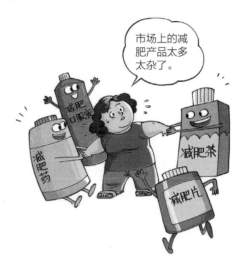

图 5-27　市场上的减肥产品太多、太杂

改善这类便秘最重要的是要先停止服用减肥产品，恢复正常的饮食，早睡早起，要在肠道高运动期（起床或饭后）进行排便，这样更符合人体生理学原理。晨起随着人们由夜里平卧位转变为直立位，会产生直立反射，容易有便意。

（3）因肠道缺乏润滑诱发的便秘

在减肥过程中，喝水不够或因减肥而大量减少食物中油脂的摄取都可能让肠道因为缺乏润滑而导致便秘。此外，减肥常伴随着大量运动，体内水分会进一步减少，这也会导致大便干燥，诱发便秘。

改善的方法很简单，就是多喝水。足量的水分可以使粪便柔软，并滋润肠道，故建议每天喝 8～10 杯水，晨起饮一杯淡盐水或者温开水，不要摄入刺激性调味品和饮料。同时在均衡饮食的情况下摄入一定量的油脂，可润滑肠道，促进排便。

（黄静莉）

8. 孕产妇便秘的预防

不规律的肠蠕动引起腹胀、产气及堵塞（便秘）的感觉是非常常见的妊娠期消化系统症状。一旦孕激素水平上升，便秘就可能出现，一般出现在妊娠第二个月或第三个月。随着子宫增大，症状可能还会加重。据统计，可能有 11% ~ 50% 的孕妇在妊娠期间出现便秘。

（1）为什么会引起妊娠期便秘呢

妊娠期便秘主要和孕期的生理和解剖变化有关。与妊娠期其他症状一样，妊娠期的激素改变是便秘的主要原因。孕激素引起肠道内平滑肌放松，使食物在消化道内停留更久。这样的好处是可以让营养成分被吸收入血液的时间延长，供给胎儿，坏处是使人体的废物排泄出现了交通拥堵。另外，胃动素的减少也导致肠道转运废物时间延长。这个缓慢排便过程会引起水分被过度吸收，使粪便更干结，不利于诱发排便感。即使最后因粪便的重力作用被迫排出后，通常仍会有直肠被填满的感觉。孕期运动量的减少和维生素的补充增加也会对便秘造成一定影响。妊娠晚期，增大的子宫在腹腔内占据了更多空间，肠管被挤压也会减慢粪便排放的速度（图 5-28）。

（2）如果伴有如下情况则更可能出现便秘

1）有便秘倾向，尤其是摄入水分不足时。孕妇喝水有利于肠道畅通（图 5-29）。有早孕反应，并且很难摄入与未妊娠时同样多的食物。

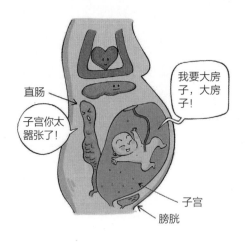

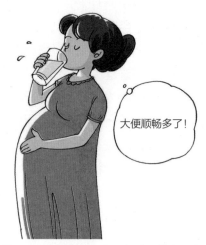

图 5-28 增大的子宫占据更大的空间，影响排便、排尿功能

图 5-29 孕期多饮水，有助于排便通畅

2）有肠易激综合征（IBS）。

3）贫血也可能引起便秘，一些铁剂用于治疗贫血也可能加重便秘。

4）如果不锻炼，人体的多个系统将会变得懒散和迟钝。随着妊娠的继续，胎儿变大，对直肠的压迫也可能导致便秘（图5-30）。

5）如果有严重便秘并且必须用力屏气才能排便，会加重痔疮的发生，痔疮又会影响排便，形成恶性循环。

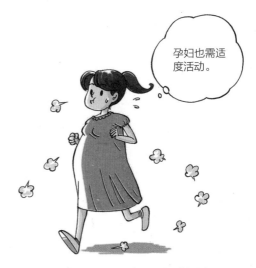

图5-30　孕期也需要适度活动

（3）如果孕期出现了便秘，该怎么办呢

1）膳食纤维：富含纤维素的食物可以帮助消除废物，建议每天摄入25～35克纤维素。可以通过食物的标签来了解纤维素含量，但也不必去做精确计算。可有意识地多摄入全谷物类的燕麦和面包、豆类（豌豆和大豆）、新鲜水果及蔬菜（生的或者轻熟的，最好带皮）。果干、绿叶蔬菜及猕猴桃有潜在的导泻功能。有兴趣的话，可以尝试建立一个适合自己的富含纤维素且美味的食谱。

真的便秘了可以尝试加一些糠或者车前草到食物中，从小剂量开始按需添加。当然需要获得医生的同意，不要鲁莽行事。因为过多摄入膳食纤维可能会不利于营养成分的吸收。如果没有额外的水分补充，糠将把粪便胀大，使其更难排出。大量的糠也会影响人体吸收食物中的营养物质。

2）多饮水：每天12～13杯液体（包括水、蔬菜汁、果汁、汤汁）有利于固体食物在消化道内转运，使大便软化且易排出。含柠檬的热水有助于刺激胃肠蠕动。李子汁作为轻微缓泻剂是严重便秘患者的一个不错的选择。戒掉让人体利尿的酒精类饮品（如茶、咖啡、可乐），这些利尿剂会让你脱水，加重便秘。

3）避免暴饮暴食：暴饮暴食会引起消化道负担过重，加重便秘。如

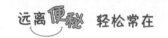

果有便秘的患者，建议尝试每天吃六餐而不是三餐吃撑，这样可能就会减少腹胀和产气的发生。

4）有便意须及时如厕：经常抑制排便欲望会减弱肌肉对肠道的控制而引起便秘，因此有便意就要及时排便。

5）营养品和药品：有些人服用对妊娠有益的铁剂后会出现便秘，液体铁剂可能相对好些。如果被诊断为贫血，在补充铁剂时建议尝试多吃些红肉、干豆及深绿色蔬菜。营养品和药物（复合维生素、钙、铁及抑酸药）也可能加剧便秘。如果出现便秘，建议跟医生沟通是否可换成其他替代品或者调整剂量直到便秘症状得到改善，也可以要求医生加用镁剂帮助对抗便秘。

6）益生菌：益生菌酸奶含有活性菌可以很好地分解肠道内的食物并帮助转运。也可以服用益生菌胶囊、咀嚼型益生菌，益生菌粉剂可加入到饮品中服用。

7）适当活动：规律的妊娠期运动可以提高规律的肠蠕动。即使只有10分钟的步行也会有效，因此鼓励采取医生认可的运动方式和运动量进行运动。做 kegel 运动：盆底练习可以建立规律地排便。散步、游泳或者水上课程、固定自行车上低强度骑行、孕妇操，这些运动都对缓解便秘症状有帮助。练习瑜伽也可以改善便秘症状，普拉提课程尤其有效。这些运动不仅可以锻炼腹部肌肉的张力，也可以帮助维持肠蠕动。太极和气功也可能通过一系列柔和的身体运动帮助维持身体和心理健康。

8）避免使用刺激性缓泻剂：不是所有的缓泻剂或大便软化剂（尤其是草药和自制的）都安全适用于孕妇，在使用前一定要征求医生的意见，尤其是有先兆流产、先兆早产、前置胎盘等产科特殊情况的孕妇。

9）放松盆底：当感觉需要上厕所时，尝试给自己不被打扰的私密空间和时间。蹲或坐在厕所里深吸气，然后呼气让盆底肌肉放松，但不要摒气用力。坐着如厕时可以踮起脚尖让膝盖抬高或者踩在脚凳上。这会帮助人体进入蹲坐状态，是理想的排便姿势。

（4）妊娠期便秘可以预防吗

健康的饮食习惯（多吃富含膳食纤维的食物，喝足量的水）和规律的运动会增加消化系统运转的速度，预防便秘。

（5）孕期一旦出现便秘，还能消失吗

孕激素的改变使一些孕妇可能整个孕期都存在便秘。然而如果改变了饮食、运动习惯，排便通常会变得容易。请记住：孕期便秘经常可以通过生活方式的改变来预防，妊娠期的任何时候开始都不晚。

（6）即使改变生活方式仍然有便秘，推荐的安全治疗方法是什么

增加纤维素和液体摄入、运动，但有时效果欠佳。

还可以选择缓泻剂，没有足够关于泻药在孕期使用安全性的循证医学证据，但是有一些关于特殊的缓泻剂的安全性研究。润滑剂、大便软化剂、渗透性缓泻剂及强力缓泻剂都可以考虑。这么多品种里很少的品种被推荐给孕妇，因为其会使消化系统吸收功能最小化，影响机体对营养物质的吸收。然而渗透性和强力缓泻剂可以短时间或者偶尔使用。

结论：尽管治疗便秘主要还是要增加饮食中纤维素、水的摄入和运动，但有时其效果确实欠佳。因为大多数泻药不会被消化系统吸收，短时间使用不会增加胎儿畸形发生的风险。对于大多数人，推荐短期或者偶尔使用渗透性或刺激性缓泻剂，这样可以避免脱水、电解质紊乱及泻药性结肠黑变病发生的风险。

（7）小妙招

1）起床后一杯柠檬片热水开始一天的生活。

2）用沙拉或生的蔬菜水果开始每一餐，鼓励以全谷类杂粮为主食，但是不推荐吃糠来避免便秘，除非摄入足够量的液体。

3）车前草的壳是软化大便非常好的食物，尤其是对于有肠易激综合征（IBS）的患者。黏液可以让粪便成形，吃的时候记得要多喝水，在服用治疗心脏方面的药物时不能吃。如果每天规律摄入，对于妊娠期便秘的治疗非常有效。

4）亚麻籽富含膳食纤维、omega-3 必需脂肪酸及 omega-6 必需脂肪酸，其可以替代车前草籽服用。但在吃一勺亚麻籽时至少要配一大杯水。可在早餐的谷物、沙拉或者酸奶中放少量亚麻籽，太多亚麻籽会导致腹泻，极少情况会诱发过敏反应。

5）避免食用土豆粉或白面粉。在一些患者中，土豆粉或白面粉会引起或者加重妊娠期便秘，可能是由于胰腺不能产生足够的水解淀粉酶来分解这两种食物，淀粉在一些人中会有合成效果。但冷的熟土豆和带皮烤的马铃薯反而是对妊娠期便秘有益的。

6）摄入维生素 C 可以改善便秘症状。

（8）可以尝试哪些辅助疗法缓解便秘

有些方法可以尝试，尽管还没有充足的证据证明这些方法的有效性。如果想尝试，一定要选择有资质且有经验的治疗孕妇的医务人员进行治疗。

灌肠：不适合于孕妇。其可能影响肠道内的正常 pH 和菌群平衡。可引起阴道炎症并发症，甚至更严重的问题。

针灸：通过刺激身体的穴位来改善健康。同消化有关的穴位在肚子中间，脐下三横指。轻柔间断性按压大概 20～30 次，每天重复几次。如果便秘持续存在，可以咨询有资历的医生或者针灸师。有证据表明针灸可以减轻肠易激综合征（IBS）的症状。便秘就是肠易激综合征（IBS）的一个症状，但不能肯定说孕期针灸可以缓解便秘。

用香料按摩：往一茶勺载体油（最好是葡萄籽油）中加入 3～4 滴精油（如柑橘、柠檬、酸橙、葡萄柚、佛手柑等精油），滴入水中，泡澡。在热水里放松一会，轻柔的顺时针方向按摩腹部。不要太用力按摩，尤其是对有早产风险的孕妇，或者有胎盘前置或低置的孕妇。

中药：蒲公英或锦葵茶，从植物的叶子中获取。用热水浸泡茶叶，每天喝一次可能缓解便秘。番泻叶是传统治疗便秘的草药，在医生指导下小剂量短期服用是安全的。不要在妊娠晚期服用番泻叶，因为其可能诱发宫缩。

足底疗法：基于认为足上有对应身体各部位的穴位。足弓对应消化系统，让伴侣或者朋友帮助按摩足弓，顺时针画圈，就好像同一方向进行肠蠕动。要求每只脚按摩 5 分钟。也可以尝试自我按摩。用手掌顺时针移动或坐位时将两个瓶子放在足弓，柔和地在地板上向前后滚动瓶子。需要明确的是没有证据表明该疗法能解决便秘问题。

（朱　虹）

9. 老年性便秘的预防

老年人尤其容易便秘（图 5-31）。

（1）老年性便秘的原因

1）生理状况的改变：随着年龄的增长，老年人胃肠道分泌的消化液减少，摄入的食物不容易被消化。另外，小肠蠕动减慢，食物往下推进

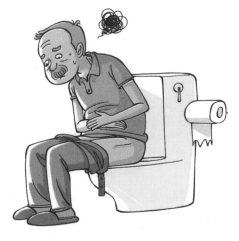

图 5-31 老年人尤其容易便秘

的速度变慢，同时大肠也变得行动迟缓，食物在肠内停留过久，水分被过度吸收，从而引起便秘。

2）生活习惯的影响：有些老年人排便没有规律性，有便意时没及时排便，有些老年人喜欢在排便时看报、读书、听广播，这往往会分散注意力，长此以往会诱发便秘或使便秘变得更加严重。

3）饮食习惯的改变：老年人因为牙齿松动或脱落，喜欢吃低渣精细食物，因而缺少纤维素对肠壁的刺激，使结肠运转粪便的时间延长，大便变得黏稠，导致便秘。

4）活动量的减少：老年人随着年龄增长，社交圈变小，活动量相对减少，甚至有的因为疾病，需要坐轮椅或者长期卧床，缺乏活动，导致肌力减退，肠蠕动变慢，从而诱发便秘。

5）不良情绪的影响：老年人由于体弱多病、离退休、丧偶、丧子、空巢家庭等原因，产生紧张、焦虑不安的情绪，而这种情绪会通过神经系统影响胃肠道的运动，进而引起胃肠功能紊乱，诱发便秘。

（2）老年人如何预防便秘

1）定时排便，养成习惯：早晨是排便的黄金时间，老人们可以自行选择一个时间段，起床后或吃完早饭后无论有无便意，都给自己安排一个上厕所的时间，建议蹲厕所时间不宜超过 5 分钟（图 5-32），并且排便时集中精神，不看报纸和手机，不听广播和音乐。这样

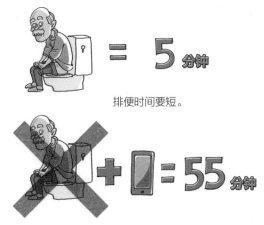

排便时间要短。

图 5-32 排便时间要短，不宜看手机、报纸

长期坚持，就会形成定时排便的条件反射，养成良好的排便习惯。

2）合理膳食，调节饮食：饮食调节是治疗和预防便秘的基础，老年人要摄入足量的膳食纤维（图5-33），不要过于偏好精细的食物，应均衡饮食，膳食中多一些蔬菜、水果、谷类及坚果

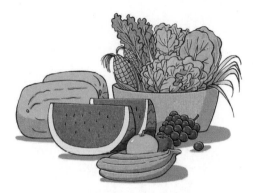

图 5-33　富含膳食纤维的蔬菜、水果

类食物，少一些奶制品和肉类食物，多饮水，少喝浓茶或含咖啡因的饮品。

3）合理运动，加强锻炼：适当的运动能够促进肠蠕动，有利于预防便秘的发生或减轻便秘的症状，而且运动有利于身心健康。老年人可以经常做一些身体力行的运动，如散步、慢跑、太极、气功等，每次运动时间以不超过半小时为宜。对于卧床或长期坐轮椅的老年人，可以通过转动身体、挥动手臂等方式进行有效的锻炼。

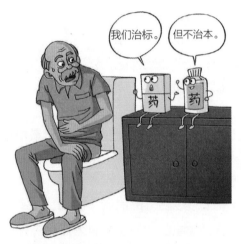

图 5-34　很多药物治标、不治本，长期使用会产生药物依赖并导致肝肾损害

4）合理用药，勿依赖药物：所谓是药三分毒，长期使用药物，除了会形成药物依赖，更严重的会导致肝肾功能损害，而且很多药物也是只治标不治本（图5-34），因此老年人用药要谨慎，必须在医生的指导下严格按要求用药。

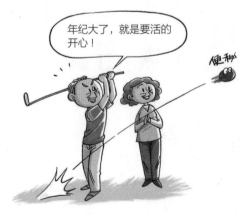

图 5-35　良好的心态、适量的活动可以让老年人远离便秘

5）调节情绪，保持乐观：焦虑、恐惧、悲观失望等因素均可诱发或加重便秘。老年人应多与家人交流和沟通，保持家庭和和睦睦，多参与社会活动，多运动，加强人际交往，培养兴趣爱好，充实老年生活，学会享受生活，保持心情愉悦（图5-35）。

（黄静莉）

10. 小儿便秘的预防

（1）为什么儿童容易便秘

在临床工作中常常遇见儿童因大便干结、大便次数少、排便疼痛等原因就诊，那是什么原因造成儿童便秘的呢？根据临床观察可以归纳为以下几点：

1）偏食、挑食

很多患儿有偏食、挑食等不良的饮食习惯，生活中喜欢食用鸡、鸭、鱼、肉、巧克力、各种油炸食物、烧烤类食品、蛋糕（经过精加工的大米和面粉类食品），而且是吃起来没够，但对各种玉米、高粱、红薯、青菜、水果等富含纤维素的食物却十分厌恶，父母口婆心的劝食也无济于事（图5-36）。此外，很多儿童不喜欢饮水，甚至每日的饮水量低于100毫升，往往只有感到十分口渴时才会饮水。

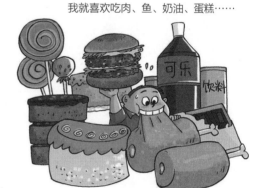

图 5-36　偏食、挑食等不良的饮食习惯也会导致便秘

富含纤维素的食物在进入消化道后和水分结合，在肠道形成足量的食物残渣，可以有效地刺激肠道蠕动，从而加快排便反射的形成和粪便的排出。相反，如果偏食、挑食导致缺乏纤维素的食物大量摄入，将导致粪便在肠道运输时间延长，水分吸收增加，从而导致大便干硬、排便困难，进而形成便秘。

2）摄入食物数量不合适、不规律

很多儿童因为个人喜好和个人自制力较差，当遇见自己喜欢吃的食物时，往往会暴饮暴食，当遇见自己不喜欢吃的食物时，则进食很少，影响了胃肠道的节律，长此以往则发生排便困难，甚至发展为便秘。

3）不良的排便习惯

儿童往往没有养成每日定时排便的行为习惯，从而导致不能形成良好的排便条件反射，即使粪便已经形成并输送到直肠，大脑排便中枢也不能传导排便信号、调动全身各个部分及时将粪便排出，因此会引起儿童便秘。儿童时常拒绝在学校蹲坑排便（图5-37）或者正在做自己喜欢的事物（如做游戏、游玩、上课学习、观看动画片等）时（图5-38），有便意也不去厕所排便，将大便憋回结肠，导致大便在结肠内储留时间较长，大便因水分被过度吸收而变的干燥，引起便秘。

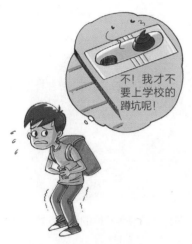

图 5-37 拒绝在学校蹲坑或者陌生环境下大便，是导致儿童便秘的常见原因

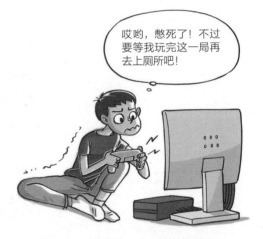

图 5-38 儿童常因贪玩而拒绝排便，长此以往也会导致便秘

4）精神因素

儿童因为心理没有发育成熟，极容易因外界环境改变而导致机体功能的改变。例如，儿童容易因在学校受到老师批评、在生活中受到父母责骂、学习遇到困难、自己喜欢的事物没有得到满足等情况而产生一些负面情绪（图5-39），从而影响其排便节律，久而久之产生便秘。

5）肥胖

随着生活条件的不断提高，饮食习惯的西化，包括动物类、油炸类、奶油、巧克力等食物摄入增加，我国儿童中肥胖者的数量不断增加，肥胖者较体重正常者便秘发生者率明显增加（图 5-40）。其可能的原因简单归纳如下：①肥胖者腹壁脂肪堆积，腹壁较厚，直接影响了排便过程中腹壁的收缩力，造成排便动力不足而出现便秘；②肥胖者腹腔内脂肪堆积，尤其是结肠系膜内脂肪较多，直接影响肠蠕动，进而导致结直肠传输速度下降，出现便秘；③肥胖导致腹腔、盆腔容积下降，导致膈肌、盆底肌肉舒缩功能受限，间接影响排便力；④肥胖儿童往往不喜好运动，甚至活动困难，导致肠蠕动缓慢，从而发生便秘；⑤肥胖儿童喜欢食用鸡、鸭、鱼、肉、巧克力、各种油炸食物、烧烤类食品、蛋糕等纤维素含量较少的食物，同样也会导致粪便在肠道运输时间延长，水分被过度吸收，从而导致大便干硬，排便困难，进而导致便秘。

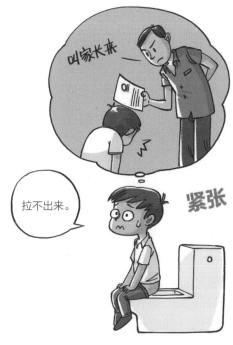

图 5-39 学习压力等负面情绪容易导致便秘

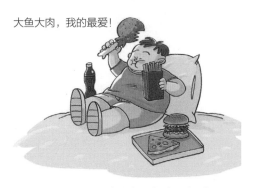

图 5-40 肥胖儿童更加容易便秘

6）合并的某些疾病

甲状腺功能异常、营养不良、糖尿病、小儿肠套叠、直肠脱垂、小儿巨结肠、肛门狭窄等疾病，往往都会有排便困难的临床表现，这需要及时到医院就诊治疗。

（2）如何预防儿童便秘

如何预防儿童便秘可能是广大家长关心的问题，根据以上归纳的导致儿童便秘的原因，梳理了以下预防儿童便秘的要点。①从小养成良好的饮食习惯，做到不偏食、不挑食，做到精食、粗粮搭配合理，荤食、素餐配合食用，多饮水；②养成规律饮食习惯，做到不暴饮暴食，不忍饥挨饿，调节良好的胃肠道节律；③养成良好的排便习惯，适应家中、学校及公共场所的排便环境，做到不忍便，有便意时及时排便；④时时关心儿童的心理健康和情绪变化情况，减少儿童负面情绪的产生；⑤关注儿童的体重，避免过于肥胖，督促其进行适当体育锻炼，当然运动时须适当补充水分。

（蔡张愉）

11. 慢性便秘患者的全程管理

便秘是指排便次数减少，同时排便困难、粪便干结。健康人每天排便 1~3 次或 1~3 天排便 1 次，便秘患者每周排便少于 3 次，并且排便费力，粪质硬结、量少。慢性便秘则是指便秘的病程至少为 6 个月，严重影响人们的生活质量。由于便秘常常病程较长，治疗需要较长时间，并且需要患者和医护人员之间反复的沟通和相互配合，所以对慢性便秘患者进行规范化的全程管理就显得尤为重要。

下面介绍一下慢性便秘患者管理的基本步骤（图 5-41）。

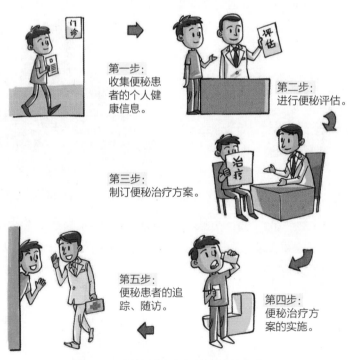

图 5-41 慢性便秘患者管理的基本步骤

第一步：收集便秘患者的个人健康信息。

个人健康信息包括个人一般情况（姓名、性别、年龄、职业等）、目前健康状况、心理状况、既往疾病史、家族疾病史、生活方式（膳食、体力活动、吸烟、饮酒等）、体格检查（身高、体重、血压、腹部和肛周情况等）、血／粪实验室检查、性虐待情况等。

第二步：进行便秘评估。

根据所收集的个人健康信息，在体格检查的基础上对个人的便秘类型进行评估。清楚地了解患者便秘的病史、病程及既往已行的便秘相关检查和治疗，为进一步制订治疗方案（相关检查，包括结肠镜检查、结肠运输试验、排粪造影、肛门测压等；食物调整；体育运动锻炼；药物治疗；生物反馈治疗；等等）提供依据。

其主要目的是帮助患者及医务工作者对个体便秘有综合性的认识，以达到相互配合的目的，制订个性化的便秘干预措施并对其效果进行评估。

第三步：制订便秘治疗方案。

根据患者便秘的症状、病程、相关检查结果及既往的治疗史制订个性化的治疗、随访方案。

第四步：便秘治疗方案的实施。

根据已制订的治疗方案，患者和医务人员相互配合将治疗方案不打折扣地执行。具体的分为以下几步。

（1）患者便秘知识教育

告诉患者便秘的发病过程及机制、相关检查的必要性及如何配合、相关治疗（如药物治疗、生物反馈治疗、结肠水疗、手术治疗）的相关知识，从而使患者能积极有效地配合治疗。

（2）具体治疗方案的严格执行

根据治疗方案有计划、有步骤的执行。①帮助患者采取行动、纠正不良的生活方式和习惯，控制便秘的危险因素；②监督患者执行治疗方案、记录治疗效果（如写排便日记）。

第五步：便秘患者的追踪、随访。

定时定期地与便秘患者保持联系，如电话随访、微信随访等，指导患者饮食、运动锻炼、药物治疗等，并督促其按时返院进行疗效评价和治疗方案的调整。

（洪　莲）

二、继发性便秘的预防

由各种疾病或者结直肠形态学改变或者服用某些药物而导致的便秘称之为继发性便秘，简单地说就是有特定原因导致的便秘就是继发性便秘。上一部分讲述了各种生活场景中预防便秘的方法，这部分介绍一下医院相关场景下便秘的预防。

1. 各系统手术术后便秘的原因和预防

（1）腹部外科术后便秘的原因和预防

腹部手术主要涉及肝脏、脾脏、胰腺、肾脏、胃、十二指肠、小肠、结肠、直肠等器官，手术直接影响到消化系统的器官，所以术后往往会发生便秘。那来分析一下腹部外科手术术后便秘发生原因有哪些吧。

1）饮食发生改变

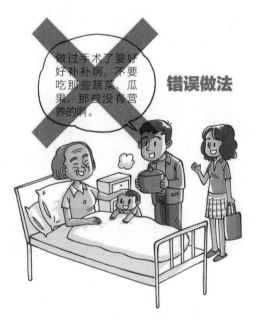

在传统观念里，手术后需要进补，摄入较多的诸如鸽子汤、黑鱼汤、猪蹄汤等富含蛋白质和油脂的食物，较少摄入富含纤维素的食物（图5-42），使肠道不能形成足够量的食物残渣，不能有效地刺激肠道蠕动，排便反射形成和粪便排出的目的也就不能达到，从而出现术后便秘。

2）活动量下降

患者常因为害怕疼痛或传统思想认为术后须卧床、静养（图5-43），活动量较日常生活和工作时大大下降，从而导

图 5-42　术后应该多摄入营养丰富易消化且富含膳食纤维的食物，有助于预防术后便秘

致胃肠道蠕动减缓，粪便在结肠中传输时间延长，大便干结，从而出现术后便秘。术后活动少会导致肠粘连、肠梗阻的发生，进而出现腹胀不适、排便困难等。

3）术后伤口疼痛

部分患者常因为害怕疼痛而减少了排便次数，甚至部分患者因排便时伤口疼痛而中止排便，将大便憋回结肠，导致大便在结肠内储留时间较长，大便因水分被过度吸收而变的干燥，引起便秘。

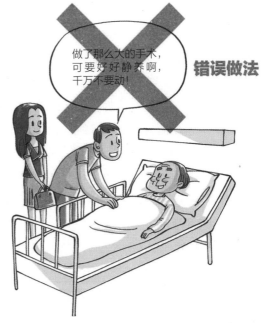

做了那么大的手术，可要好好静养啊，千万不要动！

错误做法

图 5-43 术后应及早开始康复锻炼，有助于功能康复，更利于术后远离便秘

4）排便习惯、节律的改变

患者入院后因术前某些检查、肠道准备、术后饮食的改变，以及陌生的住院环境和厕所环境，导致其排便规律被破坏，使患者不能适时地排便，粪便在胃肠道储留时间较长，引起术后便秘。

5）精神因素

患者入院后因为对陌生环境的不适应，对疾病的不了解，会有紧张、焦虑的情绪，术后因为疼痛、担忧手术效果等，会产生了恐惧、焦虑的情绪。这些情绪会影响患者排便节律，久而久之导致术后便秘。

6）肠道功能的改变

胃肠道手术中胃肠道的重建影响了胃肠道解剖学上的连续性，影响了胃肠道功能，从而出现了术后便秘。发生便秘最多的是直肠手术，分析原因可能如下：①新直肠容积改变，按全直肠系膜切除术（TME）原则行直肠手术，残余直肠的支配神经可能受到损伤而处于去神经化状态；②肠壁肌力差、瞬时收缩压力低。

下面介绍一下如何预防腹部手术术后便秘，根据作者临床工作的经验及以上分析的种种原因，做如下归纳：①正确认识疾病、手术及其预

后，消除对手术的恐惧、焦虑情绪，入院后熟悉住院环境，充分和医师、护理人员沟通，消除因陌生环境带来的负面情绪，从而减少因不良情绪造成的排便节律改变；②术后医务人员应该充分认识到疼痛的严重性，积极做好疼痛管理，必要时采用多模式镇痛；③患者术后应该积极早活动、多活动，而非卧床静养；④患者手术恢复后可行生物反馈治疗和提肛运动锻炼；⑤必要时至肛肠外科就诊。

（2）神经外科、创伤骨科、脊柱外科术后便秘的原因和预防

神经外科、创伤外科、脊柱外科手术常常涉及中枢神经系统，所以术后患者常常出现便秘。下面对可能的原因做一个简单的分析。

1）饮食方面发生改变

患者和家属往往认为术后须进补，摄入较多的诸如鸽子汤、黑鱼汤、猪蹄汤等富含蛋白质和油脂的食物，较少摄入富含纤维素的食物，肠道不能形成足够量的食物残渣，不能有效地刺激肠道蠕动，排便反射形成和粪便排出的目的也就不能达到，从而出现术后便秘。

2）活动量下降

神经外科、脊柱外科、创伤外科手术术后患者常常活动受限，活动量较日常生活和工作大大下降（图5-44），从而导致胃肠道蠕动减缓，导致粪便在结肠中传输时间延长，大便干结，从而出现术后便秘。

3）术后伤口疼痛

因为手术体位受限或伤口疼痛，影响患者排便，甚至部分患者因排便时伤口疼痛而中止排便，将大便憋回结肠，导致大便在结肠内储留时间较长、便意被随意抑制，引起术后便秘。

4）排便习惯、节律的改变

患者入院以后因术前某些检查、肠道准备、术后饮食的改变，以及陌生的住院环境和厕所环境，导致其排便规律被

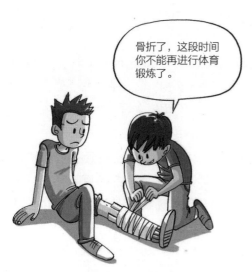

图5-44 骨折术后活动量下降是导致术后便秘的常见原因

破坏，部分患者无法接受在床上排便，导致其不能适时地排便，粪便在胃肠道储留时间较长，进而引起术后便秘。

5）精神因素

患者入院以后因为对陌生环境不适应，对疾病不了解，会产生紧张、焦虑的情绪，术后因为疼痛、担忧手术效果等，会产生了恐惧、焦虑的情绪。这些情绪会影响排便节律，久而久之导致术后便秘。

6）神经系统的功能损伤

部分车祸外伤的神经外科、脊柱外科手术患者，术前损伤到了中枢神经和 / 或腰椎的排便中枢，引起神经性肠蠕动减慢，继而出现术后便秘。

（3）肛周疾病术后便秘的原因和预防

常见的肛周疾病有混合痔、肛周脓肿、肛瘘、肛裂、直肠脱垂、肛旁新生物、骶尾部肿物、低位骶前囊肿、肛周皮肤的良 / 恶性肿瘤等，因为以上疾病的手术常常涉及肛门，广大患者就有疑虑：手术后排便如何解决？术后是不是会发生便秘？会不会造成严重后果？

根据临床工作中经验，将肛周疾病术后发生便秘的原因归纳如下：

1）饮食方面发生改变

较多患者常常考虑术后排便会不会造成术区污染、导致伤口感染而造成手术效果打折甚至失败，故术后进食较少，只摄入少量的流质饮食甚至是禁食（图5-45）。没有足够的饮食，就没有足量的纤维素进入消化道，肠道就不能形成足够量的食物残渣，就不能有效地刺激肠道蠕动，排便反射形成和粪便排出的目的也就不能达到，进而出现术后便秘。

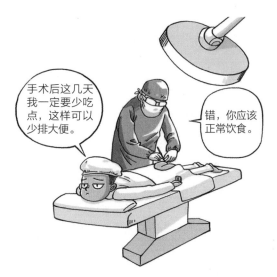

图 5-45　肛周手术术后应保持正常饮食，这不仅可以预防便秘，还有利于伤口愈合

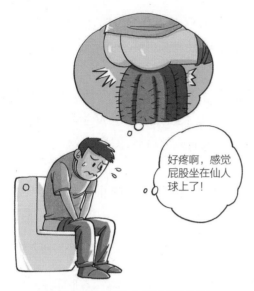

好疼啊，感觉屁股坐在仙人球上了！

图 5-46 肛周手术术后疼痛明显

2）活动量下降

患者常常认为自己生病了并且做了手术，需要卧床、静养，活动量较日常生活和工作时大大下降，从而导致胃肠道蠕动减缓，导致粪便在结肠中传输时间延长，大便干结，从而出现术后便秘。

3）术后伤口疼痛

众所周知，肛门部的手术术后疼痛明显（图 5-46）。虽然目前术后镇痛管理已经十分普遍、成熟，但仍然有较多患者术后感觉十分疼痛，并为之困扰。部分患者常常排便时因为疼痛而导致排便中断，将大便憋回结肠，导致大便在结肠内储留时间较长，大便因水分被过度吸收而变的干燥，而且反复的抑制便意也可以导致便秘。

4）排便习惯、节律的改变

患者术前在家中、生活中在熟悉的环境、固定的时间段排便，排便是规律的。入院以后因为术前某些检查、术后肠道准备，以及陌生的住院环境和厕所环境导致其排便规律被破坏，导致其不能适时地排便，粪便在胃肠道储留时间较长，进而造成术后便秘。

5）精神因素

患者入院以后因为对陌生环境不适应、对疾病不了解，会产生紧张、焦虑的情绪，术后因为疼痛、担心排便对伤口的愈合产生影响、担忧手术效果等，会产生恐惧、担忧的情绪。这些情绪会影响排便节律，久而久之导致术后便秘。

下面介绍一下如何预防肛周疾病术后发生便秘，根据临床工作经验及以上分析的种种原因，做如下归纳：①正确认识肛周疾病、手术及其预后，消除患者的恐惧、焦虑情绪，入院后熟悉住院环境，充分和医师、护理人员沟通，消除因陌生环境带来的负面情绪，从而减少因不良情绪造成的排便节律改变。②正确认识肛周疾病术后和排便的关系，排便后可通过清洗、坐浴减少大便对伤口的污染，且不会影响伤口愈合。故术后应该正常饮食，而不应该节食。③术后医务人员应该充分认识到疼痛的严重性，积极做好疼痛管理，必要时采用多模式镇痛。④患者术后应该积极早活动、多活动，而非卧床静养。

（4）妇产科术后便秘的原因和预防

常见的妇科手术包括：卵巢的良、恶性病变及子宫的良、恶性病变相关的手术，包括腹腔镜手术方式和传统开腹手术方式。虽然妇科手术一般不涉及胃肠道，但仍然常常发生术后便秘，那原因是什么呢？

根据手术机制分析，妇科手术术后发生便秘可能的原因如下：

1）饮食发生改变

患者和家属往往认为术后须进补，摄入较多的诸如鸽子汤、黑鱼汤、猪蹄汤等富含蛋白质和油脂的食物，较少摄入富含纤维素的食物，肠道不能形成足够量的食物残渣，不能有效地刺激肠道蠕动，排便反射形成和粪便排出的目的也就不能达到，进而出现术后便秘。

2）活动量下降

患者常因为害怕疼痛或传统思想认为术后须卧床、静养，活动量较日常生活和工作时大大下降，从而导致胃肠道蠕动减缓，导致粪便在结肠中传输时间延长，大便干结，从而出现术后便秘，甚至发生肠粘连、肠梗阻。

3）术后伤口疼痛

部分患者常因为害怕疼痛而减少了排便次数，甚至部分患者因排便时伤口疼痛而中止排便，将大便憋回结肠，导致大便在结肠内储留时间较长，粪便因水分被过度吸收而变的干燥，引起便秘。

4）排便习惯、节律的改变

患者入院后因术前某些检查、肠道准备、术后饮食的改变，以及陌生的住院环境和厕所环境（图5-47），导致其排便规律被破坏、不

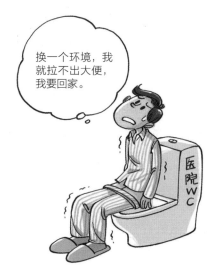

图 5-47　厕所环境的改变常导致排便节律的改变

能适时地排便、粪便在胃肠道存留时间较长，进而引起术后便秘。

5）精神因素

患者入院后因为对陌生环境不适应，对疾病不了解，会产生紧张、焦虑的情绪，术后因为疼痛、担忧手术效果等，会产生恐惧、担忧的情绪。这些情绪会影响排便节律，久而久之导致术后便秘。

6）盆底解剖的改变

部分患者因为子宫切除或盆腔淋巴结清扫手术（图 5-48）导致盆底下降，盆壁神经损伤，乙状结肠、直肠冗长加重，粪便传输延缓，从而导致便秘。

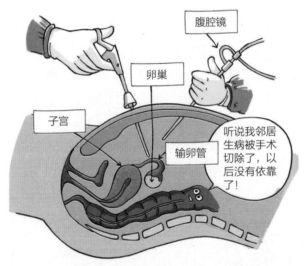

图 5-48 妇科手术可以导致盆底下降、盆壁神经损伤等

下面介绍一下如何预防妇科手术术后便秘，根据临床工作经验及以上分析的种种原因，做如下归纳：①正确认识妇科疾病、手术及其预后，消除患者的恐惧、焦虑情绪，入院后熟悉住院环境，充分和医师、护理人员沟通，消除因陌生环境带来的负面情绪，从而减少因不良情绪造成的排便节律改变；②术后医务人员应该充分认识到疼痛的严重性，积极做好疼痛管理，必要时采用多模式镇痛；③患者术后应该积极早活动、多活动，而非卧床静养；④患者手术恢复后可行生物反馈治疗和提肛运动锻炼。

2. 各种特殊病种继发的便秘和预防

（1）内分泌疾病和代谢性疾病

内分泌疾病和代谢性疾病常可引起便秘的症状，临床工作中较常见的有糖尿病、甲状腺功能低下、各种原因所致的低钾血症，相对少见的有甲状旁腺功能亢进、多发性内分泌肿瘤Ⅱb型、嗜铬细胞瘤、胰高血糖素瘤、全垂体功能低下等。下面列举几个常见的疾病，做简单的介绍。

1）糖尿病

糖尿病患者常常伴随消化道症状，并且可以影响到消化道的各个部位。分析可能的发病原理有如下几点（图5-49）：① Cajal 间质细胞数量减少，功能下降；②糖尿病所致的平滑肌病变；③糖尿病导致自主神经病变；④血糖异常，无论是过高还是过低，都可能通过影响肠神经元的代谢，从而影响胃肠道运动。

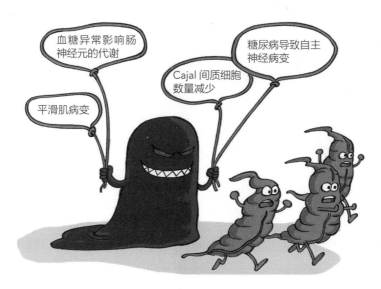

图 5-49　糖尿病影响肠道功能可能的几个发病原理

对糖尿病合并便秘的预防和治疗方法推荐如下：①饮食调整：饮食以富含纤维素但不显著升高血糖的食物为主，如荞麦、燕麦等。②药物治疗：通便药物治疗同功能性便秘相似。此外，应积极控制血糖，预防糖尿病的消化道症状和便秘的发生。

2）甲状腺功能低下

甲状腺是人体一个重要的腺体，其分泌的甲状腺素有以下功能：①促进新陈代谢；②促进蛋白质合成；③提高中枢神经系统的兴奋性；④增强胃、肠、胆囊等的收缩功能等。由此可见，如果甲状腺功能低下可能影响胃肠道的消化和运输功能，从而引起便秘。对甲状腺功能低下引起的便秘最好的预防措施是积极有效地控制甲状腺功能低下。

3）多发性内分泌肿瘤综合征Ⅱb型

以多发性黏膜神经节细胞瘤、甲状腺髓样癌、嗜铬细胞瘤及骨髓异常为特征。疾病伴随肠道的功能异常，可导致便秘。临床治疗效果常欠佳，须内分泌专科医师参与。

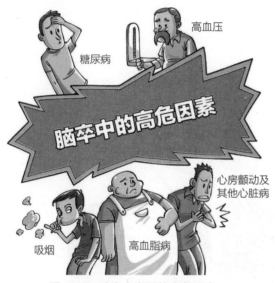

图 5-50　脑卒中常见的高危因素

（2）神经系统疾病

1）脑卒中

脑卒中，又称为中风或脑血管意外，是一种较为常见，且以突发、局灶性神经功能缺失为特征的一种疾病，又可以分为出血性脑卒中和缺血性脑卒中（图 5-50）。随着人口的老龄化，脑卒中已经成为我国第一位死因。流行病学调查结果显示，将近一半的患者伴随有便秘症状。便秘不仅仅给患者带来排便的痛苦，在排便过程中还可能由于腹腔压力和颅内压升高，再一次发生脑血管意外，这在很大程度上会改变脑卒中患者的预后。所以说正确认识脑卒中患者便秘的原因，并做好相应的预防措施显得尤为重要。

对脑卒中患者伴随便秘的原因归纳如下：①脑卒中患者以老年人为主，而老年人往往容易发生便秘，排便困难反过来又容易导致部分患者血压变化剧烈，导致脑卒中的发生；②脑卒中患者比较容易出现脱水和低血容量，脱水会引起肠道代偿性水分吸收增加，导致大便干结，低血容量最先受到影响的往往是肠道功能；③脑卒中病变直接影响排便中枢；④脑卒中治疗期和康复期可能需要使用较多的药物，而使用较多的药物可能会导致便秘；⑤脑卒中患者多伴随运动障碍，运动量的减少也是产生便秘的一个常见原因。

下面根据以上列举的常见发生便秘的原因结合脑卒中疾病本身的特点，对脑卒中患者便秘的预防方法做一个推荐：①因为清晨温度较低，建议老年患者在晨起锻炼时，不宜过早，运动量宜逐渐增加，不宜过于剧烈；②脑卒中病变如果直接影响了排便中枢，那应该服用助排便的药物，如肠动力药、溶剂型或渗透性泻药；③脑卒中患者应该积极参加康复治疗（图5-51），增加日常活动量，增加水分的摄入和富含纤维素食物的摄入；④在服用可能引起便秘的药物时，预防性使用缓泻剂。

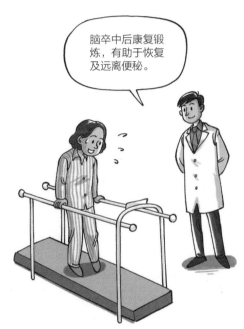

脑卒中后康复锻炼，有助于恢复及远离便秘。

图5-51　脑卒中后康复锻炼有助于康复和远离便秘

2）神经系统性疾病

临床上常见的神经系统性疾病有帕金森病、多系统萎缩、阿尔茨海默病、亨廷顿舞蹈病、肌萎缩侧索硬化等，起病缓慢，但进行性发展，而且预后不良，到目前为止缺乏有效的治愈方法。

这类疾病患者往往伴随程度不一的运动障碍，活动量下降，部分疾病伴随肠道神经元功能改变，治疗和康复服用的药物可能引起便秘，因而神经系统性疾病往往伴随便秘。对此类患者伴随便秘的治疗以对症治疗为主，预防主要通过增加运动、多饮水、多摄入富含纤维素的食物。

↘ 发性硬化

多发性硬化是一种中青年常见的神经系统脱髓鞘疾病，主要临床特点是病灶分布广泛，并且病程中常有缓慢复发的神经系统损害症状。目前多发性硬化的确切发病原因还没有被阐明，较公认的观点认为其是一种神经系统的自身免疫性疾病。临床上公认便秘是多发性硬化患者的一个常见症状，多发性硬化出现便秘的病理生理机制尚不明确。

目前对多发性硬化患者便秘的预防缺乏特异性，主要包括原发病的治疗、延缓多发性硬化的进展、增加运动、多饮水、多摄入富含纤维素的食物。

➥ 脊柱、脊髓及马尾病变（图 5-52）

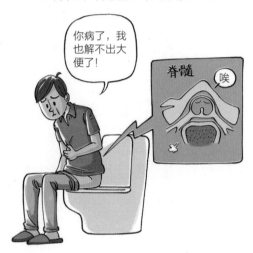

图 5-52　脊柱、脊髓及马尾病变均会导致便秘

脊髓损伤是一大类疾病，包括脊柱退行性变所致的脊髓压迫、脊髓血管疾病、脊髓炎症、脊髓外伤等。排尿、排便障碍是主要的症状之一。

脊髓损伤后，骶髓的副交感中枢与大脑高级神经中枢的联系中断，胃结肠反射缺乏，结肠蠕动缓慢或消失，盆底肌肉出现不协调性收缩，直肠排便反射消失。马尾损伤后肠道松弛，乙状结肠、直肠、肛门括约肌肌力消失导致严重的慢性便秘。

尽量早期神经外科手术干预是最有效的预防措施，损伤康复期的功能训练也是有效的预防措施。

➥ 周围神经疾病、肌肉疾病和运动神经元病

周围神经指除外视神经、嗅神经外的颅神经、脊神经、自主神经及其神经节。周围神经疾病病因复杂，包括药物、中毒、营养代谢、外伤、血管炎、肿瘤等。肠道功能障碍是周围神经疾病较为常见的一个症状。糖尿病周围神经病是最常见的一种。

糖尿病周围神经病伴发便秘的原因可能如下：①自主神经直接受到损害；②自主神经功能间接受到损害（肠道细菌过度生长）；③高糖或高渗导致肠壁肌张力障碍。

糖尿病周围神经疾病便秘的预防：

饮食调整：饮食以富含纤维素但不显著升高血糖的食物为主，如荞麦、燕麦等；

药物治疗：积极控制血糖，通便药物治疗同功能性便秘相似。此外，应积极控制血糖，预防糖尿病的消化道症状和便秘的发生。

（3）结缔组织疾病

大家可能对结缔组织病较为陌生，其中系统性红斑狼疮、干燥综合征、系统性硬化症可能是日常生活中听过的几种结缔组织病。这些结缔组织病都有一个共同的特点是多系统、多器官受累，其中消化道是主要的受到累及的器官之一。系统性硬化症是其中对消化道影响最严重的一种。下面对系统性硬化症这种疾病做一简单介绍。

系统性硬化症（硬化病）是一种自身免疫性疾病，以皮肤纤维化为主，并累及内脏器官和血管。其中90%的此病患者伴随程度不一的消化道症状，便秘是其主要的临床症状之一。消化系统受累的病理生理机制较为复杂，这里只做一个简单总结：①原发性的血管内皮损伤导致血管痉挛，损伤部分发生血管内凝血，内膜细胞增殖，富含黏多糖的物质沉积，导致血管狭窄，最终导致组织纤维化；②免疫反应是血管损伤和组织纤维化的起因；③胶原沉积于黏膜和黏膜下层，肌层萎缩，肠壁变薄，在肠系膜对侧形成多发的广口憩室。这部分患者便秘的治疗往往以对症治疗为主，并取决于原发病的治疗效果。

（蔡张愉）

3. 药物相关继发性便秘的预防

（1）泻药引起的便秘

1）泻药是通便的，也会引起便秘吗

目前国内常用的泻药有以下几类：

渗透性泻药：聚乙二醇4000、乳果糖、硫酸镁；

容积性泻药：小麦纤维素（非比麸）、葡甘聚糖、欧车前亲水胶散剂、聚卡波非钙；

刺激性泻药：比沙可啶（便塞停）、酚酞（果导）、含蒽醌类药物（大黄、番泻叶、芦荟、麻仁丸）、蓖麻油；

润滑性泻药：开塞露、甘油制剂、多库酯钠、液体石蜡。

泻药常常用于便秘患者缓解便秘症状，为什么反而会引起便秘呢？原因如下：长期服用泻药，会使肠壁神经感受细胞的应激性降低，肠壁的神经末梢细胞发生改变，即使肠道内有足够量的粪便，也不能产生正常的肠道蠕动和排便反射，导致顽固的便秘，使便秘的治疗更加困难。很多人正是因为长期单纯依靠泻药缓解便秘，久而久之就形成了对药物的依赖，不用泻药就无法排便。

2）长期使用泻药有哪些危害呢（图 5-53）

↘ 长期使用泻药可刺激肠道黏膜的感觉神经末梢，引起不可逆的肠神经损害，可能导致肠道平滑肌萎缩，造成肠道蠕动功能减退，加重便秘。

↘ 长期使用泻药会使身体产生依赖性，一旦停药即使肠壁受到足够的刺激，也不能适时地引起排便反射。长期滥用还会造成电解质紊乱、低血钾、维生素缺乏、肠道炎症，严重的可诱发结肠黑变病（图 5-54）等癌前病变及神经源性假性肠梗阻。

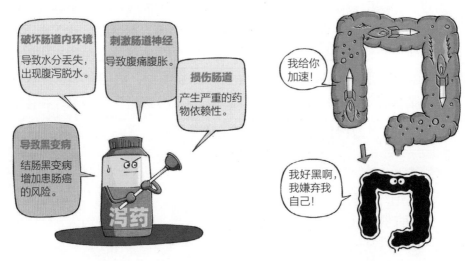

图 5-53　长期服用泻药的一些副作用　　图 5-54　长期使用泻药可能导致肠道黑变病

↘ 刺激性泻药长期使用会增加肿瘤的发病风险。

3）如何避免泻药性便秘

便秘不算大病，但严重影响人们的生活质量，为了缓解便秘，许多人动辄就服用泻药。结果导致了十分严重的不良后果。为了避免因使用泻剂引起的便秘，应做到以下几点：

➷尽量避免使用泻药。

在便秘的初期，可用非药物的方式缓解便秘症状。如增加膳食纤维的摄入、调整生活规律、适当增加运动等，尽可能避免泻药的使用。

➷便秘患者在基础治疗（非药物治疗）无效的情况下，应根据自己所患便秘的类型、严重程度、健康状况、体质、是否同时患有其他疾病等因素选择最合适的药物、剂量及疗程。

a.对于以往身体健康，无其他疾病的轻微一过性便秘患者，可以借助药物建立排便反射，坚持服药2周，等自己的身体建立了比较规律的排便反射后，再逐渐减少药量直至停药。在选择药物时可优先考虑渗透性和容积性泻药，如聚乙二醇4000、乳果糖、麦麸等，无效时可考虑同时使用灌肠剂和缓泻剂治疗。

b.症状较重的便秘患者也可考虑在短期内使用刺激性泻药进行治疗，以迅速缓解临床症状，解燃眉之急。

c.尽量避免长期服用果导、番泻叶、芦荟胶囊等刺激性泻药。这些泻剂具有依赖性，一旦停药即使肠壁受到足够的刺激，也不能适时地引起排便反射。长期滥用还会引起电解质紊乱、低血钾、维生素缺乏、肠道炎症，严重的可诱发结肠黑变病等可使癌风险增加的病变和神经源性假性肠梗阻。因此，切忌滥用和长期使用刺激性泻药。

d.对已有泻药依赖的患者，应立即停用刺激性泻药，改用聚乙二醇、乳果糖等缓泻剂，待便秘好转后减量服用。这类患者排便规律的建立需要的时间更长一些，大约需要3~6个月。

e.肛周疾病（如痔疮、肛裂等）引起的便秘可使用复方角菜酸酯栓进行治疗。

➷刺激性泻药和润滑性泻药只能短期应急使用。

方便而又易得的口服泻药，如比沙可啶（便塞停）、果导、大黄、番泻叶、芦荟胶囊等，都属于刺激性泻药。一般服用后会很快通便，因而成为很多人治疗便秘的首选药物。但长期服用此类药物会损伤肠道的末梢神经，干扰肠道正常活动规律，破坏人体自主排便功能，并容易导致患者形成药物依赖。

润滑性泻药（如甘油、开塞露）是大便软化剂，主要作用是润滑肠壁、软化大便，适合于有便但排出困难或大便干燥者，如年老体弱及伴有高血压、心力衰竭、动脉瘤、痔疮、疝气、肛瘘等疾病的便秘患者，短期使用，确实能达到立竿见影的效果，但长期使用就会导致药物依赖。

　　➥ 对于儿童便秘可遵循下列方式给药。

　　a. 儿童起始治疗时首选口服容积性泻药（如小麦纤维素）、渗透性泻药（聚乙二醇或乳果糖）或直肠给药通便，持续 3 ~ 6 天，以解除粪便嵌塞问题，尽早恢复规律、舒适的排便习惯。

　　b. 随后维持治疗时，除饮食调整、运动和规律生活外，可进行药物治疗，可选用容积性泻药、渗透性泻药、刺激性泻药、粪便软化剂或直肠给药。

　　c. 乳果糖适用于所有年龄，而聚乙二醇 4000 国内适用于 8 岁以上便秘患儿。

　　d. 刺激性泻药可能有电解质紊乱、黏膜损伤的不良反应，要慎用。

　　e. 益生菌只能作为辅助的治疗手段。

　　f. 药物治疗有效后，可逐渐减量，但不能突然停用。

　　g. 如果婴儿便秘超过 3 天，可以吃适量的泻药，也可以用开塞露或甘油栓插入孩子肛门，让药物在肠内保留 10 分钟左右再排便，粪便就会比较容易排出了。

　　➥ 老年人、孕妇、体弱者应使用渗透性泻药聚乙二醇 4000、乳果糖等，这类药物作用温和，副作用小，应用后可以使肠腔局部的渗透压升高，水分吸收减少，粪便体积增加，但糖尿病患者要慎用。另外容积性泻药如小麦纤维素、欧车前亲水凝胶等，服用后一般 12 ~ 24 小时起效。这类药物可增加粪便的体积，保留水分，并轻度刺激肠蠕动，一般不会导致水、电解质紊乱，特别适用于老年人，但在服用时应注意多饮水。

　　➥ 慢传输型便秘患者应该使用莫沙必利、普芦卡必利等促肠动力药。但心血管疾病患者使用该药时，应在医生指导下用药，以免发生严重不良后果。利那洛肽是一种鸟苷酸环化酶 -C（GC-C）激动剂，具有内脏镇痛和促分泌作用，可增加小肠腔内氯化物和碳酸氢盐的分泌量，使小肠液分泌增多、结肠转运速度加快，缓解便秘效果良好。目前，利那洛肽在国内还没上市，不过应该指日可待了。

　　➥ 最重要也最容易被忽略的就是保健品的合理使用。人们往往认为保健品是天然产品，既安全又能保健身体，却不知其中常常含有蒽醌类泻药（如中药大黄、番泻叶、芦荟等）。这类泻药通过刺激肠道虽然暂时缓解了便秘，但却会因为长期使用而对肠道造成无法挽回的不良后果。所以，在确定要使用保健品之前，一要明确自己的情况是否需要使用；二要了解保健品的成分；三要去正规的销售地购买正规的有国家批文的保健品。

➴ 在使用泻药时，可以适当使用益生菌以改善肠道环境，从而改善便秘症状。

需要特别注意的是：任何便秘患者，都不应该过分依赖导泻剂，服用泻药只能解决燃眉之急，不能长期滥用，否则会造成肠道对药物的依赖性。一旦停药，肠道缺少了外来刺激物，蠕动更慢，很难恢复排便功能，从而使便秘加重，造成长期的痛苦。要想远离便秘，首先要从改变生活方式入手，应考虑以调节饮食、避免劳累、加强运动、养成定时排便习惯等作为主要防治手段。

（2）怎样避免药物性便秘（中枢性镇痛药和精神类药物）（表5-2）

表 5-2 有许多药物可以引起便秘，下表列出了常见的几类药物

引起便秘的药物类别	代表药物
中枢类镇痛药	吗啡、可待因、芬太尼
精神类药物	奥氮平、利培酮、氯氮平、阿立哌唑、多塞平、氯丙嗪
降压药物	硝苯地平、维拉帕米、盐酸可乐定、呋塞米
抗帕金森病药物	多巴胺、美多芭、盐酸苯海索
抗胆碱药物	阿托品、溴丙胺太林、颠茄合剂
抗过敏药物	苯海拉明
抗酸药	氢氧化铝、硫糖铝、碳酸钙
止泻药	洛哌丁胺
解热镇痛药	布洛芬
钙制剂、补铁剂	碳酸钙、琥珀酸亚铁、蔗糖铁
抗生素	左氧氟沙星、头孢呋辛、阿奇霉素
抗肿瘤药物	长春新碱、奥沙利铂
泻药	果导、大黄、番泻叶、乳果糖

降压药物中的利尿剂，可使体内水分大量减少，大便变硬，引起便秘；硝苯地平等钙离了拮抗剂可抑制肠道运动而导致便秘；抗帕金森病药物多巴胺可引起肠道蠕动迟缓而导致便秘；抗生素可导致体内菌群失调引发便秘；中枢性镇痛药物和抗精神病药物引起的便秘发生率高且持续时间长，需要十分重视。下面对中枢性镇痛药物和抗精神病药物引起的便秘做重点讲述。

1）阿片类药物（中枢性镇痛药）引起便秘的机制是什么

➷ 该类药物可抑制中枢神经系统，减弱便意和排便反射，抑制肠蠕动，从而导致便秘；

➷ 可兴奋平滑肌，使肠道平滑肌张力增加，造成肠蠕动减弱或完全消失，肠内容物储留。

粪便通过缓慢可使粪便变干，又阻碍了粪便沿结肠前进，造成便秘，甚至顽固性便秘，久而久之还会出现麻痹性肠梗阻等。

2）阿片类药物引起的便秘特点

➷ 患者长期使用阿片类药物后，人体几乎不会对其产生耐受性。便秘不仅出现于用药初期，而且还会持续存在于阿片类药物止痛治疗的全过程。所以治疗过程中肠功能素乱将持续存在。

➷ 便秘如得不到及时控制，可引起严重并发症，成为有效缓解疼痛的最大障碍。

➷ 同时便秘可严重影响疾病的治疗，使治疗中断，大大延长患者住院时间，严重影响患者的生活质量。

根据以上特点，预防和治疗便秘不良反应始终是阿片类药物镇痛治疗期不容忽视的问题。

3）如何避免或减轻阿片类药物引起的便秘（表5-3）

➷ 阿片类药物是目前治疗中重度疼痛最重要的药物，便秘就是这类药物最主要的不良反应，发生率高达90%～100%。

➷ 刚开始服用阿片类药物时，要增加液体摄入、增加运动量或食用含纤维素的饮食，建立和保持规律的排便习惯，营造安静的排便环境并保证时间充足。

➷ 对于每天服用阿片类药物者，在采用上述方法的同时，每天预防性地服用一些软化剂、润滑剂或缓泻剂，如石蜡油、番泻叶、麻仁丸等，能够降低便秘的发生率。

↘ 使用单一软便药通常无效，需要常规使用刺激性泻药。特别是每天液体摄入量少于 2 000 毫升时，不提倡单纯应用大剂量缓泻剂和仅增加纤维素的摄入。一种很常用的方法是联合使用含有番泻叶和非刺激性泻药（如多库酯钠）的药物，缓解肠蠕动缓慢、粪便干燥和硬结的问题。

↘ 使用阿片受体拮抗剂。甲基纳屈酮可缓解阿片类药物引起的便秘，且不影响镇痛效果，不会引起戒断症状。有口服、皮下、静脉等给药方式。此外，有类似作用的还有爱维莫潘，一种只对阿片受体拮抗剂胃肠道副作用起作用的拮抗剂。

表 5-3　治疗阿片类药物引起的便秘可选择的药物和用法

类别	药物名称	用法用量（成年人）	起效时间	特点
容积性泻药	小麦纤维素	口服，1~3 次/日	12~48 小时	产气少于欧车前亲水凝胶
	聚卡波非钙	口服，1~4 次/日	12~48 小时	对既往有便秘、卧床者可能无效
	欧车前亲水凝胶	口服，1~3 次/日	12~48 小时	需要饮足量的水（1 000~1 500 毫升/日）
渗透性泻药	聚乙二醇4000	17 克溶于 240 毫升水中口服，1 次/日	24~48 小时	口感较好
	乳果糖	口服，15~60 毫升/日	24~48 小时	价格较高
	山梨醇	口服，15~60 毫升/日	24~48 小时	70% 溶解，甜味
	硫酸镁	口服，5~20 克加入 100~400 毫升水中服用	0.5~3 小时	可引起电解质紊乱，肾衰竭患者慎用
刺激性泻药	比沙可啶	口服，10~15 毫克，1~3 次/日；栓剂，10 毫克，1 次/日	口服 6~12 小时，直肠 15~60 分钟	不常用
	番泻叶	口服，2 片~4 片/日	6~12 小时	一线用药
润滑性泻药	多库酯钠	口服，100~400 毫克/日	24~72 小时	单一用药无效，通常与其他药物联用

4）精神类药物引起便秘的原因是什么

↘ 精神类药物具有抗胆碱能作用，可以引起肠蠕动减慢，使大便滞

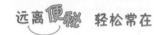

留肠道时间延长，水分被吸收而使粪便变干，有时可引起肠麻痹，导致便秘。

➲ 精神疾病患者往往无法养成良好的排便习惯，如长期服药，可导致便秘的反复发作。

➲ 饮食缺乏膳食纤维、喝水太少使得大便干燥、黏滞，产生便秘。

➲ 缺乏运动、年老体弱、滥用泻药等都容易引起便秘的发生。

5）如何避免精神类药物引起的便秘

便秘是精神疾病患者服用抗精神病药物后常见的不良反应，发生率较高。使用精神类药物的患者服药时间往往较长甚至终身服药，便秘也会持续存在，因此这类患者需要长期服用通便药物。如何合理选择通便药物，定时调整或更换药物，使得在不影响精神类药物疗效的前提下，尽可能避免便秘的发生，是服用精神类药物便秘患者必须注意的问题。

➲ 便秘轻微时药物的选择

便秘症状较轻时，可采用非药物的方式改善症状，如增加膳食纤维摄入量，增加运动量，坚持规律排便等。如效果不佳，可使用小麦纤维素、聚乙二醇 4000、乳果糖治疗。

➲ 便秘较重时治疗药物的选择

如大便干燥硬结时可先使用润滑性泻药软化大便，症状改善后更换为聚乙二醇或乳果糖，症状轻微或消失后可改用容积性泻药或多食用富含纤维素的食物。也可以在医师指导下，更换精神治疗药物以减轻便秘症状。

➲ 症状严重时便秘药物的选择

便秘症状严重时，可先采用灌肠等方式解决粪便嵌塞问题。之后可根据便秘症状改善情况，逐渐更换便秘药物：粪便软化剂→聚乙二醇4000 或乳果糖→促动力药物或中成药。症状稳定后所服用的便秘药物应定期更换，以尽量避免药物依赖的发生。

➲ 精神类药物导致便秘的发生率与其种类、剂量、联合用药等有关。在不影响精神类药物疗效的前提下：

a. 尽可能选择副作用小的药物。药物便秘发生率：奥氮平＞利培酮，氯氮平＞阿立哌唑。

b. 相同种类精神类药物的不同剂量引起的便秘程度也是不同的，剂量越大，所引起的便秘严重程度越高，因此在使用剂量上要充分考虑有效性与安全性。可首先选用最低有效剂量进行治疗，疗效不好时缓慢增加剂量并观察大便情况，如果必须的治疗剂量引起了较严重的便秘，可采用灌肠方式先解决患者痛苦，再考虑更换精神类药物。

c. 避免联合用药。奥氮平与利培酮联用可加重便秘症状。与其他药物合用时，可能存在药物相互作用，使得体内药物浓度过高或过低，导致副作用加强或疗效下降等严重不良后果，也要尽量避免联用。确实要合并用药时应咨询医师或药师。

↘ 促动力药物莫沙必利可以加快胃肠排空速度，增加结肠推进性蠕动，使肠道内液体量增加，软化粪便，改善便秘。莫沙必利使用时间越长，便秘改善效果也越好。因此，可以使用促动力药莫沙必利缓解和治疗便秘。另外，选择性促动力药物普芦卡必利能够有效缓解慢性便秘患者的便秘症状，其有效性与安全性逐渐被证实，临床上已开始使用，市场上也能买到。

↘ 督促患者合理安排饮食，增加膳食纤维摄入量，适当增加饮水量，适当运动，帮助患者建立正常规律的排便习惯。

↘ 护理人员应该认真观察患者病情与不良反应，及时反馈至医师处，以便医师及时合理处理。

↘ 一些有通便作用的中药或中成药（如通便胶囊、润肠口服液等）适当地服用，对于精神类药物引起的便秘也有较好的效果。

必须强调的是，许多老年人同时患有多种疾病，须服用多种药物，而药物间相互作用导致的便秘也是不容忽视的问题。比如同时服用降压药和抗帕金森病药物，两者的副作用叠加，会使便秘症状更加严重。所以，必要时要咨询医师或药师，选择合理的药物，以免延误病情，加重便秘症状或导致更加严重的后果。

（杨青雅）

（3）各类保健品导致的便秘

近些年，人们对于健康保健重要性的认识逐渐加强，对于药物副作用的认识也逐步深入，这导致了保健品市场的空前繁荣。随着我国进入老龄化社会，便秘的发生率逐渐升高，存在便秘症状或者排便障碍问题的人们往往希望通过"药食同源"的方法来改善排便相关的问题。

据悉，目前中国药店的便秘相关产品市场由中成药和保健品所主导，已经超过整个市场 50% 的占比。从数量来看，其中很多为蒽醌类和果导类产品。一份调研数据显示，消费者对现有最常用便秘制剂的满意度较低，平均满意度只有 4.8 分（7 分制，相比之下咳嗽药的平均满意度是 6 分），68% 的消费者在过去 2 年内尝试过新的便秘制剂、便秘保健品。

目前市场上便秘的保健品主要分为营养型保健品、中药型保健品及微生态型保健品。部分保健品缺乏一定的医学根据和严格的临床试验验证。不同的临床试验结果往往是互相矛盾的。为什么便秘保健品会让人们便秘呢？

1）保健品中含有哪些刺激性泻药成分，这些成分会给肠道带来哪些危害

保健品中可能存在某些刺激性泻药（蒽醌类）的成分，如大黄、芦荟、番泻叶等，长期使用，随着病程的发展，泻药的剂量与效果成反比，失去导泻的作用，对肠道正常的生理功能造成破坏，从而形成"泻剂结肠"，加重便秘症状。

刺激性或含有蒽醌类药物的泻剂长期使用可能造成肠道嗜铬细胞出现耐受而导致血清素（5-HT）释放相对减少，不足以维持肠道正常运动和分泌功能；也可能导致肠道神经系统中血管活性肠多肽（VIP）神经元和神经纤维的减少，从而导致正常的肠道蠕动波无法正常下行，肠蠕动减慢而加重便秘症状。排便功能来源于正常的肠道蠕动波的传递，所谓"泻剂结肠"正是药物造成肠道动力被破坏，从而导致便秘症状加重。

2）中药类便秘保健品会带来怎样的问题

在便秘保健品中有一部分以中医药学理论指导组方为原则，是适当添加相应的中药或中药提取物而制成的保健品。这些保健品具有明显的生理活性，具备一定的养生保健作用。但是这类保健品应在医生指导下服用，针对不同的症状，因人因时服用，以避免不良反应的发生。

辨证论治是中医理论的精髓，中药的保健作用在于症与证的准确性。体质不同的患者在中药的摄取中也有着很大的差异。比如，老年患者多阴虚而阳亢，外在往往会表现为热的表象，盲目的使用清热的药物，反而会造成阴虚的症状加重，从而使阳亢的表象加重。在临床表现

中很多患者都认为自己内热很重，却分不清虚与实。大量盲目使用清热药物，短期内有效，时间长就会引起阴虚加重，使便秘的症状加重，大便少而细，排便更加困难。

在选择以中药为主要成分的便秘保健品时，要仔细辨别药物的成分、性质，同时结合自己的体质。必要时可以咨询专科医生，让其指导用药。

3）如何选择便秘保健品

⇘ 仔细阅读说明书和成分；

⇘ 短期服用（小于 2 周）观察保健品带来的症状和体征的变化；

⇘ 如果服用期间出现腹泻、大便次数增多（3～5 次 / 日）、大便不成形、伴随腹痛不适等症状时，尽早停止使用该类保健品，观察症状的缓解情况，必要时就医；

⇘ 咨询专科医生，让其给予建议和指导。

（姚一博）

三、一种女性专有便秘的预防

上面详细解说了一般功能性便秘和继发性便秘的预防和治疗，还有一种女性专属的便秘，和女性特有的解剖结构和生育功能有关，预防这类便秘的关键是加强盆底康复。

女性的盆底主要是由封闭骨盆出口的肌肉和筋膜组成，就像"吊床"一样，承托着膀胱、子宫、直肠等盆腔器官，维持排尿、排便、性生活等多项生理功能。女性盆底功能障碍性疾病是指各种病因导致的盆底支持组织结构或功能异常。

女性盆底功能障碍性疾病目前已成为严重影响女性生活质量的 5 种最常见慢性疾病之一，国内外文献报道其发病率为 15%～52%。盆底组织的弹性变差，肌肉的收缩力与支撑力不足，盆腔内的器官无法固定在正常位置，从而出现相应功能障碍。轻者表现为阴道松弛、性生活质量下降、小腹坠胀、尿频及咳嗽时漏尿、便秘等；重者出现尿失禁、子宫脱垂、膀胱脱垂、盆腔疼痛等慢性疾病，造成患者难以言说的痛苦。

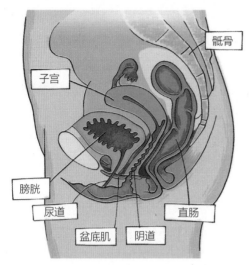

图 5-55　女性盆腔矢状位解剖图

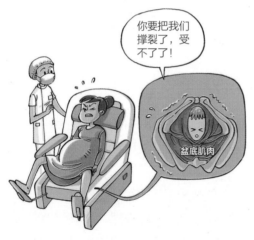

图 5-56　妊娠、生产会对盆底肌肉造成损害

1. 产后盆底康复

不管是经阴道分娩还是剖宫产分娩都避免不了妊娠过程对盆底肌肉、神经及韧带造成的不同程度的损伤，出现盆底支持的缺失。盆腔矢状位解剖图便于更直观的进行理解（图5-55）。

怀孕中晚期（孕12周后），随着胎儿的增大，子宫质量增加，长期压迫盆底组织，造成盆底肌纤维变形，肌张力减退。尤其是有多胎妊娠、巨大儿、羊水过多、阴道助产、多产次等情况的孕妇。妊娠时激素水平变化改变了盆底结缔组织的胶原代谢，导致盆底支持结构减弱。分娩时松弛激素的释放、产道过度伸展和扩张、直接导致会阴撕裂、肛提肌损伤，这些都可能再次破坏盆底组织，甚至造成骨盆不稳定关节脱位，从而影响各脏器的位置和功能（图5-56）。

打个比方，就好比吊床上躺了个大胖子，两头连接线向中央向下方绷紧，时间长了，这个吊床也就有些变形了。孕期的压迫使得剖宫产也不能完全避免盆底功能的损伤。国内外大量研究数据显示，至少有三成以上的妇女产后会发生盆底功能障碍，如果不及时进行康复治疗，随着年龄增大和二胎的孕产，将会出现一系列严重的症状。在过去十年，人们已经知道妊娠分娩影响盆底的结构和功能。然而在妊娠分娩后盆底功能恢复方面，关注却不多。

所以，产妇分娩后一定要积极地进行康复治疗，以便未来能有较高的生活质量。分娩后42天应常规做一次盆底功能检查，如果出现了盆底肌肉松弛、阴道壁膨出、压力性尿失禁等盆底功能障碍问题，要及时进行评估和康复治疗。产后3个月内是进行盆底康复的最佳时机，否则随着年龄增大不但治疗难度增加，而且子宫脱垂、尿失禁、性功能障碍等盆底功能障碍疾病的发生率会越来越高，越来越严重。重视盆底功能检查和及早进行盆底康复是明智的选择。

2. 子宫切除术对盆底的影响

子宫切除术是妇科治疗疾病的常见手段之一。据不完全统计，每年全世界有500万以上的妇女为了治疗疾病而行子宫切除术。子宫良性病变发病率逐年升高，子宫肌瘤、子宫腺肌症等长期影响着很多女性的健康。为了提高治愈率，避免二次手术，没有生育要求的女性多选择子宫切除术。手术可以经腹部、经腹腔镜下或者经阴道完成。手术方式有子宫全切术、子宫次全切术、全子宫和双附件切除术（图5-57）。

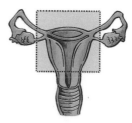

子宫部分切除

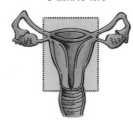

子宫完全切除

子宫切除术在妇科被广泛应用，自然其并发症也备受关注，最常见的远期并发症就是盆底功能障碍。

子宫切除手术，是要切断连接盆腔和子宫间的韧带和组织，这样就可能引起直肠移位、一些大型的盆腔手术（非常规的子宫切除）甚至可能引起盆腔神经受损，从而出现直肠肛门自主神经功能紊乱，甚

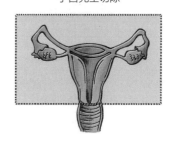

子宫完全切除 + 双侧附件切除

图 5-57　子宫切除术范围示意图

至严重的便秘。而长期的便秘又使得腹腔压力增加，不可避免地又加重或造成盆腔器官的脱垂，盆腔器官脱垂会导致便秘更加严重，进入一个恶性循环，严重影响日常生活，患者生活质量明显下降。

全麻下或者镇痛药物在手术后也会引起肠蠕动减弱，从而引起便

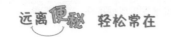

秘。如果术中损伤肠道需要修补手术，则术后会出现肠管收缩明显减弱。另外，腹部手术后患者可能因为过于疼痛而不想用腹压。进食不稳定甚至不进食都会加重便秘的发生。有研究显示术后 8 小时开始进行腹部按摩，每天 3 次，能明显改善术后便秘情况。

3. 盆底功能障碍与绝经期

女性进入围绝经期往往会陷入各种恐慌。女性从生育年龄步入绝经年龄，主要表现为关键的女性激素（雌激素、孕激素）水平下降。随着人类预期寿命的增加，进入绝经期的妇女数量随之增加。泌尿生殖道问题降低了患者生活质量，加重患者焦虑情绪、社会孤独感及护理者的负担，并增加了个人和社会的经济压力。

在盆底支撑受损中常见的盆底功能障碍相关疾病包括盆腔脏器脱垂、压迫性及急性尿失禁、大便失禁。随着人口年龄老化，盆底功能障碍的妇女数量将继续增加，会带来巨大的社会、医疗及经济压力。尽管给广大妇女和健康医疗带来巨大压力，但奇怪的是人们对于这类疾病的认识、防治相关知识并不十分了解，尤其是盆腔脏器脱垂相关知识。目前大多数人更关注的是对于已经明确诊断的疾病的治疗方法，而不是预防措施。

从幼年到老年，女性的盆底是在改变的。虽然严重的盆底功能障碍经常出现在老年女性患者中，但是妊娠史和分娩史是其主要的危险因素。盆腔脏器脱垂大部分是阴道分娩、多次生产及分娩时间过长引起的。一次阴道分娩后，1/4 ~ 1/2 的妇女在产后 1 年会出现轻度的脱垂，1/2 的人会出现尿失禁，17% 的人可能出现粪失禁。年轻女性出现的盆底症状可能影响日常生活和性生活。除了分娩生产因素，肥胖和负重是较少见的相关风险因素。有人发现被诊断为盆腔脏器脱垂的患者中，大多数都有工作紧张、压力大的情况。便秘与紧张性工作相似，都会增加腹腔内压力，而引起盆腔脏器脱垂。

（1）盆腔器官脱垂

盆腔脏器脱垂是常见病。75% 的 45 ~ 85 岁女性有不同程度的盆腔脏器脱垂。大约 10% 的女性因为脏器脱垂或尿失禁需要手术治疗。盆腔脏器脱垂是根据病史和查体来做出诊断的，需要医生来评判脱垂的类型，比如膀胱脱垂、直肠脱垂或子宫脱垂（图 5-58）。一些辅助检查有助于诊

断。尽量请医生告知检查的
必要性和解释检查结果。

1）常见的辅助检查
方法

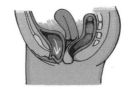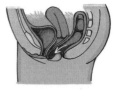

阴道前壁脱垂（膀胱膨出）　阴道后壁脱垂（直肠膨出）

🔽膀胱功能检测：一些
方法可以发现有无漏尿、膀
胱排空能力障碍，从而有助
于选择最合适的治疗方案。

🔽盆底张力检测：可
检测盆底肌肉、韧带及括约
肌在子宫、阴道壁、直肠、
膀胱及尿道的支撑力。

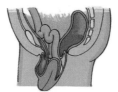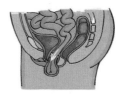

子宫脱垂　　　　子宫切除术后的阴道顶端脱垂

图 5-58　盆腔脏器脱垂类型

🔽磁共振（MRI）：这个技术是用磁场和电波产生图像，来展示盆腔
的细节。

🔽超声：超声成像是通过高频超声波产生图像，可以展示肾脏、膀
胱及肛门周围肌肉。对于复杂病例的诊断有一定帮助。

2）治疗方法

🔽手术治疗：根据症状的严重程度来给予相应的个性化治疗。如果
盆腔脏器脱垂并没有影响生活，就不必手术。如果症状严重且明显影响
正常生活，手术就不可避免了。盆底肌力减退经常不止一个部位。比
如，如果一个脏器脱垂，患者很可能在将来出现另一个周边脏器脱垂。
所以及时发现和纠正问题至关重要。

🔽药物治疗：雌激素是某些脱垂女性的选择。许多有脱垂的女性也
有绝经的情况，这跟低雌激素水平有关。太低的雌激素水平会减弱盆底
肌肉力量，导致阴道干涩。一些妇女在进行外科手术前会用雌激素治
疗，然而有些女性则不应该使用。所以应用与否需要和专科医生进行讨
论，充分了解药物的利弊。局部阴道雌激素使用一般问题不大。

🔽物理治疗：物理治疗是被推荐的治疗方法，用生物反馈来加强盆
底肌力。生物反馈是把监测仪放置在阴道、肛门或者皮肤上进行感知。
当做运动时，计算机就会展示身体是否在使用想要锻炼的肌肉和收缩的
力量，这样就可以正确指导患者进行锻炼。长期训练并增强肌肉力量是

减轻症状的最重要手段。生物反馈可以教患者如何用相应的肌肉锻炼来保持力量。

（2）子宫脱垂

子宫脱垂是盆腔脏器脱垂最常见的一种疾病。由于盆底肌肉和韧带松弛薄弱，不再提供足够的支撑作用，子宫就会下降甚至脱出阴道外（图5-59）。子宫脱垂可以发生在各年龄段，常见的原因包括妊娠、产程困难或者产时损伤、分娩巨大儿、母亲超重或肥胖、绝经后低雌激素状态、慢性便秘、排便困难、慢性咳嗽、气管炎、反复负重等。轻度子宫脱垂通常不需要治疗，但是如果让患者感到不适或者影响了正常生活，或许治疗是有益的。高危因素包括妊娠和分娩次数增加、巨大儿分娩史、高龄、肥胖、慢性便秘、经常排便困难、有脱垂的家族史。子宫脱垂经常合并其他脏器脱垂，如阴道前壁脱垂引起膀胱膨出和阴道后壁脱垂引起直肠膨出。脱垂或膨出的部位反复摩擦衣物会发生溃疡和感染。

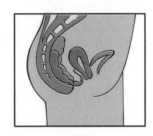 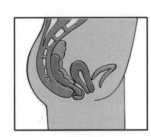 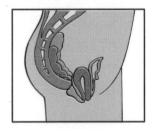

正常子宫　　　　　　子宫Ⅱ度脱垂　　　　　　子宫Ⅲ度脱垂

图5-59　子宫脱垂及分度

1）预防：

➥ Kegel运动。加强盆底肌力，尤其是产后。

➥ 治疗和防止便秘。多饮水、多摄入富含纤维素的食物，如水果、蔬菜、豆类、全谷物类。

➥ 避免负重和正确抬举。在抬举时尽量下蹲后再进行，不要弯腰或弓背抬举重物。

➥ 控制咳嗽。慢性咳嗽和支气管炎一旦发现，应积极治疗。避免吸烟。

➥ 控制体重。根据体质指数了解自己的理想体重，如果需要减肥，应在专业人员指导下进行。体质指数＝体重 / 身高^2。成年人的体质指数小于 18.5 千克每平方米为过低，18.5 ~ 23.99 千克每平方米为正常，24 ~ 28 千克每平方米为过重，28 ~ 32 千克每平方米为肥胖，大于 32 千克每平方米为非常肥胖。

子宫脱垂经常伴随其他盆底疾病，所以需要辅助全套的尿动力学检查来明确复杂的盆底问题。非手术治疗包括 Kegel 运动强化盆底功能、生物反馈训练及通过饮食和健康教育治疗便秘。研究显示大概一半的妇女被口头指导 Kegel 运动后不能有效地执行，需要有康复师帮助，正确地学习，有效地练习。

2）子宫托：一些女性可能会选择这种保守治疗方法。子宫托是由硅胶制成，有不同的形状和型号。经阴道放置在脱垂的脏器下面起支撑作用。85% 的妇科医生和 98% 的泌尿科医生都会建议使用子宫托。子宫脱本身价格不贵，费用主要产生在间断性去医生处检查和副作用的治疗方面。但是会自我管理的患者这些费用会低很多。尽管在减少脱垂症状方面子宫托是有效的，但仍有 20% ~ 50% 的患者在 1 年内并不能坚持连续使用，这也是出现副作用的主要原因。手术治疗的目的是减少盆底症状，恢复阴道和周围器官的解剖结构。不幸的是手术会有并发症，而且手术的费用昂贵，失败率高达 30%。比子宫拖并发症发生率更高、性价比更低。

3）手术：经阴道或腹腔镜下进行盆腔脏器脱垂的修复治疗。微创手术可以让伤口更小且缩短住院时间。在手术前要充分了解手术的必要性和优势，无论选择哪种途径和方式都要同手术医生进行深入沟通。当然了解远期疗效也是很有必要的。脱垂的部位不同，手术方案也会不同。

➥ 后壁脱垂：阴道后壁脱垂经常合并直肠膨出。可把阴道和直肠间的连接组织加固以减少膨出的体积，也可以去除多余后壁组织。

➥ 前壁膨出：常合并膀胱膨出。术者把膀胱上举，通过加固阴道膀胱间的组织来保持膀胱在合适的位置。外科医生也会把多余前壁组织去除。如果患者还有尿失禁的情况，医生可能会推荐进行膀胱颈悬吊术或者用吊带来支撑尿道。

➥ 子宫脱垂：如果没有再生育计划，可以考虑子宫切除。

➥ 阴道穹窿脱垂：子宫切除术后的妇女发生阴道残端或穹窿顶脱垂。这种脱垂也可能合并膀胱、肛门，甚至小肠的膨出。手术可以经阴道或经腹进行。经阴道，外科医生将用子宫韧带固定的方法解决问题，这个方法叫"骶棘韧带固定术"。经腹部可以经腹腔镜或者直接开腹，医生把阴道固定在尾骨处，也可能用补片来帮助支持阴道组织，这个方法叫"骶骨阴道固定术"。关于补片的材料和选择可以同医生沟通，详细了解其有效性和潜在的风险。

请记住手术只是修补膨出的组织，如果这个膨出没有影响患者，则手术是不需要的。脱垂复发是常见现象，因为手术不能修补那些潜在薄弱的组织。

脱垂是盆底组织薄弱产生膨出的结果，就像疝气一样。任何可能改善组织薄弱的方法都可能有助于改善或逆转术后的修复，包括戒烟、治疗慢性咳嗽、应用负压缓解便秘、减重、加强核心和盆底肌力、避免负重、排便时不要紧张。

（3）压力性尿失禁

尿失禁是指非意愿的尿液排出。压力性尿失禁发生在咳嗽、打喷嚏、跑步或负重时，就像在膀胱上施压一样。压力性尿失禁与精神压力无关。压力性尿失禁不同于急迫性尿失禁，急迫性尿失禁是由于膀胱肌肉收缩引起无意识排尿，有急迫的感觉。压力性失禁更常见于妇女。

如果有压力性尿失禁，会觉得很尴尬、很无助，也会限制工作和社交生活，尤其是运动或者放松时。但别担心，这是可以治疗的。

如果有压力性尿失禁，会在以下情况出现漏尿：咳嗽、打喷嚏、大笑、下车、负重、运动、同房时。这些情况下不是每次都会出现尿失禁，但是压力增加就有可能出现无意识排尿，尤其是膀胱内尿液较多时。如果有如上症状且干扰日常活动和社交生活，需要到专科医生处就诊。

1）为什么会发生压力性尿失禁

当膀胱肌肉或其他支持膀胱的组织（盆底肌松弛）和肌肉调节排尿能力减弱时（尿道括约肌关闭不全），会发生压力性尿失禁（图5-60）。膀

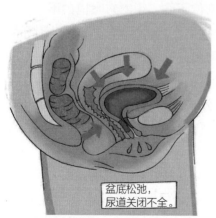

盆底松弛，
尿道关闭不全。

图5-60 压力性尿失禁发生的原因

胱在充满尿液时就会变大。正常情况下尿道的肌肉就像瓣膜一样，在膀胱充盈时保持关闭，防止找到卫生间前发生漏尿。但是如果肌肉力量减弱，任何可能压迫腹部和盆底肌肉的因素都可能让尿液排出。盆底肌和尿道括约肌会因为分娩时损伤了组织或者神经而失去力量。压力性尿失禁就是因为这个原因，产后损伤很快出现或者数年后出现。

2）压力性尿失禁发生的高风险因素

↘年龄：随着年龄的增长，肌力减退，可能出现压力性尿失禁。然而，有些压力性尿失禁可以发生在任何年龄。

↘分娩方式：阴道分娩比剖宫产更容易出现尿失禁。产钳助娩也是压力性尿失禁的高危因素，而头吸助娩则不是。

↘体重：超重者和肥胖者，过多的重量会增加腹部和盆腔内脏器的压力。

↘有盆腔手术：如子宫切除术。

压力性尿失禁患者每天生活都会被打扰，在特殊情况尤其尴尬和被困扰（图5-61）。其会影响工作、社交活动、性生活，扰乱与伴侣和朋友的关系。皮疹和刺激皮肤：被尿液接触的皮肤很可能过敏、溃疡甚至损坏。这一般发生在严重的没有采取措施（如用保湿霜或者尿垫）尿失禁患者身上。

3）诊断依据：病史，体格检查（尤其是腹部和外阴检查），尿样检测排除感染、血

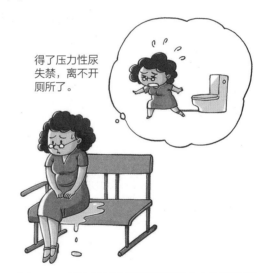

得了压力性尿失禁，离不开厕所了。

图 5-61 压力性尿失禁严重影响个人生活质量

尿或其他畸形，简单的神经系统检查排除盆腔神经问题，尿压力试验观察负压或咳嗽时尿液丢失情况。

4）治疗：医生可能会推荐综合的治疗方案来终止或减轻尿失禁的情况。如果有潜在的危险因素或高危因素存在，如尿路感染，则需要对症处理。

➴ 行为治疗：①盆底肌训练——Kegel运动。有生物反馈技术用以Kegel运动之后可以更明显改善症状。定时定量摄入液体，限定量，但不能引起脱水。避免摄入咖啡因或酒精类饮料，因为饮食刺激会影响一些人的膀胱功能。健康的生活方式为戒烟、减去多余的体重。治疗慢性咳嗽会降低尿失禁的发病风险，同时可以改善症状。②膀胱训练：如果有混合型尿失禁，医生可能推荐有计划地排尿。经常排尿会减少急迫性尿失禁的次数和严重程度。

➴ 药物：在美国没有证据表明药物可以治疗压力性尿失禁。欧洲抗抑郁药多罗西汀（千忧解）被允许使用。一旦停药，症状会快速反弹。恶心是最常见的副作用，这个副作用可导致患者不得不停止服药。

➴ 器械：阴道托，专门用于尿失禁的托，像圆环，有两个小球，可以放置在尿道两边。其有助于支撑膀胱底，防止漏尿，尤其是膀胱脱垂时。如果不想手术，这是一个不错的选择。这个托需要每天取出清洗。一般都是那些有盆腔脏器脱垂的患者在使用。

➴ 尿道垫：一小块像卫生棉条一样的一次性器械放置在尿道里来阻止尿液漏出。通常用于在特殊活动中防止漏尿，其不能连续使用超过24小时。尿道垫一般用在强度大的活动中，如反复举重、跑步、打网球等。

➴ 手术：有改善尿道括约肌的关闭或支撑膀胱颈的功能。

a.注射膨大剂：合成多糖或者凝胶可以被注射入尿道上部的组织里。这些材料可以膨大尿道周围组织改善括约肌闭合功能。因为这个技术相对无创，其可用在其他手术前。然而不能做到持久修复，大部分患者需要多次注射。

b.耻骨后阴道悬吊术：这个技术可以在腹腔镜下或开腹下完成，可把韧带缝到骨头上，从而举起膀胱颈和尿道上部周围的组织。

c.吊带术：最常用的治疗方法。外科医生用患者自己的组织、合成材料（补片）、动物或者捐赠者组织来创建一个吊带或吊床支撑尿道。

（4）盆底肌异常

1）盆底肌异常会造成的危害

➴ 盆底肌力下降、肌肉松弛；

➴ 盆底的支撑、括约功能和性功能下降；

⤡ 影响分娩，不利于胎儿顺利娩出；

⤡ 易发生盆底功能障碍性疾病；

⤡ 导致夫妻性生活不和谐，性生活满意度降低。

因此，一定要做好盆底保健，坚持盆底肌功能锻炼！

2）盆底肌锻炼的意义是什么

⤡ 帮助准妈妈训练盆底肌肉，有助于分娩，缩短产程；

⤡ 提高性生活满意度，促进性生活和谐，增加性高潮快感；

⤡ 保证日常生理活动的正常进行，如排尿、排便、性生活；

⤡ 预防或改善盆底功能障碍性疾病；

⤡ 提高生活质量，促进身心健康。

3）哪些情况提示盆底肌需要锻炼

分娩后阴道松弛，性快感缺失、性高潮质量下降，咳嗽、打喷嚏时漏尿，大便失禁，便秘，盆腔脏器（子宫、膀胱或直肠）脱垂等。

4）如何进行盆底肌锻炼

在医院可以选择以下方式：

⤡ 低频电刺激：纯被动盆底肌锻炼方式，促进盆底肌肉血液循环，重塑神经通路，增强肌力；

⤡ 肌电触发电刺激：主被动结合的盆底肌锻炼方式，要求患者也要"动"起来，加速盆底肌的恢复；

⤡Kegel 训练：在仪器的指导下，学会如何正确训练盆底肌，帮助患者在家中也能正确进行盆底肌的锻炼；

⤡ 生物反馈：借助仪器通过不同方式的训练，提高盆底肌训练的准确度、精确度及肌力；

⤡ 膀胱训练（行为治疗）；

⤡ 中医方法（补气的中药、艾灸）；

⤡ 物理手法对骨骼、肌肉、脏器的调整。

5）Kegel 运动

Kegel 运动可以防止和控制尿失禁及其他盆底问题。其可以通过加强盆底肌力，来支撑子宫、膀胱、小肠及直肠。Kegel 运动也叫盆底肌力训练。

⤡ 首先需要了解这个运动对患者意味着什么

许多引起盆底肌力减弱的因素，包括妊娠、分娩、手术、年老、便秘、慢性咳嗽带来的额外腹压及体重超标。如果有如下情况，这个运动将对身体有益：①在打喷嚏、大笑或者咳嗽时出现漏尿（压力性尿失禁）；②在排尿前会有强烈而急迫的尿意（急迫性尿失禁）；③漏粪（大便失禁）。在妊娠和产后也可以通过做这个运动来改善漏尿症状。但是这对于那些有严重漏尿情况的妇女帮助不大，对于那些膀胱充盈引起漏尿（充溢性尿失禁）的妇女也是没有帮助的。

📎 如何进行 Kegel 运动来收缩和放松盆底肌（图 5-62）

a. 找到正确的肌肉。在排尿时停止排尿就可以辨识盆底肌在哪里。一旦知道盆底肌的位置，就可以自如地去训练。当然躺下训练是最容易感觉盆底肌的。

b. 完善技巧。做运动时，要想象自己坐在弹珠上，用盆底肌去举起这个弹珠。每次持续 3 秒，然后放松 3 秒。

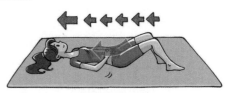

重复 10 次

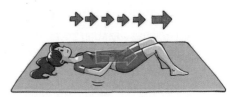

凯格尔（Kegel）运动，又称骨盆运动。

图 5-62 Kegel 运动

c. 专注。最好的训练是专注于缩紧盆底肌。注意不要让腹部、大腿或者臀部肌肉收缩。避免屏气。相反，在训练时要自由顺畅地呼吸。

d. 每天重复 3 次。目标是每天 3 次，每次 10 组。

e. 不要养成习惯用 Kegel 运动来开始和停止你的排尿。做这个运动一定是排空膀胱后，否则会增加尿道感染的风险。

📎 什么时候做 Kegel 运动呢

每天规律的时间最好。可以选取任何时间认真完成，既可以是坐在桌子前，也可以是在长椅上放松的时候。吃饭、走路、慢跑、坐车、游泳、瑜伽、做家务、工作的时候都可以锻炼，只要你愿意，只要想，随时随地都可以。

如果在运动期间有任何问题，千万别因为尴尬而放弃寻求帮助。医生会给出重要的反馈来帮助纠正练习。在一些病例中，阴道哑铃或生物反馈也有帮助。

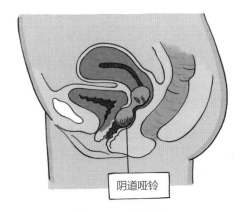

图 5-63　阴道哑铃

↘什么时候可以有效果

如果规律地做 Kegel 运动，可以在几周或者几月后期待不漏尿或者少漏尿。把这项运动作为每天日常活动，就会收到更长久的效果。

6）盆底肌肉康复器

俗称"阴道哑铃"或"缩阴哑铃"，有人称之为盆底肌肉康复器或缩阴球（图 5-63），用于锻炼女性阴道肌肉、加强盆底肌和生殖器官的功能恢复及预防女性盆底功能障碍性疾病，如常见的尿失禁、盆腔脏器脱垂。

其是由防水耐用的硅胶制成，每次使用前后均需要清洁消毒。采取半卧位时将阴道哑铃放入距阴道口 2 厘米位置，收缩盆底肌肉，感觉到阴道哑铃在上升，表明所放位置正确，适应保持，然后尝试进行坐、行走、爬梯等锻炼方式，每次 15 ～ 20 分钟。

市场上的阴道哑铃种类繁多，专业的阴道哑铃应该由若干个不同重量的哑铃组成，这样对已经患有或希望预防盆底功能障碍性疾病的人群才能起到循序渐进地锻炼盆底功能的效果。具体评估和选择需要请专业的医师进行指导。

7）盆底肌锻炼的注意事项

↘盆底肌收缩时勿深呼吸，请保持正常呼吸或说话状态。

↘训练过程中，如感觉腰部肌肉酸痛，说明训练的方法或肌肉不对，需再次寻找盆底肌的位置。

↘循序渐进地训练。一开始时间太长可能会引起肌肉的过度疲劳。

↘盆底肌刚开始锻炼的时候，可能会有些不习惯。只要坚持一个星期、一个月、三个月，就会自然将其变成为生活中的一部分，就如每天早晚护肤一样简单和自然。

（朱　虹）

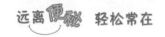

四、便秘相关心理学问题及干预

1. 慢性便秘会导致焦虑抑郁症吗

慢性便秘是常见的胃肠道疾病之一，其主要临床表现为排便次数减少、排便费力、大便干硬等。日常所说的慢性便秘多属于功能性便秘，常无器质性或结构性病变证据，其发生与多种因素有关，并且会受到患者的情绪、应激、睡眠障碍等精神心理的影响。现代医学模式已经转化为"生物 - 心理 - 社会医学模式"，因此与疾病相关的心理精神因素越来越受到重视。

绝大部分精神病患者不存在便秘问题。然而，存在一些与便秘相关的精神性疾病，包括焦虑症、强迫症、抑郁症、饮食异常、精神发育迟缓等。临床工作中遇到的精神疾病导致的慢性便秘，虽然有一部分是由于服用精神类药物引起的，然而大多数就诊患者反而是由于长期便秘引起了精神症状。其主要表现为主诉症状复杂多变，患者过度关注或担忧自己的症状。目前研究已经证实，便秘症状长期持续存在会影响患者的精神心理状态。躯体和精神相互影响，心理疾病可导致胃肠功能紊乱，便秘症状严重而肠道传输功能正常的患者常伴有更多的心理问题。临床上慢性便秘可导致的精神疾病主要是抑郁症或焦虑症。

抑郁和焦虑是便秘患者常遇见的精神症状，抑郁症主要表现为心情抑郁或对生活、工作失去兴趣，缺乏快乐，甚至悲观厌世，严重者可出现幻觉、妄想等，上述症状至少持续 2 周。焦虑症主要表现为以不切实际地或过度地担忧各种生活问题为特征的一种慢性病，表现为精神紧张、自主神经功能亢奋、过度警觉，甚至产生自主神经功能失调症状，如心悸、手抖、出汗、运动性不安等。但须排除甲亢、咖啡因中毒等原发病，常持续 6 个月或更长时间。

抑郁症和焦虑症也是便秘的病因，抑郁和焦虑本身可能不直接引起慢性便秘，但患者经常担心便秘症状的复发以至于其过着不健康的生活方式，这种压力诱使便秘复发。国内文献报道，住院精神病患者便秘发生率为 57.14%，抑郁症患者便秘发生率为 64.71%。据报道，功能性便秘患者的神经质、抑郁、焦虑、负性生活事件分值显著高于无便秘者。朴龙范在便秘患者抑郁的相关因素调查分析及护理对策的研究中观察到：

延边地区 69% 的年龄在 18 ~ 60 岁、已检查出的器质性疾病及重大生活应激事件的便秘患者具有抑郁症状,而女性便秘患者抑郁倾向心理障碍者占比高于男性便秘患者。

广东省的调查发现,工作压力大者慢性便秘患病率明显高于健康人群。研究也发现,抑郁、焦虑患者便秘发病率高于健康人群。李学峰等对 23 例出口梗阻型便秘患者和 11 例健康志愿者进行肛门直肠动力学检查,并以汉密尔顿抑郁量表进行精神心理因素测评,结果发现精神心理障碍程度与模拟排便时肛门括约肌肌电图电压(反映肛门括约肌舒缩协调性)、肛管静息压呈正相关。以上研究均提示精神心理因素与便秘的发生存在密切联系,精神心理因素和生活应激事件可致胃肠功能紊乱,从而引起或加重便秘。

慢性便秘引起精神疾病的原因尚不清楚,可能与慢性便秘患者对排便的频率、时间、治疗等方面极不满意有关,还可能与病程较长(有的甚至达 30 ~ 50 年)、病情较重、长期使用药物、疗效甚微致使患者对自己所患疾病逐渐产生担心和严重焦虑有关。很多慢性便秘患者会诉说其由于便秘而感到困扰、紧张、心烦意乱、自信心下降等。大多数便秘患者会反复往返于各个医院的内外科、中医科之间就诊,不断选用各种不同药物,只为寻求一个能保持每天 1 次甚至多次大便的药物,从而达到心理满足。甚至有的患者只有当口服药物后几小时内排便了,才认为服用的药物有效。固执的强迫心理严重影响了便秘的治疗效果,成为了便秘加重和慢性迁延的重要因素。

总之,心理因素与胃肠动力、感觉通过脑肠轴产生相互影响。来自于体外的刺激或肠内产生的信息通过神经链接与高级神经中枢相连,影响胃肠感觉、动力、分泌等。因此慢性便秘可能会引起抑郁症和焦虑症,而心理行为干预联合促动力药物治疗有助于改善便秘患者的心理状态、缓解便秘症状、提高患者的生活质量。

2. 怎样预防便秘患者的心理疾病

慢性便秘患者,由于长期经受排便困难所带来的一系列病痛的折磨,逐渐会产生一些心理疾病。如何做到早期预防,对患者生活质量和便秘本身的治疗效果都有重要意义。

卢建军等人研究发现健康教育是预防的基础和关键。慢性便秘患者多数长期依赖药物,有些患者年老体衰,自理能力差,加之疾病的困扰，容易产生急躁、焦虑、自卑、抑郁等心理变化。因此，做好思想疏导工作，了解其饮食习惯和心理需求，在取得信任与合作的基础上，开展安抚和疏导工作。反复强调慢性便秘的可治性，增强患者的信心，使其保持积极向上的心态。应鼓励患者参加各种健身运动、生活实践活动，培养乐观情绪，分散对疾病的注意力，摆脱不良情绪。

对社区人群进行疾病的认知教育也十分重要，其能激发患者的主观能动性，提高其防治依从性，强化其自我管理。主要内容包括：

（1）让人们明白保持大便通畅的重要性，养成良好的排便习惯，鼓励养成每天在一定时间进行排便的习惯；

（2）去除错误观念，人群受社会、经济、文化及家庭饮食习惯的影响，排便习惯各不相同，应向其解释每周 5～12 次排便表示排便状况无异常，均属正常；

（3）防止有意识性的抑制便意，有便意时不要故意忽视，应保持良好的排便环境和姿势；

（4）出现便秘应及时就诊，防止自行滥用泻药或漏诊，让人们明白，长期应用泻药可扰乱正常的排便反射，加重便秘。

现代生活节奏较快，饮食结构也发生了较大改变。饮食结构失调不仅可以引起便秘，也是心理疾病的病因之一。研究发现合理饮食或全面饮食可能有助于预防心理疾病，一定程度上可减轻便秘引起的心理疾病的发病风险。为了预防便秘引起的心理疾病，该如何饮食？主要有以下建议：

（1）饮食应适量并富含膳食纤维，健康的食谱中，应以蔬菜、水果、五谷、豆类、坚果为主，以肉、奶、蛋为辅。植物性食物因含纤维素多，消化快速，消耗能量少，消化过程中产生毒素少，排泄又快，所含的热能较低不易导致肥胖，有助于健康。并且水果、谷物及坚果中含有丰富的维生素和镁元素，可以较好地提高脑神经敏捷性，使人精神饱满、心情舒畅。

（2）应摄入足量水分，每日清晨饮 1 杯温开水，夏天流汗多应及时补充水分。

（3）酌情进食油性的食品，如黑芝麻、胡桃仁、花生仁、蜂蜜等。但要注意过多的高脂肪饮食是不健康的。

（4）乳酸菌能够促进大肠内益生菌的增殖，故建议每天摄入 1 杯酸奶。研究发现，肠道微生物也可影响肠道、大脑功能，在焦虑症、抑郁症等精神心理疾病的发生发展中发挥一定的作用。

（5）不宜偏食挑食，长期饮食偏食者可引起机体营养失调，甚至诱发便秘，如嗜酒、含咖啡因的饮料、辛辣刺激食物及温补助阳食物容易引起便秘，应尽量减少或避免。

心理学问题目前被认为是慢性便秘健康影响的一部分。一旦怀疑患有精神性疾病，应进行仔细的精神病和精神生理学评估。应与精神病学专家密切合作治疗，精神病学干预不仅有助于诊断或治疗便秘，同样可帮助患者正确对待治疗结果，更好地帮助患者解除病痛。

3. 便秘患者的心理状态评估与诊断

对于标准治疗无反应及许多细微的体征也可使医生转向考虑心理因素问题。例如，合并慢性焦虑症患者可能总是手掌潮湿、皱眉、讲话快而易中断或集中力差；强迫观念的患者可能表现为持续性书写、抱怨，并担忧小的细节；感觉"日子很糟"，不满意，对环境无兴趣，言辞充满绝望或无助可能是抑郁症患者就诊的通常表现。临床医师在诊治患者的过程中，可能会逐步认识到患者并存的精神性疾病症状。例如，患者对评估和治疗表现出不合理的愤怒，要求或努力延长诊疗时间，频繁的电话询问，其焦虑或关心扩大到其他个人问题。医生可能被迫卷入患者生活。当然，并不是所有慢性便秘患者合并上述问题都说明存在精神性问题，但此时医生应当重视对患者心理状态的评估与诊断。

但是在诊治过程中怎样对心理因素问题进行进一步评价或治疗，是个值得注意的问题。不恰当的安排会令患者失去对医生的信任，干扰甚至中断诊治，不及时对需要帮助的患者进行精神性评估和治疗，无法获得满意的治疗效果。为了解决这个难题临床医生可以这样做：

在短时间的就诊过程中不宜向患者直述"我想你需要看一下精神病医生"。尽管人们目前已经从媒体或生活中了解一些心理疾病常识，一些患者症状严重得足以令其愿意尝试任何可能帮助其恢复健康的事情。但现实中许多人仍会有意回避或极力否认存在这方面问题，会抵制任何涉及"他可能合并精神疾病"的暗示。此时医生应采取迂回婉转的问询方式，尽量以开放式的问题给予患者表述的空间，耐心倾听并适时予以理解和同情，注意从患者的表述中获取相关信息，并以此为契机深入询问。比如：您是怎么看这个（便秘）问题的？这个病（便秘）对您有什么影响？如果患者的回答是："便秘让我死的心都有了"，或是："今天我要是不排便，这一天内我什么事也干不了了"，提示患者对便秘过度关注，对便秘采取的应对方式有问题，可能存在抑郁（想死）或焦虑（着急）情绪。进一步询问："您为什么会有这样的担心？您希望医生能帮您做什么？最近生活工作的情况（紧张、劳累、压力、心情、睡眠等）？"在这组询问过程中，往往能发现心理障碍常见的一些核心症状，例如：情绪低落、心情恶劣、兴趣丧失、紧张焦虑、内疚自责、过分担忧害怕、睡眠障碍、自制力弱、自杀观念和行为、社会功能丧失等。经过这样的交流，医生也能和患者建立积极的医患关系。

既使患者信任医生，被介绍给精神病医生的过程仍是一个尴尬的、不适的经历。因此诊疗团队中包含一个精神病医师，常规评估患者精神因素，可避免这种尴尬情况的发生，也能避免漏诊、误诊。目前国内的医疗框架下内外科临床医生掌握基本的评估方法，必要时请专科医师会诊也是比较可行的方法。医生可以根据患者对病情讨论内容的理解和反应选择一些常用的量表和必要的胃肠功能检查使患者进一步了解自己的胃肠道症状和精神心理状态的关系。

在进行精神评估前，最好能取得患者家属的信任和配合，使家属对患者的病情有正确认识和支持，指导家属帮助患者积极配合治疗。下一步再进行评估，一旦安排精神病性评估，应包括心理测量、精神病生理学描述、与精神病医生会面等。对内外科医生来说，最为实用的工具就是各种评估量表，但是要注意各种量表的适用对象，临床常用的有焦虑、抑郁自评量表，其使用方便，但是需要受试者具有一定的文化水平和主观上的配合。汉密尔顿焦虑、抑郁量表，需要医生评定，获取的信息较为客观准确。但是应当注意的是，这些评估结果可以用来作为选择抗焦虑/抑郁治疗的参考、比较治疗前后的变化，但不能作为精神心理疾病的诊断工具。

总之，对于慢性便秘合并精神心理障碍的患者，应注意识别，避免漏诊，建立良好的医患关系，全面评估合并精神疾病的严重程度情况，选择最优的治疗方案，最大程度的帮助患者治疗疾病。

（杨　卓）

第六章

长期便秘后身体会有哪些改变

长期慢性便秘以后，身体会有什么样显而易见的改变呢？这些身体形体上的改变会不会引发其他疾病呢？通过对日常临床工作中的观察，现对其中较为常见的形体改变及其原因做一个简单介绍。

一、臀沟变浅

长期慢性便秘的患者，来医院就诊时常常可以观察到臀沟变浅（图6-1），排便时臀沟变浅更加明显。广大的读者可能就会提问：为什么长期便秘的患者会出现臀沟变浅呢？而且在排便时臀沟变浅会更加明显呢？这其中的原因包含着什么样的解剖学改变呢？又是否伴随着其他疾病呢？下面就对以上几个疑问做一简单的阐述。

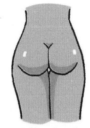

臀沟深度正常　　　臀沟深度变浅

图6-1 正常臀沟（左）和臀沟变浅（右）

首先来认识一下正常情况下的盆底解剖。骨盆前方是耻骨联合下缘，后方是骶骨、尾骨，两侧方是耻骨降支、坐骨升支及坐骨结节。盆腔内的器官由前向后依次为膀胱、子宫阴道（女性特有）、直肠，在其两侧和后方借助一对融合的肛提肌维持于盆腔内。盆底肌肉中，肛提肌起着最为重要的支持作用。肛提肌是一组两侧肌肉对称，向下向内聚集成一个上端宽大下段狭小漏斗状，肛提肌分为耻尾肌、髂尾肌、坐尾肌。盆腔内筋膜在两侧聚集形成韧带，主要有主韧带、阔韧带（女性）、耻骨尿道韧带，对盆腔有很强的支持作用。

长期便秘导致腹腔内压增高、盆腔支撑结构发生改变，造成身体显而易见的改变就是臀沟变浅，其中包含的解剖学改变有以下几种。

1. 会阴下降

长期便秘，排便困难过程中对神经肌肉产生持续性损伤；十月怀胎和生产过程对盆底肌肉的创伤或神经损伤；随着年龄增长盆底神经肌肉的退化；中年以后性激素水平下降导致结缔组织退变松弛。以上种种原因导致会阴下降（图6-2），由此产生臀沟变浅。

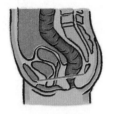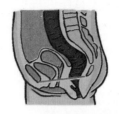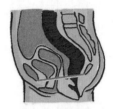

排便时正常会阴水平　　排便中出现直肠前壁黏膜脱垂　　排便中会阴异常降低

图6-2　会阴下降示意图

反过来会阴下降又会产生以下改变：①牵拉损伤阴部神经、骶神经根，而阴部神经主要的作用是支配肛门外括约肌（皮下部、浅部、深部），骶骨神经的作用是支配耻骨直肠肌；②直肠壁感觉功能下降，直肠壁张力降低；③内脏神经损伤，而这些内脏神经与便意的产生及直肠的反射收缩功能有关。

会阴下降的治疗在此只做简单描述：①保守治疗：多饮水、多摄入富含纤维素的食物，服用缓泻剂；②生物反馈治疗；③手术治疗：盆腔悬吊手术。

2. 盆底疝（图6-3）

长期慢性便秘的患者腹腔内压增高，导致盆腔支撑结构发生改变，如果同时伴随一些其他原因，会导致发生盆底疝。①解剖学因素，乙状结肠冗长、活动度过大、子宫前倾、骨盆过于宽大、韧带松弛、肠系膜

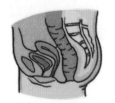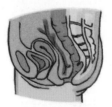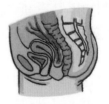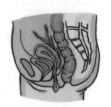

正常盆底腹膜　　直肠型盆底腹膜疝　　间隔型盆底腹膜疝　　阴道型腹膜疝

图6-3　盆底疝

过长等。这些因素造成肠管较容易疝入陷凹内；②盆底松弛，长期排便困难导致盆底神经、肌肉的损害，进而造成盆底松弛、直肠凹陷变深；③年龄增长、肥胖、多次妊娠及生产也会造成盆底松弛；④部分患者因先天性发育中直肠凹陷未完全融合；⑤妇科手术如经阴道、腹腔子宫切除术，导致盆底支撑薄弱。

盆底疝会使会阴下降更加严重，疝内容物和下降的会阴导致臀沟变浅。

反过来盆底疝也会导致便秘，其导致便秘的原因归纳如下：①盆底疝内容物对直肠前壁产生压迫，对排便过程产生了阻碍作用，且越使劲排便，疝内容物突出越多，对排便的阻碍作用越大，导致排便过程更加困难；②盆底疝内容物将直肠挤压到了骶骨表面，使粪便阻于直肠、乙状结肠交界以上，冗长、迂曲的乙状结肠也对排便产生了阻碍作用，使排便变得困难、导致慢性便秘；③乙状结肠过于冗长、迂曲，乙状结肠系膜过于冗长，当其疝进入直肠陷凹内可能导致乙状结肠扭曲成角，使粪便更加不易通过。因此盆底疝是出口梗阻型便秘的重要原因之一。

对盆底疝的治疗是肛肠外科比较专业的知识，这里只做非常简单地介绍：①保守治疗：包括多饮水、多摄入富含纤维素的食物、胸膝位提肛锻炼、理疗、骶神经刺激治疗等；②手术治疗：手术治疗主要是消除盆底疝的解剖学因素，如经腹部修补肠疝、经阴道子宫切除或阴道会阴成形术时经阴道肠疝修补术等。

二、子宫、阴道及尿道脱垂，直肠前突，直肠脱垂

如果在上述解剖学改变的基础上，进一步发展，可逐渐出现子宫、阴道及尿道脱垂，直肠前突，直肠脱垂。

临床工作中，常常观察到长期慢性便秘的女性患者存在不同程度的子宫、阴道、直肠脱垂，用力排便时尤为明显，严重者查体甚至可以观察到阴道壁脱垂、子宫颈部外露、严重的直肠脱垂等问题。那么广大读者可能会问：是什么原因造成了以上形体学上的改变？这些改变会带来什么危害呢？这些形体上的改变和长期便秘又有什么样的关系呢？有没有好的预防建议呢？下面就子宫、阴道及尿道脱垂，直肠前突，直肠脱垂做一个简单地阐述。

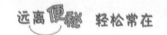

妇科盆腔支持缺陷性疾病

首先简单描述一下盆腔脏器的解剖（图6-4）：盆腔内的器官由前向后依次为膀胱、子宫和阴道、直肠，在其两侧和后方借助一对融合的肛提肌维持于盆腔内，肛提肌分成耻尾肌、髂尾肌、坐尾肌。盆腔内筋膜在两侧聚集形成韧带，主要有主韧带、阔韧带及耻骨尿道韧带，这些韧带对盆腔有很强的支持作用。

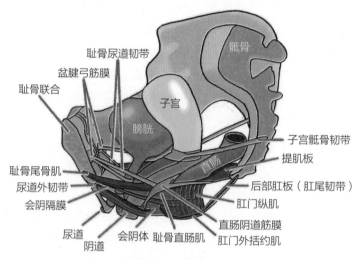

图6-4 盆底解剖图

盆底支撑结构的功能状态和肠道功能密切相关，女性因为盆腔相对宽大，且可能因为妊娠、生产导致盆底支撑结构松弛，出现盆腔支持性缺陷疾病。其主要表现为子宫、阴道及尿道脱垂和阴道后壁膨出（直肠前突或直肠脱垂）。下面就子宫、阴道及尿道脱垂，阴道后壁膨出分别做简单阐述：

（1）子宫、阴道及尿道脱垂

长期慢性便秘的患者腹腔内压增高，如果同时伴随以下原因，容易导致盆腔支撑结构发生改变。①盆腔脏器和会阴部手术史，可能导致盆底支撑结构薄弱；②盆底松弛，长期排便困难导致盆底神经、肌肉的损伤，进而导致盆底松弛；③年龄增长、肥胖、多次妊娠及生产也会导致盆底松弛；④部分患者先天性发育中盆腔韧带（如主韧带、阔韧带、肛提肌等）、盆底支持结构异常。上述原因导致盆腔支持缺陷，可导致阴道、子宫、尿道脱垂（图 6-5）。

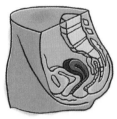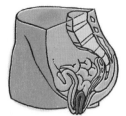

正常盆底　　　　　　　子宫脱垂

图 6-5　子宫脱垂

反过来子宫、阴道及尿道脱垂也会导致便秘，其导致便秘的原因归纳如下：①脱垂的子宫、阴道及尿道对直肠前壁产生压迫，对排便过程产生了阻碍作用，且越使劲排便，子宫、阴道及尿道脱垂越严重，对排便的阻碍作用越大，导致排便过程困难；②子宫、阴道及尿道脱垂将直肠挤压到了骶骨表面，使粪便阻于直肠、乙状结肠交界以上，促使排便困难，导致慢性便秘。

（2）直肠前突

直肠前壁和阴道后壁的疝，即直肠前壁的一部分向阴道方向突出，称之为直肠前突（直肠膨出，图 6-6）。在临床工作中常常遇见因排便堵塞感就诊的患者，这一部分女性患者常常被确诊为直肠前突。直肠前突是怎么发生的呢？和便秘是一种什么样的关系呢？

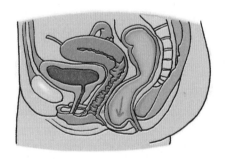

图 6-6　直肠前突

直肠前突发生的原因归纳如下：①性别：女性尿生殖三角区的肌肉筋膜不坚韧，骨盆出口宽而大。直肠和阴道之间存在一个隔，内有肛提肌、耻骨直肠肌的前中线交叉纤维组织及会阴体，称之为直肠阴道隔，直肠阴道隔与直肠前突的发生有密切的关系。②年龄：女性随着年龄的增加，特别是在绝经期，全身的弹力纤维减少，直肠阴道隔和会阴伸展开时，无法恢复，就会导致直肠前突的产生和进展。③分娩：反复的妊娠和生产与直肠前突的发生有直接关系，特别是与生产次数、生产过程、胎儿大小等密切相关。④肛门、会阴部手术史：肛门部良恶性疾病手术史和盆底、盆腔手术史均可能影响直肠前突的产生。⑤排便习惯：由不良饮食习惯导致饮食中纤维素不足等引起便秘，大便干燥、增粗，排便费力，会阴和直肠阴道间隔遭受长期的连续创伤，在排便冲击力的持续作用下，逐渐形成直肠前突。⑥盆腔松弛：盆腔松弛导致牵拉损伤阴部神经、骶骨神经根，而阴部神经主要的作用是支配肛门外括约肌（皮下部、浅部、深部），骶骨神经的作用是支配耻骨直肠肌。直肠壁感觉功能下降、直肠壁张力降低。内脏神经损伤，而这些内脏神经与便意的产生和直肠的反射收缩功能有关。以上种种原因综合作用，导致直肠前突产生。

直肠前突诊断常常依靠影像学检查：①排粪造影：可以同时显示盆底脏器、盆底形态及功能，可以动态显示直肠前突的形成、排空过程，并可以直观测量直肠前突的深度和长度，为直肠前突的诊断提供有效依据。②直肠动态摄影：可以精确测量排便过程中直肠前突的变化，能精确测量直肠前突的大小、深度。

在相关章节详细介绍治疗方式，这里只简单地介绍一下。①生活方式疗法包括多饮水、多摄入富含膳食纤维的食物；增加体育运动，改善胸、腹、膈肌的力量；腹部按摩，养成定时排便的良好习惯；②生物反馈治疗对部分患者症状改善有效；③手术治疗：主要有 Block 手术、直肠黏膜切除绕钳缝合修补术、Sehapayaks 手术、直肠黏膜切开修补术、Khubcandani 手术、经阴道切开直肠前突修补术（具体做法见手术治疗部分）。

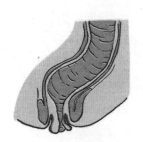

直肠部分脱垂

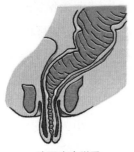

直肠完全脱垂

图 6-7 直肠脱垂

（3）直肠脱垂

长期慢性便秘的患者，时常同时存在不同程度的直肠脱垂，尤其是排便后尤为严重，甚至出现直肠脱垂嵌顿，并且较多的患者是因为直肠脱垂而到医院就诊。直肠脱垂是一种直肠黏膜层或直肠全层套叠入直肠腔脱出肛门外的一种疾病（图 6-7）。广大的读者可能会提出疑问：直肠脱垂是怎么发生发展的呢？其和便秘有什么样的关系？便秘会加重直肠脱垂吗？直肠脱垂会加重便秘吗？那么下面就以上的疑问，做一个简单地阐述。

至于发生直肠脱垂的原因，目前无公认的理论来解释，但可能有以下几点可能的原因。①长期慢性便秘：便秘的患者排便困难、大便干结，干结的大便对直肠产生持续的扩张力，导致直肠黏膜松弛延长，排便过程黏膜下垂脱出，下垂脱出的黏膜又进一步阻塞直肠而导致排便困难，从而形成恶性循环。②妊娠和生产：一部分专家认为女性在妊娠和生产过程中，因为胎体对盆腔直肠的压迫，直肠黏膜慢性缺血，导致肠管黏膜松弛下垂。③盆底松弛学说：一部分专家认为直肠周围没有有效的固定组织，腹腔压力传导导致直肠脱垂的发生。④肠套叠学说：部分专家认为直肠脱垂是一种特殊类型的肠套叠，由于慢性便秘、慢性咳嗽、排尿困难等导致腹压增加等的反复作用，直肠或乙状结肠套叠于远端肠管内，严重者脱出肛门外。⑤滑动疝学说：某些专家认为直肠脱垂的解剖基础是盆底的缺陷，冗长的乙状结肠堆积在盆底缺陷的较深的一个囊袋内，腹腔压力长期增加导致腹膜返折部分的直肠压迫于直肠较宽敞的壶腹处，久而久之，直肠脱垂出肛门口。

分析以上学说及可能的发病原因，不难发现便秘导致的腹压增加加重了直肠脱垂的发生，直肠脱垂又加重了便秘的症状，久而久之形成了一个恶性循环。

治疗主要分为非手术治疗和手术治疗，在此只做简单的介绍。

非手术治疗包括：①饮食调整：多饮水，多摄入富含膳食纤维的食物。②建立良好的排便习惯，让患者了解过度用力不但无助于排便，而且会加重直肠脱垂的进展。因此应该避免过度用力排便和排便时间过久。③提肛运动，通过提肛运动的锻炼，加强盆底支撑，有助于延缓直肠脱垂的发展，可使排便顺畅。

这里只罗列一下目前临床工作中常用的手术方式（后续章节会有详细介绍）。常见的手术治疗方式包括：①直肠黏膜下和直肠周围硬化剂注射；②直肠黏膜套扎法；③直肠膜黏间断缝扎加高位注射术；④直肠减容术，包括 Delorme 术、多排直肠黏膜结扎术等；⑤改良 Delorme 术；⑥经肛门吻合器直肠切除术（STARR 术）；⑦ Altemeier 术等。

三、肛门括约肌变紧

临床工作中，慢性便秘患者常常向医师反映感觉肛门口狭窄。仔细查体后发现部分慢性便秘患者存在肛门内括约肌痉挛，指诊呈一个环形的箍（图 6-8），时常还伴随混合痔、肛裂等肛周良性疾病。下面就简单分析一下为什么会存在这种情况，以及如何预防。

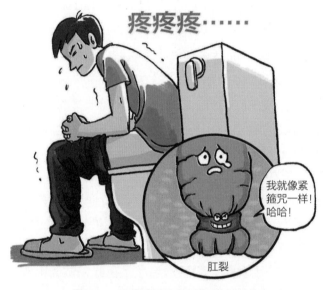

图 6-8 肛裂患者肛门内括约肌痉挛

可能的原因：①长期、慢性便秘，大便干结而粗，通过肛直环时对耻骨直肠肌肉、肛门内括约肌产生损伤刺激，长期以往，导致耻骨直肠肌、肛门内括约肌痉挛；②长期使用泻药，可能也诱发了肛门内括约肌痉挛；③长期便秘、排便困难导致了肛裂的产生，同样可以导致肛门内括约肌痉挛。

广大便秘患者应该正确认识便秘，认识到排便困难的发生、发展规律，正确对待。多饮水、多摄入富含膳食纤维的食物，积极至肛肠外科就诊，配合医师进行药物、生物反馈等治疗。

（蔡张愉）

| 第七章 | 影像科有哪些针对便秘患者的检查手段 |

便秘，传统意义即粪便干燥，排便困难且次数少。便秘也可能是由自身原因所致，比如不良的生活习惯（少运动、少喝水、排便不规律等）和饮食习惯（少蔬菜、少水果、多食肉等）。但在经过改善生活习惯和调整饮食结构一段时间后，仍不能改善便秘的症状，可能就不是简单的便秘了，可能是由功能性或器质性病变所致，且往往是慢性便秘。

便秘既可能是一种单纯的疾病，也可能是多种疾病的一个症状。要排除和确定这些潜在的功能性和器质性病变，就应该到医院相关的专科进行检查。检查便秘的方法有很多种，除相关专科的检查和内镜检查外，影像学检查是必不可少的检查方法。

由于对便秘的影像学检查方法十分陌生或不了解，或因为此项检查的私密性问题等，患者常常对此项检查带有抵触情绪或恐惧感。部分患者会放弃进一步的影像学检查，或者无法积极正确配合影像科医生的检查，导致检查结果不准确。那临床上用于便秘的影像学检查方法有哪些呢？下面针对这些检查做一详细的解说。

目前用于检查便秘的影像学检查方法主要包括排粪造影、动态 MRI 和结肠传输试验。

1. 排粪造影

排粪造影是在受试者排便时，对肛管直肠部及盆底进行动静态观察的一种 X 线检查方法，简便易行，安全有效。既可了解肛管和直肠的形态，也能用于排查肛门直肠部和盆底肌的结构和功能异常，还能发现其器质性病变。是一种比传统的钡灌肠、临床查体及内镜检查更为敏感的方法。为了更全面地评估大便时直肠、膀胱、子宫、阴道及盆底的相互关系和动态改变，设计了四重排粪造影和动态四重排粪造影。改进的这两种造影除了在直肠内灌注造影剂外，还需要在腹腔内和膀胱内注射造影剂，在阴道内放置造影条，在排便过程中可以更好地辨别这几个脏器的相对位置，使评估结果更准确可靠，利于治疗方案的正确制订。

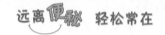

2. 动态 MRI 排粪造影

动态 MRI 排粪造影于 1991 年开始用于直肠肛门功能检查，由于快速成像序列的应用，一次性检查可全面评价盆腔脏器脱垂情况和盆底形态。MRI 对软组织分辨率高，可清晰显示各器官组织结构，具有无辐射等优点，而且近几年 MRI 技术也有了较快的发展。但由于仰卧位检查不符合人体正常排泄生理、对肛门直肠功能性疾病诊断敏感性低等原因，临床应用尚有一定的局限性。

3. 结肠传输试验

结肠传输试验是通过口服不透 X 线的标志物（拍片能看到的）来测量胃肠通过时间的方法，自 1969 年应用以来已逐渐被接受。由于标志物体积小、质量轻、不吸收、无不良反应、不干扰胃肠的消化和转运，且能反映生理状态下的胃肠通过功能，方法简单，受试者易于接受，便于推广。但由于目前尚无统一的操作规范和公认的评判标准，还需要进一步推广和在各医院开展大规模的应用研究。

综上所述，目前临床开展和应用最多的是排粪造影。排粪造影也是诊断和鉴别排便障碍型便秘是由功能性疾病所致，还是由肛门、直肠或盆底的器质性疾病所致的常用的主要方法。

一、排粪造影

排粪造影术始于 1952 年，Wallden 等通过直肠、小肠及阴道造影检查发现直肠生殖隔加深，内容物压迫直肠造成排粪障碍。1968 年 Broden 首次使用了连续动态 X 线摄影技术和生理体位进行排粪造影，这对同时研究肛肠解剖和功能作出了重大贡献。直到 Mahieu 等（1984 年）和 Ekberg 等（1985 年）相继发表文章对该技术进行系统报道，使得该技术得以更为广泛地应用和发展。目前，排粪造影技术已成为诊断出口梗阻型便秘的最基本和主要的方法。

包括广大非专科临床医生在内，对排粪造影检查都是非常陌生的，往往对此项检查存在以下疑问。对临床医生诊断有什么帮助？做此项检查需要做什么准备？做此项检查过程痛苦吗？对身体有什么伤害？鉴于这些疑问，下面对排粪造影做一个详细的介绍。

（一）排粪造影前的准备和检查方法

1. 检查前的准备

检查前 1 天午后受检者按检查要求分次口服肠道清洁剂（不同医院可能选择不同的类型），或检查当日清洁灌肠，以清除粪便。

2. 检查用造影剂

75%～100%W/V 医用硫酸钡悬液 300～500 毫升。

3. 检查设备

专用座椅（特制便桶，如 DS-1 型专用座椅装置）和数字 X 线胃肠机，有录像功能的更好（图 7-1）。

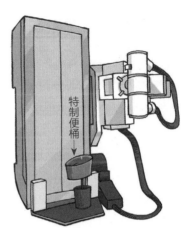

数字 X 线胃肠机（带专用座椅）

图 7-1 特制便桶和数字 X 线胃肠机

4. 排粪造影的操作步骤

首先是钡灌肠（图 7-2），受检者取左侧卧位，将导管插入肛门注入 300～400 毫升预先调制好的 75%～100%W/V 医用硫酸钡悬液以充盈直肠和乙状结肠，拔管时要保留少许钡剂以显示肛管。

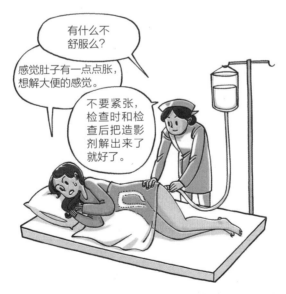

图 7-2 灌肠导入 75%～100%W/V 医用硫酸钡悬液

145

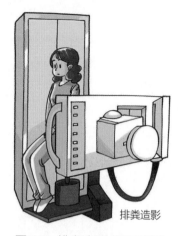

排粪造影

图7-3 排粪造影过程示意图

检查时受检者采取侧位端坐于特制便桶上（图7-3），透视下调整高度使左右股骨重合并显示耻骨联合与肛门，X线中心点对准直肠壶腹部，上身直立略后仰，然后分别摄取静坐、提肛（肛门紧闭上提）、强忍、力排（用力排粪肛门开大）及排空时的直肠肛管正侧位像。力排包括开始用力时（初排）充盈像和最大用力排便后的黏膜像。摄像要包括肛门、骶尾骨及耻骨联合。摄像体位包括：①侧位：静坐位、提肛位、用力排便时；②正位：静坐位，用力排便时及排便后。

5. 测量数据

摄像完成后通过测量以下数据以评价和了解肛管、直肠、盆底形态及可能潜在的病变（图7-4）。包括：①肛直角，即肛管轴线与近似直肠轴线（直肠远端后壁的切线）的夹角；②肛上距，即肛管、直肠轴线的交点至耻尾线的垂直距离；③乙耻距/小

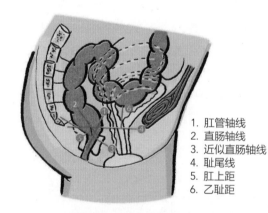

1. 肛管轴线
2. 直肠轴线
3. 近似直肠轴线
4. 耻尾线
5. 肛上距
6. 乙耻距

图7-4 排粪造影测量数据

耻距，即乙状结肠/小肠最低点至耻尾线的垂直距离；④骶前间距，即充钡直肠后缘至骶骨前缘的水平距离；⑤肛管长度，为肛管上部中点至肛门的距离。

6. 如何配合完成排粪造影

排粪造影是临床相关专科常用且比较成熟的一种影像学检查方法，检查成功与否与患者的准备和配合密切相关。

排粪造影的私秘性较强，是受检者脱去裤子（包括内裤）坐在特制的便桶上在模拟排便的状态下利用X线设备全程显示和摄取受检者排便

全过程的检查方法，检查中需要受检者按医生的口令做提肛、排便等动作。所以医生要与受检者充分沟通，以取得受检者的理解和配合。而受检者则应做好思想准备，克服心理因素，积极配合检查。

受检者也许会问应该如何准备和配合？这一点请大家放心，检查前如何准备医生会逐条告知的。检查中如何配合，医生在实施检查前也会详细告知和训练的。关键是要受检者克服心理障碍，积极配合检查。请相信受检者在医院的隐私权绝对会得到尊重和保护的。

从开始灌肠到完成检查医生需要观察和摄取不同状况下的图像，以便分析和测量，这就需要受检者密切配合。在检查中医生会要求受检者配合完成以下动作，包括：①静坐（rest）：平静呼吸屏气；②初排：开始排少量钡剂；③提肛（lifting）：肛门紧闭上提；④强忍（straining）：向下用力做排便动作，但肛门仍关闭；⑤力排（defecation）：用力排便，肛门开大。

所以检查成功与否，前提是受检者和医生相互信任和密切合作（图 7-5）。

7. 排粪造影能为检查诊断排便障碍型便秘提供哪些信息呢

在医生和受检者的配合下顺利完成排粪造影检查，医生动态观察检查的全过程，也摄取了患者在排便不同状况下的图像。对于医生来说，这只是完成了整个检查的一部分，剩下的工作就是在图像上测量前

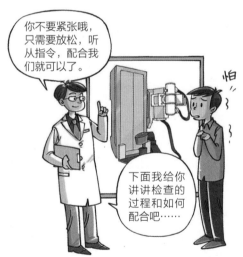

图 7-5　不用担心，检查过程无明显不适，只须配合医生即可

面讲到的一些数据，包括肛直角、肛上距、乙耻距/小耻距、骶直间距、肛管长度等。这些数据在健康人中都有一个范围或限度（即参考值），通过这些数据和肛管直肠的形态学改变则可为诊断排便障碍型便秘提供客观的依据。

临床上常见的排便障碍型便秘主要有盆底松弛综合征和盆底肌痉挛

综合征两类。排粪造影结果可以为诊断这类疾病提供较为客观的、形象的图像依据，下面对其中几种较为常见的疾病做一个介绍。

盆底松弛综合征包括直肠前突、直肠黏膜脱垂、内脏下垂、骶直分离等多种疾病。

（1）直肠前突：是最常见的排便障碍型便秘的原因。有文献报道，女性直肠前突的发病率为 30%～70%，其中经产妇占 96%。直肠前突是指因直肠阴道隔较薄弱，排便时负压增大致使直肠前壁容易突向阴道后壁且形成囊袋，也称直肠前膨出（图 7-6），轻者提肛时前突可以消失。由此可见，在平时和锻炼时经常做提肛动作是非常有益的。

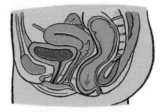
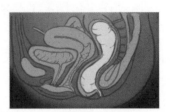

直肠前突的形态学改变　　　　　　　　　排粪造影片

图 7-6　排粪造影可以清楚显示直肠前突

直肠前突系排粪时直肠壶腹部远端呈囊袋状向前突出。排粪造影可以清晰显示这一异常改变。典型的影像学表现是显示"鹅征"，即将用力排便时的图像倒立时会表现为一只正在湖中游泳的鹅样子。其前突部分呈袋状为鹅头、肛管为鹅嘴，直肠远段痉挛、管腔变细为鹅颈，直肠近段和乙状结肠似鹅的身和尾。形象地把这一征象称其为"鹅征"，具有确诊的价值。

排粪造影对盆底痉挛伴直肠前突有确诊价值。正常情况下直肠前突的深度应该小于 6 毫米，大于 6 毫米即可诊断为直肠前突。根据直肠前突的深度可将其分为 3 度：小于 15 毫米为轻度，16～30 毫米为中度，大于 30 毫米为重度。对于直肠前突小于 10 毫米的患者常采取保守治疗，多不考虑手术治疗。本症常合并直肠前壁黏膜脱垂、会阴下降等。

实践证明力排时前突深、入口小、前突囊内有钡剂存留者，修补术疗效好。但必须注意其初排时所累及直肠前壁的长度，以便确定修补范围。所以，测量时应标明其深度和长度。

（2）会阴下降：主要是由于盆底肌肉松弛所致，因此会阴下降的患者多合并乙状结肠或小肠疝、直肠前突、直肠黏膜脱垂、直肠内套叠等，故也称直肠内脱垂。多见于分娩后的中老年妇女。患者主要表现为排便不净感，重症患者甚至黏膜套叠处会形成孤立性溃疡。

排粪造影在力排时肛上距大于 3 厘米，即可诊断为会阴下降。

（3）盆底疝：主要是指力排时小肠和 / 或乙状结肠通过异常加深的子宫、膀胱或直肠陷凹突入骨盆，形成滑动性肠疝，并伴有疝囊。疝内容物也可将直肠挤压至骶骨表面，使得粪便因不能通过直肠、乙状结肠交界处以上的部分而不能排出体外。

疝的内容物多为乙状结肠和 / 或小肠 / 大网膜等，前者称为乙状结肠疝，后者称为小肠疝。但由于该疝发生于盆底，不管所见疝的内容物是何物，均可称为盆底疝。疝囊的深浅不一，有的可达会阴皮下，引起排便障碍和会阴下坠感，临床上诊断困难。

排粪造影可显示疝的内容物即乙状结肠和 / 或小肠及疝囊的深达部位，是目前最简便可靠的诊断方法。力排时小肠和 / 或乙状结肠疝入直肠子宫窝内或直肠膀胱窝内，即可诊断为乙状结肠疝和 / 或小肠疝。有的小肠和 / 或乙状结肠疝至会阴部皮下，形成会阴疝。在静态或提肛时逐渐恢复正常形态的疝，以乙状结肠疝最多见，且多伴有乙状结肠冗长。

盆底疝（PFH）的分度：Jorge 以疝囊内乙状结肠和 / 或小肠的最低点为准，把盆底疝（PFH）分为 3 度：Ⅰ度为乙状结肠和 / 或小肠的最低点位于耻尾线以上，或力排时正、侧位观乙状结肠和 / 或小肠的最低点距肛门小于 7 厘米；Ⅱ度为乙状结肠和 / 或小肠的最低点位于耻尾线与坐尾线之间；Ⅲ度为乙状结肠和 / 或小肠的最低点位于坐尾线以下。

在治疗方面，如果对Ⅱ度、Ⅲ度患者的治疗方法得当（如抬高盆底、切除冗长的部分乙状结肠、直肠悬吊等），能取得满意的疗效。

（4）内脏下垂：是指盆腔脏器（如小肠、乙状结肠、子宫等）的下缘下垂至耻尾线以下者。力排时，乙耻距、小耻距均为正值。这也是盆底松弛的表现。

（5）骶直分离（图 7-7）：是指力排时第 3 骶椎水平处骶直间距大于 20 毫米，且直肠近段向前下移位并折屈成角，部分小肠位于骶直间，直肠亦可左右折屈而影响排粪。骶直分离常合并其他异常，以直肠前突、

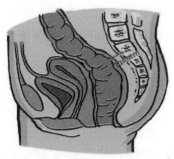

直肠和骶骨分离了，分离的距离达到是指力排便时第 3 骶椎水平处骶直间距大于 20 毫米。

图 7-7　骶直分离

直肠内套疝、会阴下降、内脏下垂、盆底疝较常见。

在治疗方面，如果治疗方法得当（如抬高盆底、直肠悬吊、子宫固定等），会取得良好的疗效。

（6）孤立性直肠溃疡综合征：本征为一种慢性、非特异性良性疾病，活检有典型的组织学改变。溃疡多为单发，多位于直肠前壁、套叠和脱垂黏膜的顶端，大小数毫米至数厘米，形态不一，可为圆形、星形、线形或不规则形，单个溃疡多较表浅。排粪造影往往只能显示直肠前壁黏膜脱垂、直肠内套疝和 / 或直肠部分狭窄等。该病主要靠内镜和活检确诊。

（7）盆底肌痉挛综合征：又称为盆底失弛缓综合征和耻骨直肠肌综合征，是指在排便过程中因盆底肌（耻骨直肠肌和肛门外括约肌）收缩和松弛功能失调，而导致粪便在肛门出口处梗阻，无法正常排便的一种功能性疾病。

排粪造影主要表现为力排时肛直角不增大，仍保持在 90 度左右或减小。盆底不会下移，甚至上移，以耻骨直肠肌痉挛、压迹加深为主，可引起肌纤维增生，导致耻骨直肠肌增厚。

耻骨直肠肌肥厚症是盆底痉挛综合征的主要原因，也是出口梗阻型便秘（排便障碍型便秘）的主要原因之一（图 7-8）。排粪造影主要表现为肛

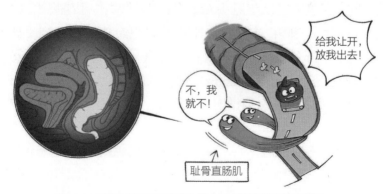

图 7-8　耻骨直肠肌肥厚造成出口梗阻型便秘示意图

直角小、肛管变长、力排时排钡少或不排，且出现"搁架征"。"搁架征"是指肛管直肠接合部后上方在静坐、提肛、力排时均无明显变化，状如搁板。其对耻骨直肠肌肥厚症有确诊价值。耻骨直肠肌肥厚症与盆底痉挛综合征的鉴别要点为后者无搁架征，但后者可能发展为前者。

8. 哪些患者需要做排粪造影（图 7-9）

排粪造影主要用于便秘相关的肛门直肠疾病和妇科有关的盆底肌功能障碍性疾病的检查诊断和术前评估，如直肠前突、直肠黏膜脱垂、骶直分离、内脏下垂、盆底疝、盆底肌痉挛综合征等疾病。成年人慢性便秘的发病率约为 6.1%，女性是男性的 4 倍以上。老年人便秘总患病率约为 11.5%，随着年龄增长老年人便秘的患病率上升。

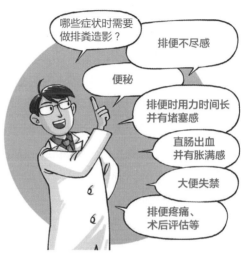

哪些症状时需要做排粪造影？

排便不尽感

便秘

排便时用力时间长并有堵塞感

直肠出血并有胀满感

大便失禁

排便疼痛、术后评估等

图 7-9 哪些症状需要做排粪造影呢

所以有长期慢性便秘的中老年患者，尤其是中老年女性患者，应该到医院相关专科进行检查排查，排粪造影可能是必要的一项检查。

但前面提到的这些，如直肠前突、直肠黏膜脱垂、骶直分离、内脏下垂、盆底疝、盆底肌痉挛综合征等疾病，都是非常专业的医学名称，是出现在医学诊断报告、病历或医学书籍中的。人们大多数都是非医学专业人员，很难理解和懂得这些专业名词。另外，不到医院检查诊断，也根本不知道自己是不是存在这些疾病。所以当出现哪些症状或不适时，或在什么情况下，需要到医院检查或做排粪造影？可以看看自己是否有以下这些症状或不适。

（1）便秘：通过前面的说明，大家可能一定会问，便秘的患者是不是一定都要做排粪造影呢？由于便秘的原因和分类很多，所以不是所有的便秘患者都一定要做排粪造影。便秘可能是由于自身的原因所致，比如不良的生活习惯（少运动、少喝水、排便不规律等）和饮食习惯（少蔬菜、少水果、多食肉等）。但在经过改善生活习惯和调整饮食结构一段时间后，仍不能改善便秘的症状，可能就不是简单的便秘了，可能是由功能性或器质性病变所致，且往往是慢性便秘。此时排粪造影是必要的一项检查。

排粪造影技术最初应用于临床就是为了帮助诊断便秘和排便不畅患者的。

（2）排便不尽感：排便不尽感是指在排便后直肠内仍有粪便存留的感觉，常常有想即刻再次排便或用手指协助排便的现象。排便不尽与排便梗阻密切相关，通常由直肠内套叠、直肠前突或小肠疝引起。

（3）排便时用力时间长，并有堵塞感：是指患者在排便时需要长时间用力，并有部分或完全堵塞感。患者自觉在排便时肛门有"活塞"堵塞。这种情况也多见于小肠疝或直肠前突。排粪造影可证实直肠前突和小肠疝存在与否，同时还可以对盆底肌痉挛综合征、直肠内套叠、直肠脱垂等进行鉴别。

（4）直肠出血并有胀满感：直肠出血首先应该除外痔疮和肿瘤的可能，尤其是内痔，这个临床很容易检查和诊断。直肠内套叠和直肠脱垂可以造成直肠出血并有胀满感，随着直肠内套叠的发展会出现明显的直肠脱垂。如果没有排粪造影检查，直肠内套叠或直肠内脱垂是很难诊断的。

（5）大便失禁：对大便失禁患者排粪造影检查的作用是有限的，但对于伴有排便梗阻症状的大便失禁，该检查可能有所帮助。排粪造影有助于充盈性大便失禁患者的检查诊断，可以证实其大便潴留是否伴有耻骨直肠肌痉挛或是否在巨大直肠前突内有大便滞留。

（6）排便疼痛：原因不明的排便疼痛或里急后重感通常难以诊断，更难治疗。首先要除外引起这种症状的肛裂、痔、溃疡等原因，还要除外解剖因素引起的疼痛。例如，盆底肌矛盾收缩可能导致肛门挛缩或痉挛性疼痛，严重的盆底腹膜下降也可能会牵拉阴部外神经引起排便后的隐痛。

（7）术后评估：肛直肠术后随访中非常重要的检查项目是排粪造影，回肠储袋 - 直肠吻合术后的患者有排便困难史，可能因大便控制不佳、肠袋挛缩、吻合口狭窄引起梗阻，也可能因其他原因引起的梗阻。排粪造影对于评价在括约肌成形术后、直肠脱垂修补或结肠切除术后突然出现的排便困难有所帮助。排粪造影还有利于评价在修补术后未能改善的失禁症状或确定造瘘口关闭前的大便控制功能。

9. 排粪造影的优势、局限性及禁忌证

排粪造影技术是通过动态观察受检者排便时肛管和直肠的形态，摄取各种状态下的充盈像和黏膜像，直接或间接显示直肠肛管及盆底肌群结构和功能状况，从而区分引起排粪梗阻的原因和疾病，其效果优于传统的钡剂灌肠和内镜检查。

排粪造影是诊断出口梗阻型便秘的最基本和主要的方法，已在临床普遍应用，能为临床治疗功能性排便障碍型便秘制订治疗方案提供客观依据。排粪造影创伤小，安全有效且操作简单，适用于在基层医院进行推广和应用。

但任何医学检查技术都有其局限性，排粪造影也不例外，同样存在局限性，所以医生应该科学合理综合应用，受检者也应正确认识。

排粪造影的局限性主要包括：①因有放射线的辐射性，无特殊情况孕妇是绝对禁忌的；②排粪造影需要显示排便过程的相关解剖结构，故要求操作人员熟练掌握解剖结构以明确诊断；③排粪造影对病因的诊断，常常需要结合临床其他检查方法如内镜、钡灌肠、结肠传输试验等进行综合诊断；④患者的精神心理因素、排便习惯、钡剂黏稠度会影响检查结果；⑤部分老年患者对该项检查耐受性较差，有时很难配合完成检查。

便秘的病因复杂，单纯排粪造影并不能解释所有类型的便秘，常常需要结合临床其他检查方法（如内镜、钡灌肠、结肠传输试验等）进行综合诊断。因此针对便秘诊治，应该强调解决排便障碍型便秘在先的理念，排粪造影检查结果对于决定患者采取何种治疗措施极为重要。

二、结肠传输试验

结肠传输试验是应用口服不透 X 线的标志物（拍片能看到的）来测定胃肠通过时间的方法。

1. 结肠传输功能试验方法和标准

受试者自检查前 3 天起禁服泻药及其他影响肠功能的药物。检查当

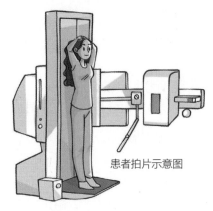

图 7-10 拍摄腹部平片

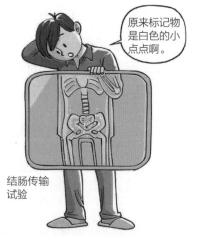

结肠传输试验

原来标记物是白色的小点点啊。

图 7-11 结肠传输试验

日服含有 20 粒不透 X 线（拍片能看到）的标志物胶囊 1 个，于 8、48、72 小时摄腹部平片（图 7-10），计算标志物的排出率及其分布，正常情况下在 72 小时内应排出 80%。

2. 判断方法

根据标志物每天在结肠各区的分布情况（图 7-11），将异常情况分为 3 型：①结肠型：标志物在结肠停留时间超过 72 小时；②结肠直肠混合型：标志物在结肠各部位和乙直肠停留时间超过 72 小时；③乙直肠型：标志物停留于乙直肠时间超过 72 小时。采用应用运输指数 (TI) 作出诊断，TI= 第 3 天乙状结肠直肠标志物数 / 第 3 天全结直肠标志物数。在一定程度上可以区别出口梗阻型和结肠慢传输型便秘。TI 越大，越接近 1，出口梗阻可能性越大；TI 越小，越接近 0，结肠病理性慢传输可能性越大。

3. 结肠传输试验存在的问题

结肠传输试验在国内外已经开展多年，目前无统一的操作规范和公认的评判标准；多数研究所用的方法都是根据医师的个人经验来选择，研究样本量也偏少；对于结肠各节段通过时间的正常值应该在什么范围，国内也缺乏大量的研究资料。此外，对于重度慢传输型便秘患者，尚缺乏公认的结肠传输试验标准来决定这些患者是否需要手术治疗。要解决这些问题，一方面有赖于对结肠传输功能方面的基础研究取得更大进展；另一方面，还需要国内各医院加强合作，按照统一的规范进行大规模的应用研究。

（邓生德）

第八章 便秘有一套属于自己的特殊检查

一、肛门直肠压力测定

肛门直肠压力测定是一项需要精密仪器检测的特殊检查，常用于肛门失禁、出口梗阻型便秘等疾病的诊断，以及外伤后大便失禁患者的伤情鉴定等。那么，什么是肛门直肠压力测定？其是怎么做的？进行肛门直肠压力测定对于便秘有什么意义？患者和家属该如何配合医生进行肛门直肠压力测定？以上一系列问题，将在本章节给予解答。

1. 什么是肛门直肠压力测定

肛门直肠压力测定是通过精密仪器对肛门周围肌肉、黏膜等进行压力测量的方法，是对肛门直肠功能进行量化评估的一项检查。对诊断功能性排便障碍、大便失禁、先天性巨结肠等有重要的临床意义，并可为研究某些肛门直肠疾病和排便异常提供病理生理依据。

2. 肛门直肠压力测定的方法

了解肛门直肠压力测定的方法，可以减少患者的不安情绪，也能使其更好地配合医生进行检测，下面将从肛门直肠测压的测定和操作两方面来做介绍。

肛门直肠压力的测定方法主要有 3 种：

（1）气囊法：经肛门插入一根带有 2 ~ 3 个气囊的导管，记录肛管、直肠收缩压迫气囊而产生的压力变化曲线，以了解肛门直肠运动。该检查设备操作简单、容易被接受，但精确度较差。

（2）液体灌注导管体外传感器法：是临床上常用的测压法，其中泵灌注系统的仪器由灌注泵、注射器、测压导管、压力传感器及生理记录仪组成。灌注泵通过传感器向测压导管内注入蒸馏水，水从导管的侧孔流出，从而测定肛门直肠功能。这种泵灌注系统的顺应性大，要求灌注的流量也较大，但精确度相对较好。

（3）气液压毛细管灌注测压法：该系统由氮气筒、灌注水容器

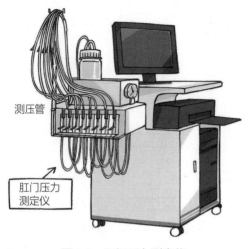

测压管

肛门压力测定仪

图 8-1 肛门压力测定仪

（500～1 000 毫升）、钢制毛细管、压力传感器、测压导管及生理记录仪组成（图 8-1）。氮气筒与水容器上方相通，调节水容器压力至 777 毫米汞柱，并产生稳定的灌注速度（0.5 毫升每分钟）。测压导管由数根单腔导管黏合而成，临床上常用的多由 8 根聚乙烯管（内径 0.8～1.6 毫米）黏合成测压集合管。各相邻侧孔空间方位相差 45 度，相距 0.5 厘米错列式排列，可记录肛门直肠各方位压力水平。测压导管前端有一检测用气囊，测压导管的长度为 20 厘米。该系统顺应性小，灌注速度低，使用方便，测定结果最为精确。

操作方法有以下几种：

（1）静止测压法：插入导管保持固定位置记录括约肌压力。

（2）间歇牵拉法：导管插入肛门后间隔一定时间牵拉 0.5～1.0 厘米，压力平稳后记录所测量的最大压力值。

（3）持续牵拉法：包括快速牵拉和缓慢牵拉，将导管插入肛门后以一定速度（1～5 毫米每秒）持续牵拉测压导管。

由于肛管不同部位压力不同，牵拉法可更好地了解整个肛管压力，但静止测压操作更简便。目前，多结合以上 3 种方法综合测定。

目前常用的测定方法是灌注式测压，可分别检测肛门括约肌、肛门外括约肌的收缩压、用力排便时肛门内外括约肌的松弛压、肛门直肠抑制反射、直肠的感知功能、直肠壁的顺应性等。该项检查有助于为评估肛门括约肌功能和直肠动力感觉障碍提供客观指标。例如，在用力排便时肛门外括约肌出现矛盾性收缩，提示有出口梗阻型便秘；向直肠气囊内注气后，如肛门直肠抑制反射缺如，则提示有先天性巨结肠或自主神经损害的可能；直肠壁黏膜对气囊内注气后引起的便意感、最大耐受限度的容量等，能提供直肠壁的排便阈值是否正常的信息。肛门测压过程是无创的，但须和检查医师相互配合完成相关动作（图 8-2）。

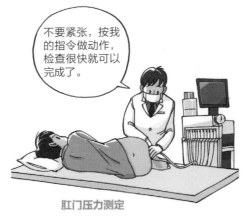

图 8-2 肛门测压过程

3. 那么为什么要进行肛门直肠压力测定呢

通过肛门直肠压力测定有助于评估肛门内外括约肌和盆底肌功能状态及直肠的感觉功能和顺应性。各种原因导致的肛门括约肌和盆底肌功能损伤、直肠顺应性下降和感觉异常均可引起肛门直肠运动感觉功能障碍。例如，功能性排便障碍、先天性巨结肠、盆底综合征、大便失禁、直肠脱垂等，可表现为便秘、大便失禁及肛门直肠疼痛。这里主要讲述肛门直肠压力测定在功能性便秘中的意义。

功能性便秘患者往往排便时腹肌、肛门直肠及盆底肌群不协调。直肠敏感性降低在肛门直肠压力测定中具体表现为直肠初始感觉、持续便意感、最大耐受量均明显增高。这类患者经常缺乏便意，并且会有不同程度的肛门直肠动力和感觉异常。根据排便时肛门直肠压力测得的数值，区分不同的便秘类型，从而对患者进行不同的训练和治疗，如生物反馈治疗、提肛训练、腹肌加强训练等，才能获得较好的治疗效果。

4. 在什么样的情况下需要进行肛门直肠压力测定

在以下情况下建议行肛门直肠压力测定：

（1）对肛门功能的评估；

（2）对肛管内外括约肌功能的评估；

（3）对排便协调性的评估；

（4）对盆底肌痉挛和巨结肠的诊断；

（5）对肛周手术，尤其是涉及肛门括约肌的手术评估；

（6）对便秘和大便失禁患者行生物反馈治疗前后的评估。

5. 肛门直肠压力测定前的准备工作有哪些

（1）进行肛门直肠压力测定前患者应先排空粪便，不建议测压前进行指检、灌肠或肠镜检查，对于有严重肛裂或肛周手术创面未恢复的患者限制进行检查；

（2）准备好石蜡油、手套、横单、卫生纸等；

（3）患者应采取左侧屈膝卧位。

6. 家属如何配合医生进行肛门直肠压力测定

在做肛门直肠压力测定前，患者家属要安抚好患者心情，帮助患者做好准备，使其顺利完成肛门直肠压力测定。下列是一般性原则，以供参考：

（1）家属须初步了解检查一般步骤及患者的病情和功能限制。

（2）避免在被检者面前议论病情，特别是在病情加重或无法短期治疗康复时。

（3）积极开导、安慰、鼓励患者，帮助患者克服焦急和抑郁情绪。焦虑和情绪不稳定是一般便秘和肛门失禁均有的表现，这是患者对丧失了某些生活功能的正常反应，家属应该帮助被检者建立积极的人生观和行为。

（4）协助被检者摆放体位。

7. 肛门直肠压力测定对哪些肛周疾病的诊断和治疗有意义

肛门直肠压力测定不仅能了解肛门内外括约肌和盆底肌功能状态及直肠的感觉功能顺应性，还能了解各种原因导致的肛门括约肌和盆底肌功能障碍的损伤情况。

8. 直肠压力测定后需要注意的事项有哪些

测试完毕后，应清理肛周水渍和排泄物，安抚患者情绪，清洗、消毒测压管和球囊。

9. 肛门直肠压力测定的检查步骤

（1）患者取左侧卧曲膝位，垫枕，背对操作者，头部远离仪器，脱裤至膝露出整个臀部，并在臀下垫些卫生纸。将测压导管水平放置，使测压孔与患者的肛门口呈同一水平线，并检查是否已排出测压管道内的所有空气、导管测压孔是否滴水畅通、囊球有无破损迹象等。当仪器自动进行灌注加压至设定值时，会自动停止（可观察灌注压力表头）。

（2）在测压囊球上涂些石蜡油，嘱患者自然放松，将测压囊球（导管）慢慢插进肛门，使测压导管第三个刻度位于肛缘口处（成年人测压孔进入 2 厘米，婴幼儿视不同年龄为 1.0 厘米或 1.5 厘米），用拖动器夹住并固定住测压导管。点击"开始"，屏幕上应出现压力波形，然后按以下项目顺序进行检查。

（3）直肠 - 肛门抑制反射检查：将大号注射器（60 毫升）接至测压管中心口接头，待压力稳定后，快速往刺激囊球中注入气体（对成年人为 50 毫升，婴幼儿为 10～50 毫升）。观察到波形下降后，拔出注射器放掉气体，等采集线回到基线位置附近后，即得到直肠肛门反射波形。如果反射波形没有或不明显，应检查测压导管是否脱出、进水阀是否打开。婴幼儿可重复几次，以确定注入气体量（可从 10 毫升开始，每次增加 5 毫升）。

（4）肛管最大收缩压、最长收缩时间检查：保持测压管的位置不变，先嘱患者用力的方式（以最大力量收缩肛门并保持，直到坚持不住为止）。观察测压界面，待波形稳定再次计算基线后，让患者做收缩肛门动作即可。此项检查最好一次完成，如果测压过程出现问题，应让患者休息 3 分钟以上，然后再做此项检查。

（5）排便协调性检查：保持测压管的位置不变，关闭进水夹阀，暂停波形采集。把三通阀上测压管第八通道接头拔下，换上测压管中心口接头，使第八通道传感器与囊球相连通（使囊球在直肠部位，第八通道测得的就是直肠压力）。在三通阀的中间一头用注射器向囊球中缓慢注入 30 毫升液体（温度适中），然后关闭中间头。先嘱患者用力的方式（自然放松，用力做模拟排便动作，并持续 10 秒），打开进水夹阀，待压力波形稳定后再次计算基线，然后让患者做排便动作。第一至七通道波形测得的即为肛管压力，第八通道测得的为直肠压力。暂停波形采集，最后打开三通阀的中间头，用原注射器抽尽囊球中的液体，再关闭三通阀。如果患者感到困窘或紧张，会导致排便时较难检测到肛门括约肌松弛。

（6）直肠肛管静息压检查：关闭进水夹阀，在测压界面上放置牵拉器复位按钮，使牵拉器复位（牵拉夹头在最前端）。把测压导管进一步往里插，使测压管第七个刻度位于肛缘口处（测压孔进入 6 厘米，处于直

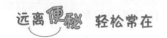

肠位置），观察波形 1 分钟，会录到直肠的蠕动波。把导管用牵拉器夹牢，打开进水夹阀，待压力波形平稳后在界面上放置牵拉图标，这时测压导管被缓慢拉出，直至拖出体外。

（7）关闭进水夹阀，让患者更衣离开。从拖动器上卸下测压管，拔掉测压管的各个接头并进行清洗消毒，以备再用。

（金海波　李　通）

二、电子肠镜检查

1. 电子结肠镜的组成

电子结肠镜在日常内镜诊疗中应用非常普遍，广泛应用于成年人全结肠检查和治疗。电子结肠镜是诊断下消化道中结直肠和回肠末端黏膜病变的最佳选择，其通过肛门插入逆行向上可检查到直肠、乙状结肠、降结肠、横结肠、升结肠、盲肠，以及与大肠相连的一小段小肠（回肠末端）。通过安装于肠镜前端的电子摄像镜头将结肠黏膜的图像传输于电子计算机处理中心，然后显示于监视器屏幕上，通过显示屏幕可清楚观察到大肠黏膜的细微变化，如炎症、糜烂、溃疡、出血、色素沉着、息肉、癌症、血管瘤、憩室、黏膜下病变等，其图像清晰、逼真。此外，还可以通过肠镜的器械通道送入活检钳取出米粒大小的组织，病理切片进行检查，以判断病灶的性质，也可进行镜下息肉治疗、止血、病灶标志物定位、特殊染色处理等。电子结肠镜检查技术是目前其他诊疗手段无法替代的主要手段。

电子结肠镜（图 8-3）主要由内镜部及辅助系统组成，其中内镜部包括操作部、插入部、弯曲部及接头部，辅助系统包括操作面

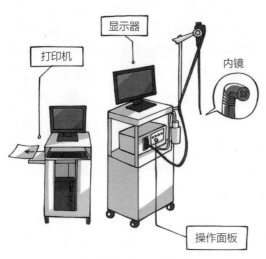

图 8-3　电子结肠镜

板、显示器、打印机等。电子结肠镜具有高分辨率、高清晰度的特点，可使患者病灶部分图像清晰地显示在电脑屏幕上。其镜身韧性极高，直径小，镜头能多角度、多方位地进行检查治疗。全新、高智能电脑工作站，可进行随机描图，便于病变的对比、查询、会诊等。

2. **什么情况需要行电子结肠镜检查**

电子结肠镜检查的适应证相当广泛，而且通过肠镜顶端的摄像镜头可以对结肠、直肠肠腔进行观察，目前无法用其他检查代替的。对凡属于下列情况而无禁忌证时均可行电子结肠镜检查：

（1）原因不明的下消化道出血。

（2）原因不明的慢性腹泻。

（3）原因不明的腹部肿块，不能排除大肠和回肠末端病变者。

（4）原因不明的中下腹疼痛。

（5）疑有良性或恶性结肠肿瘤，经 X 线检查不能确诊者。

（6）疑有慢性肠道炎症性疾病。

（7）钡剂灌肠或肠系膜检查发现异常，须进一步明确病变的性质和范围。

（8）结肠癌手术前确定病变范围，结肠癌、息肉术后复查和疗效随访。结肠癌往往是由结肠息肉转变而来的（图 8-4）。

（9）原因不明的低位肠梗阻。

3. **什么情况下不宜行电子结肠镜检查或肠镜检查时要特别注意**

电子结肠镜检查不是万能的，以下情况不宜行电子结肠镜检查：

（1）肛门、直肠存在严重的化脓性疾病（如肛周脓肿）或存在肛裂等疼痛性病灶。因为在这种情况下进行检查可能导致感染扩散、患者无法忍受的疼痛等情况发生。

（2）各种急性肠炎、严重的缺血性疾病及放射性结肠炎，如细菌性痢疾活动期、溃疡性结肠炎急性期，

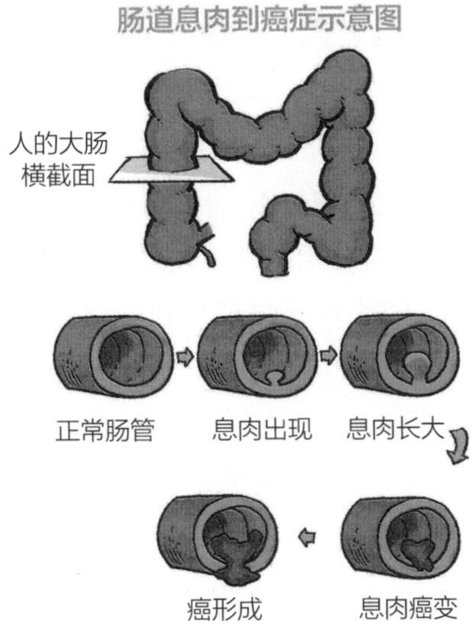

肠道息肉到癌症示意图

人的大肠横截面

正常肠管　息肉出现　息肉长大

癌形成　息肉癌变

图 8-4 肠道息肉转变为癌的过程

尤其暴发型者。因为在肠道炎症水肿、充血的情况下，肠壁组织薄、顺应性下降，容易发生肠穿孔。

（3）妇女妊娠期，应严格掌握适应证，慎重进行。妇女月经期一般不宜做检查以免发生逆行性感染。

（4）腹膜炎、肠穿孔等情况下不宜进行检查以免加重病情。

（5）腹腔内广泛粘连和各种原因引起的肠腔狭窄导致进镜困难时不要强行继续检查，以免发生粘连带、系膜或肠壁的撕裂。

（6）身体极度衰弱、高龄及有严重的心脑血管疾病史患者，对检查不能耐受，必须慎重。

（7）小儿和精神病患者不宜施行检查，若非做不可，可考虑在麻醉下施行检查。

（8）腹壁疝患者做肠镜时最好戴一根腹带，防止肠管充气后腹压增大，肠管从疝囊处突出，发生嵌顿。

4. 行电子结肠镜检查前需要做哪些准备

肠道的清洁度是电子结肠镜检查成败的关键因素之一。如果检查时肠道仍有许多粪便，就会影响进镜和观察，甚至不能完成全大肠检查。因此，检查前肠道的清洁准备十分重要。口服泻药（最常用的是复方聚乙二醇电解质散）是目前临床上最常用、最可靠、最安全的方法之一。具体准备方法如下：在肠镜检查前 1 天进流食（无渣饮食，禁食乳制品），检查当天早餐禁食；服用时间以检查前 5 小时为最佳，如下午 2 点检查的患者在早晨 7 点开始服用；将规定剂量的复方聚乙二醇电解质散按照说明书中所述的配制比例（如复方聚乙二醇电解质散 69.56 克一包，用 1 000 毫升水配制）用温水溶解，每 30 分钟服用 750 毫升，两小时内服完；在服用药物期间一定要来回走动，轻揉腹部，以加快排泄速度。肠道准备的目标是使排出的粪便呈清水样。肠道准备结束后就不能进食了，为了防止饥饿和肠镜检查的不适感诱发低血糖反应，可以备一颗糖。

电子结肠镜不仅仅只是用于检查，也可进行镜下息肉治疗。在肠镜下治疗也是一种手术，术前须对检查者的情况做一个全面的评估，因此检查前须查血常规、尿常规、粪便常规、血生化系列、凝血功能化验及胸片、心电图检查。

电子结肠镜检查时被检查者会有腹胀等不适感，因此检查前的健康宣教十分重要。检查时常规采用左侧卧位，被检查者身体须处于尽量放松的状态，因为紧张状态会使腹壁肌肉紧张、腹内压力增高，增加电子结肠镜镜身在肠道内进镜时的阻力，巨大的进镜阻力也会加重被检查者的腹部不适（图8-5）。

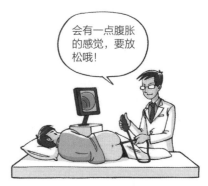

会有一点腹胀的感觉，要放松哦！

图 8-5 电子肠镜检查过程

5. 电子结肠镜检查后注意事项

（1）初期因空气积聚于大肠内，可能感到腹胀不适，但数小时后会渐渐消失。勿进行搬重物、挤公交车或其他引起腹部压力增高的动作。应告知患者如出现腹痛、腹胀明显，应及时告知医务人员，以便得到相应的处理。

（2）如检查未发现结直肠异常，可取普食或根据医嘱进食。

（3）若出现持续性腹痛，或大便带出血量多情况，应及时告诉医生，以免出现意外。

（4）取活检或息肉电切除术后请患者卧床休息，3天内勿剧烈运动，不宜做钡灌肠检查。息肉电切除术后，医生根据术中的情况安排饮食。若息肉较小，可以清淡半流质饮食1周；如息肉较大，且基底部宽，一般禁食两天，给予静脉输液，如无排血便及其他不适，情况满意，便可逐步恢复饮食。

（项雄华）

三、球囊排出试验

球囊排出试验怎么做？有什么意义

（1）球囊排出试验

球囊排出试验是检查肛门直肠排便功能的方法，临床多用于辅助诊断患者是否存在梗阻型排便困难，对判断盆底肌、外括约肌反常收缩及直肠感觉功能下降有重要意义。该方法简单、易行，适用于对于泻药或者经验性治疗无效的便秘患者。该方法特异度高达80%～90%，但灵敏度低于50%，结果正常并不能完全排除盆底肌不协调收缩的可能。既可以作为一项单独辅助评估检查，也可以作为肛门直肠压力检测的一部分。具体操作过程如下：

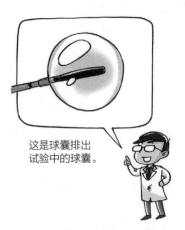

这是球囊排出试验中的球囊。

图8-6 球囊

1）体位：取左侧卧位

2）将带有球囊的导管置入直肠（图8-6），并向球囊内注入50毫升空气或者液体（温度为37摄氏度左右）。

3）在注入过程中，询问患者有无便意感，刚开始引起便意时，记录注入的水量（直肠感觉阈值）。

4）为保护患者的隐私、确保试验的准确性，患者可以保持左侧卧位或者调整体位为蹲位，嘱患者放松状态下做排便动作。

5）1～3分钟，观察球囊能否自主排出，根据排出情况判断患者是否存在梗阻型排便困难可能。

（2）检查中所需要准备和了解的事项

1）和肠镜不同，这项检查不需要全肠道的清洁，只需要在检查前使用少量的灌肠液或开塞露排空直肠下段的大便，确保在检查过程中不会有大便排出；

2）检查可以选择坐位或侧卧位。

（3）球囊排出试验的临床意义和局限性

一般认为球囊排出试验中排出球囊的时间小于1分钟，则视为正常；排出时间延长提示排便可能存在问题，还需要完成更多的相关检查。比如：肛门直肠测压、肛门直肠肌电检测、排粪造影。一般认为至少两项检查提示异常，才能明确诊断。球囊排出试验不推荐作为单独的诊断性检查。

这项检查的灵敏度和准确性一直存在争议。在检查的基本操作中，比如姿势是坐位还是侧卧位、注入球囊是选择液体还是气体、排出时间小于 1 分钟的诊断标准的适用人群等问题，在专业领域内仍未得到统一的意见。这项检查只能够提供是或否的检测结果。但排便的问题相对复杂，某些患者能够在试验时间内排出球囊，但仍然存在排便困难的问题。试验不能够提示括约肌和盆底解剖学结构的异常，没有办法提供准确的诊断信息。但是这项检查的优点在于简单、便宜、易于操作，能够为复杂病例的诊断提供一定的依据，为整体治疗方案的制订提供有价值的数据。

四、目前诊断便秘最先进的方法是什么

关于便秘这一疾病，往往存在复杂的肠道功能问题，需要综合多种手段的检查才能得到准确的诊断。随着结直肠生理病理研究的不断发展，对于便秘的发病机制研究层次不断深入。20 世纪 80 年代以来，除了目前已经常规应用于临床的检查外，伴随电子科技的发展，影像学和动力学诊断技术蓬勃发展，新技术不断涌现，并运用于临床诊断。下面简要介绍一些目前已经应用于临床的技术，比直肠腔内超声、动态盆底磁共振、盆底肌电图检查、无线动态监测胶囊。

1. 肛门直肠腔内超声

肛门直肠腔内超声（图 8-7）被认为是评价肛门直肠生理学改变的重要手段，可以提供给医生关于肛管解剖学详细的信息，分为肛管直肠超声、动态直肠超声检查，可以用来评估肛管括约肌、帮助诊断是否存在出口梗阻问题（直肠内套叠、直肠前突、肠疝等）。并且经过三维图像重建，能够直观地显示盆底支持系统的解剖结构，更好地量化括约肌静态和动态状况。动态超声在横向和矢状图像所能够提供的诊断准确性与常规排粪造影相近。

该技术的优点在于：与其他检查相比无须肠道准备。对于没有括约肌缺损和狭窄的患者而言，无创、患者依从性好。与其他形式的影

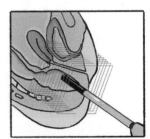
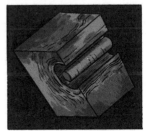

直肠超声检查

图 8-7　直肠腔内超声检查

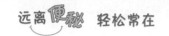

像学检查（如CT、MRI）相比，具有价格便宜的优点。

2. 动态盆底磁共振

动态盆地磁共振是唯一能够通过动态影像全面评估盆底和肛门括约肌解剖学形态的检查方式（图8-8），并且没有辐射的风险。可直观显示直肠排空与收缩时盆底和盆腔器官的变化（采用坐位检查比仰卧位获得的图像更接近盆底生理状态），对于评估肛门直肠疾病（如诊断直肠套叠、排便协同失调、会阴过度下降等）很有帮助。在鉴别复杂功能性肠道疾病和盆底涉及多脏器的疾病机制方面发挥了关键作用。对于肛门周围解剖学结构的判断和肛门内外括约肌的形态评价要优于直肠腔内超声。在诊断直肠前突、肠疝、会阴下降等疾病中与直肠腔内超声作用相当。但在鉴别诊断直肠内套叠方面，优于直肠腔内超声。一项关于出口梗阻型便秘患者的研究发现，动态磁共振诊断盆腔多脏器联合功能紊乱与临床诊断的一致率为70%。

患者检查前需要排空膀胱，检查过程中需要配合一系列的动作（如收缩、放松、排便等），以提供不同影像序列辅助检查结果。

该技术的优点在于能够动态观察，更接近排便生理状态，为明确诊断提供更准确的证据。缺点在于检查前准备较为繁琐，费用较高。

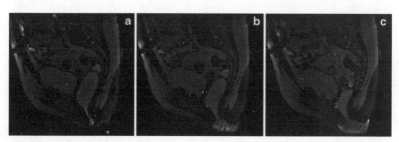

图8-8 动态盆底磁共振检查：动态盆底磁共振显示正常的排便过程（a-c）

3. 盆底肌电图

盆底肌电图检测可以用来评价便秘患者盆底肌功能。能明确是否为肌源性病变，盆底肌肉众多，但盆底肌电图可精细检测到每块肌肉的活动情况。盆底表面肌电是采用经肛门、阴道电极来记录盆底横纹肌潜在运动电位，通过分析肌电的波幅、变异性、运动肌纤维类型等来诊断盆底肌功能异常并评估其异常程度。目前电极的分类中有体表电极、肛门内栓电极及针式电极。针式电极由于有创，有一定的痛苦，临床推广比较困难。

有研究表明对于诊断括约肌反常收缩，体表电极与针式电极具有较好的一致性。目前临床中多采用 Glazer 盆底表面肌电为盆底失弛缓型便秘的临床诊断和生物反馈治疗提供参考依据。其在便失禁、排便梗阻的临床治疗中也是非常重要的辅助手段。

4. 无线动力胶囊（图 8-9）

无限动力胶囊是一项无放射性、无创全结肠测压技术，能够描述胃肠运动障碍。通过胶囊可以实时测量和记录胃肠道中 pH 的变化，可以判断胃排空时间、小肠和结肠传输时间，同时还能监测胃肠道内压力、温度。有利于观察健康人群与便秘患者的胃结肠反射和结肠活动的昼夜规律。

在整个测试期间，记录仪必须与患者保持 1.5 米以内的距离。检测期间应避免运动。数据被反馈回终端。胶囊被排出体外后试验结束，可以通过信号的丧失或温度的下降来判断试验的终止时间。

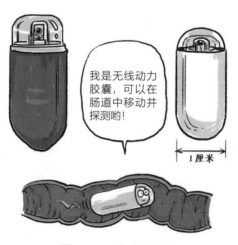

图 8-9　无线动力胶囊

该方法与不透 X 线标记物法在区分慢传输和正常传输方面，两者的一致率为 87%，相关性很好。主要缺点是只有一个压力传感器并在肠腔内随意移动，无法用来判断推进性或非推进性运动，定位不精确。其对侵入性测压技术有重要的互补作用。可在必要时替代放射性方法评估传输，在消化道紊乱的诊断上有很好的应用价值。其影响了 30% 下消化道和 88% 上消化道疾病患者的处理方法，并且引导了治疗计划。在评估结肠动力和传输功能方面均非常有用，或许代表了未来的发展方向。

结语：关于便秘的诊断，没有任何单一的检查可以评估结直肠、肛门的状态。准确诊断依赖于详细的病史、体格检查与相关的生理检查、影像学检查的有机结合。技术的进步，人工智能时代的到来，新的技术一定会不断涌现，一方面能带来更真实、准确的检查手段，另一方面又能为疾病的诊断提供更多的思考。

（姚一博）

第九章 不打针不吃药也可以远离便秘

一、功能性便秘的诊断与治疗

1. 功能性便秘如何自我诊断

在日常生活中，不经意就会有一种很尴尬的困扰，那就是便秘。特别是在季节交替的时候，人们往往会自我诊断便秘这个疾病，而且也会自己去药房拿药治疗。那么在功能性便秘的诊断中，应该遵循哪些原则，接下来好好谈一下。

对于一种疾病，医生们一般会根据临床表现、体格检查及相关的实验室或影像学检查作出相应诊断。

便秘患者通常应关注便意、排便次数、粪便性状、排便费力程度等症状特点，便秘的伴随症状，以及有无"报警征象"、基础疾病、药物因素等。同时还要注意饮食结构、便秘诱因、对疾病的认知程度及心理状态等。

在对身体进行检查时，人们一般会比较关注腹部检查和对肛门部位的检查。

腹部检查：视诊腹部有无膨隆、凹陷，有无胃肠型、蠕动波；听诊腹部肠鸣音的情况，便秘患者的肠鸣音一般都弱，少于 3 次 / 分，其至 3 ~ 5 分钟听不到肠鸣音；触诊腹部有无包块，有些便秘患者可以在结肠走行区域摸到粪块，特别是比较瘦的患者更容易摸到粪块，这个时候要注意区别这个块状物体是肿瘤还是粪块，建议去正规医院做进一步的检查；叩诊腹部时大部分患者鼓音区域会比较明显，但在粪块堵塞比较明显区域，鼓音范围会变小，该区域可出现浊音或实音。

肛门直肠指诊快速、简易、方便，通过肛门指检既能初步排除肛门直肠器质性病变、又能初步了解直肠黏膜、肛门括约肌及耻骨直肠肌的功能，因此在对功能性便秘的诊断上不可或缺。但是不建议自行做肛门指检，最好找专科医师行此项检查。

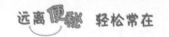

粪便常规和隐血试验简便、易行、廉价，便秘患者常规或定期复查粪便可以作为筛查、监测器质性疾病的首选方法。根据结肠运输试验、排粪造影及肛门直肠压力测定来明确便秘的类型，指导便秘的治疗。另外，对于有"报警征象"的患者应有针对性的检查，最常用的就是电子结肠镜检查，可用来排除器质性疾病引起的便秘。临床上怀疑是功能性便秘的患者应在治疗后定期随诊。

2. 功能性便秘治疗步骤

功能性便秘应进行分级治疗。

有人会觉得自己的便秘并不严重，有人会觉得自己已经是"老便秘"了，那么对功能性便秘患者，怎么去区分其严重程度呢？

根据便秘相关症状轻重及其对生活影响的程度进行分级，这样就有利于指导治疗，节约医疗资源。"中国慢性便秘的诊治指南"建议将便秘分为轻度、中度、重度3级。轻度指症状较轻，不影响生活，通过整体调整或短时间用药即可改善便秘者症状；重度者指便秘重，症状持续，严重影响工作、生活，需用药物治疗，不能停药或药物治疗无效者；中度者介于轻度与重度之间。

根据病情的轻重采取分级诊断、分层治疗的原则，既可达到正确诊断、合理有效治疗的目的，又可减少不必要的检查和降低治疗费用。

第一级诊治适用于多数轻、中度患者。经验性治疗2~4周，包括一般治疗及选用膳食纤维制剂、容积性轻泻药、渗透性泻药、促动力剂。

第二级诊治的对象是对经验性治疗无效、经过进一步检查未发现器质性疾病的患者。可行肠道功能检查了解可能的病理生理机制后调整治疗方案，增加泻药剂量或采用联合用药方案，加强心理认知治疗。

第三级诊治主要针对第二级诊治无效患者。须进一步检查明确肠道解剖结构和功能性异常的部位，必要时多学科会诊，制订合理的治疗方案，包括精神心理治疗和手术治疗。

知道了便秘的分级诊治，是不是更加了解便秘这种疾病了呢。

二、结肠水疗

1. 什么是结肠水疗

结肠水疗也叫"大肠水疗"或"肠道水疗"，通俗讲，就是"洗肠"。是用温水对肠道内容物进行交换、清洁、冲洗的一种治疗手段，通常会在温水中加入一定量的透析粉（电解质粉），从而达到清洁肠道、促进排便、改善肠道内环境等目的。结肠水疗是用水而不是化学制剂或药剂来清洁结肠，因此不会产生依赖性。结肠水疗的主要功效是协助人体及时地和更完全地排出粪便和肠道内的有害物质，其是当今国际流行的一种排毒养颜、改善便秘、纠正肠道内环境、调节肠道菌群失调、预防结直肠癌等的方法。

2. 结肠水疗有哪些好处

大家一定听说过这个故事，宋美龄 46 岁患上乳腺癌，术后她的私人医生建议她经常排肠毒，在往后的日子里，她经常帮助肠道排毒，88 岁的时候还在忙于国事，106 岁的时候离世。养生之道中的"欲得长生、肠中常清"就概括了灌肠通便的健身道理。保持大便通畅，可使体内废物和有害细菌适时排出，减少机体积聚毒素的机会。临床研究还证实，定时迅速排便，有利于保持肛门的正常血液循环、防止肛门静脉淤血产生痔疮。大便通畅之人，血中有害物质少，有利于身体健康。

现在临床上，有了比较正规的结肠水疗，从中受益的人们总结了以下几个水疗的优点供大家参读。

（1）治疗作用：随着人类进食精细度增加而粗纤维减少、运动减少、社会压力增大等，便秘的发病率越来越高。便秘影响大肠本身的生理功能，使黏液分泌减少，而黏液本身对大肠有润滑作用，分泌减少时将加重便秘，造成恶性循环。便秘还可导致毒素过多的吸收而影响身体其余器官的功能。一定疗程的大肠水疗除了能清除干结的粪便、恢复大肠的黏液分泌功能外，还能促进大肠蠕动，从而使人体恢复正常排便功能。大肠水疗还有助于减少大肠内一些有害气体（如硫化氢、氨气、沼气等）的生成并增加其排出，从而减少了这些气体从呼吸道的排出，可有效地治疗口臭。

（2）预防作用：食物残渣在大肠内经细菌的发酵腐败作用可以产生

一些致癌物质，如吲哚、甲基吲哚等。由于食物成分不同，通过消化道的时间也不同。西方人以肉食为主，食物在大肠内停留时间长，产生的致癌物质与大肠接触时间也长，这是西方人结肠癌发病率明显高于中国人的主要原因。如今，国内人们的生活水平已大大改善，肉食也相对增多，据临床统计，结肠癌及其他结肠肿瘤的发病率有逐渐增加的趋势。而大肠水疗通过结肠内的水力运动（渐进的纯净温水对结肠壁进行一种缓慢冲击），可使肠蠕动增强，肠道中的毒素和致癌物质随水排出，可有效地预防大肠癌的发生。

（3）保健作用：大肠是人体四大排泄器官中重要的排泄器官之一。大肠内的碱性环境有利于细菌的繁殖、生长。而细菌使食物残渣发酵、腐败，产生许多有害物质和毒素。虽然大肠的吸收功能很小，但肠内大量有害物质的积聚，会促使大肠吸收毒素的量增加从而产生"自体中毒"。毒素在血液中通过肝脏解毒，耗损了肝脏的解毒酶。毒素作用于大脑时能使大脑兴奋性和灵敏性降低，使人易于疲劳，作用于免疫系统使人抵抗力降低，同时新陈代谢也会因毒素的影响而减慢。在结肠水疗中，大量洁净水对肠黏膜"浸泡"能起到透析作用，使毒素排出增加，积聚减少。这样，人体自然有一种轻松洁净感，因此大肠水疗具有全身保健作用。

（4）美容作用：皮肤是人体面积最大的排泄器官。皮肤和皮下的毛细血管及大量的分泌腺体将血液中的代谢产物和一些有害物质通过扩张的毛细血管的渗透作用排出体外。这些产物在排泄过程中同时会损伤皮肤，引起一些皮肤疾病，如丘疹、斑点、痤疮等，并能使皮肤脱水、干燥，加速皮肤衰老和皱纹形成。大肠水疗可有效地减少有害物质的产生和积聚，使毒素通过肠道的排泄增加，而经过皮肤的排泄减少，从而大大减少毒素对皮肤的刺激，起到很好的美容作用。

（5）其他作用：大肠水疗也可以用于外科术前和结肠镜检查前的肠道准备。经常碰到一些患者在进行结肠镜检查时肠道内有大量粪便未排干净，这些粪便粘附在肠壁上既影响医生对病变的观察和诊断，也影响医生的操作，会给结肠镜检查带来一定的危险性，容易造成肠穿孔，所以患者在检查前一定要做好肠道准备。

以上从治疗、预防、保健、美容等方面对结肠水疗的益处进行了归纳总结，但并不是所有的人都适合进行结肠水疗。

3. 以下几种情况建议不要行结肠水疗

（1）妊娠期妇女。妊娠期妇女会因肠道注入水流刺激引起子宫反射性痉挛，易发生流产、早产。做结肠按摩也会对子宫有刺激性。

（2）高血压（高于 140/90 毫米汞柱）。高血压可导致血管壁的弹性降低。水疗时的温度通常较高，会使血液循环加速，血管也会随之扩张。相对脆弱的血管壁在被迫扩张过程中，难免会发生血管破裂而导致意外，甚至引发脑出血。

（3）低血压（低于 90/60 毫米汞柱）。血压在水疗过程中的血管过度扩张常常会引起体位性低血压的发生，患者从坐姿或卧姿转为站姿时，常常会发生严重的头晕，甚至昏厥。

（4）心脏病、心脑血管疾病。心脏病极易加重心脏负担导致心绞痛，甚至诱发心功能衰竭。

（5）较重痔疮在发作期间呈发炎、水肿、充血状态。患有痔疮和肛门疾患的患者病变部位有破损，水疗会加重疼痛和局部出血。

（6）肾功能不全。肠道在水疗的过程中吸收过多的水分，有可能加重肾功能不全患者的全身水肿情况。

（7）炎性肠病。炎性肠病的患者，如溃疡性结肠炎和克罗恩病患者，其肠道表面的溃疡面对外来刺激特别敏感，水疗过程中肠道会痉挛，这样一来受疗者会相当痛苦，甚至会引发肠穿孔。

（8）肠道憩室。肠道憩室患者当水流注入肠道后，憩室中的水不易被排出体外，受疗者会感到腹胀难受，当水达到一定量还会发生肠壁穿孔。

（9）结直肠癌。水疗会促进结直肠癌患者癌瘤扩散和转移至其他部位，并且患者会因癌变组织对刺激抵抗能力下降而易发生穿孔。

（10）巨结（直）肠。巨结（直）肠症是由直肠和乙状结肠肌层及黏膜下神经节细胞缺如引起的，肠穿孔是巨结（直）肠症的严重并发症。

（11）动脉瘤。动脉瘤是动脉管壁向外突起形成肿瘤样，动脉瘤的主要死因是破裂，水疗用力可能会引起动脉瘤的破裂。

（12）腹腔和肠道手术。腹腔和肠道手术未超过 6 个月者，伤口不能完全愈合，水疗可能会导致伤口裂开。

（金海波）

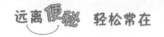
三、结肠水疗就是灌肠吗

随着经济水平的日益提高，人们进食的食物日趋精细，导致摄入的食物纤维素含量不足，同时日常工作压力加剧、体育运动减少等进一步延长了结肠的运输时间。以上所述的原因导致粪便在结肠中滞留时间延长，水分再吸收增加，从而导致粪便进一步干结，便秘因此不断加重。

日常生活中经常会碰到便秘的患者，部分患者会通过结肠水疗和灌肠来缓解便秘的症状，而且往往具有较好的效果。因此，广大便秘患者就认为一出现便秘，就应该到医院做结肠水疗或灌肠。那么就会有以下疑问：什么是结肠水疗？什么是灌肠治疗？结肠水疗和灌肠是一回事吗？结肠水疗治疗过程会不会很难受？受试者该如何配合？结肠水疗可以长期、频繁的做吗？下面就大家关心的各个问题做简单的介绍。

1. 什么是结肠水疗

结肠水疗帮助患者清除大肠内积存的粪便和气体。

结肠水疗（图 9-1）是通过治疗仪将经过消毒、过滤的温水以一定的压力、温度注入肠道，同时治疗师按摩腹部，通过反复向肠道内注水和排水达到稀释、溶解粪便的目的。向结肠内注水刺激肠蠕动，促进结肠

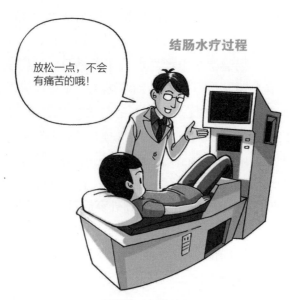

图 9-1 结肠水疗

运动，能引起或加大粪便下行的力度，并诱导结肠产生集团蠕动，恢复肠功能。而且大部分水还可以推动肛门附近的结肠肌，刺激结肠肌收缩反应，从而将稀释的粪便排出来。

2. 什么是灌肠治疗

灌肠治疗（图9-2）是指将一定量的溶液通过肛管由肛门经直肠灌入结肠的技术，以帮助患者清洁肠道、排便、排气，或由肠道供给药物，达到确定诊断和治疗的目的。注入的溶液可以稀释、溶解结肠内粪便，刺激结肠肌收缩，将稀释的粪便排出来。

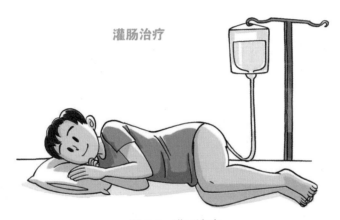

灌肠治疗

图9-2　灌肠治疗

3. 结肠水疗和灌肠是一回事吗

结肠水疗治疗便秘不同于传统的灌肠方法，结肠水疗能清洗整个结肠，而灌肠治疗只能灌注降结肠以下。结肠水疗是一种"清理为先、调理为后、慢病快治"的彻底结肠清洗方法，通过清除大肠内宿便、毒素，提供益于有益菌的生长环境，从而来改善肠内环境，改善患者自身免疫状态，最终达到治疗慢性便秘的目的，是慢性便秘患者一种较好的选择。其是在治疗仪电脑控制下，将特定温度和压力的水灌注入结肠，通过有效的透析治疗系统和电磁脉冲原理，使液体在结肠内做有规律地仿生运动，不停地给结肠壁以良性刺激，帮助"肠脑"恢复正常的感觉系统和蠕动，建立有规律的排便反射，从而达到治疗和预防的目的。

4. 结肠水疗治疗过程会不会很难受

根据以上介绍的治疗过程可知结肠水疗是一种微创的治疗方式，其

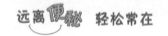

是在治疗仪电脑控制下注入恒定预设压力和温度的水，同时以恒定的速度排出粪水。由此可见，结肠水疗造成因肠内压力较高而导致的腹胀、腹痛等不适，甚至穿孔的可能性是非常低的。

5. 受试者该如何配合

根据以上内容可以发现结肠水疗是一种受试者和治疗师之间相互配合的一种治疗方法，下面对如何配合做一介绍。

（1）治疗前治疗知识学习

治疗前受试者应该认真、全面学习治疗师教导的关于结肠水疗的治疗原理、治疗过程、治疗效果等基本治疗知识。

（2）心理准备

虽然治疗过程是微创的，但受试者依旧对治疗充满疑惑和恐惧，这种负面情绪很容易影响治疗的效果，故受试者应该放松心态，积极配合治疗师的治疗过程，如有不适反应及时向治疗师反馈。

（3）环境适应

相信每位患者对一个陌生的治疗环境都有种恐惧，在治疗前应该先熟悉治疗环境。当然作为治疗机构也应该提供一个良好的治疗环境：空气清新、舒适、安静、室温适宜、光线柔和、免受打扰的私密空间。

6. 结肠水疗可以长期、频繁地做吗

结肠水疗虽然是一种微创的方式，但也应该根据患者便秘的具体情况而选择。慢性便秘的治疗应该是一个个体化的综合治疗，包括：食物调整、体育运动锻炼、药物治疗，甚至外科手术治疗，而非简单的长期、频繁地进行结肠水疗。

（洪　莲）

四、生物反馈治疗

1. 什么是生物反馈

生物反馈是从 20 世纪 20 年代开始被应用的，通过检测到的机电活动帮助患者进行放松训练。20 世纪 60 年代末首先在美国应用于临床。到 70 年代，研究者开始用于研究自主神经系统控制、整合骨骼肌 - 内脏反应的方式。

　　说到生物反馈首先要了解人体神经系统的分类。人体神经系统分两种：一种是躯体性神经系统，可以随意控制，控制着骨骼肌的运动；一种是自主性神经系统，属于不随意控制的，调节着心、血管、胃、肠、内分泌腺体等内脏器官的功能活动。

　　由于人体器官的活动受到多种因素的影响，包括心理、社会因素的影响，所以反馈仪所显示的信息，不仅反映人的生理状况，也反映人的心理状态。

　　生物反馈就是对人体的一些基础生理信息（如肌电活动、脑电、心率、血压等）进行处理，然后通过可以认识的方式展示给患者，使患者能察觉这些内脏器官的功能状态和矫正过程中的变化情况。通过反复训练，使患者能够有意识地控制自己的心理活动和躯体反应，自主调整机体功能，从而防治疾病。

　　这将意味着人可以借助工具的帮助，通过条件反射来实现生理反应的自我管理。这些管理包括巩固、调整、消除或消退某些生理反应。医生可以为患者选择个性化的精准医疗方案，通过学习获得行为，并且使这种行为得到维持。

　　2. 生物反馈包括哪些内容

　　生物反馈在临床中的运用一般包括两方面的内容，一是让患者完全放松，减少或去除由于患者的精神或躯体过度紧张导致的病理状态；二是当患者学会放松后，再通过生物反馈仪，使其了解和掌握自己身体生理功能改变的信息，并进一步加强学习和训练，直到形成条件反射。解除影响正常生理活动的因素，训练加强某些器官系统的功能，以恢复正常的生理功能。

　　生物反馈可以反馈给人的信息包括肌肉紧张程度、皮肤表面温度、脑电波活动、皮肤导电量、血压、心率等。

　　常用的生物反馈治疗仪器包括肌电反馈仪、皮电反馈仪、脑电反馈仪、皮温反馈仪、听诊器（查心率）、血压计等。

　　生物反馈的禁忌证包括严重智力缺陷、5 岁以下儿童、精神分裂症急性期、病因不明的精神疾病患者、不认可不愿意接受治疗的患者。

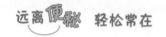

3. 生物反馈治疗是怎么一回事

（1）生物反馈治疗的概念

生物反馈治疗是在行为疗法的基础上发展起来的一种新型心理治疗方法。是利用现代生理科学仪器，将人体不易察觉，但是身体需要控制的一些身体生理基础数据（如肌肉的收缩和放松、心跳、血压等信号）选择性地放大，使其变成可视或者可听到的信号，然后把这些信号回放给患者。通过人体对生理或病理信息的自身反馈，使患者了解自身变化。根据变化，患者通过特殊的训练以后，在一定程度上，逐渐进行有意识的肌肉训练、意念控制及心理训练，不断调整机体状况，放松肌肉，从而消除病理过程，恢复身心健康。

其是一种生理和心理结合调节的治疗方法。从本质上说，生物反馈治疗就是利用生物反馈技术，控制某一生理活动的过程，也就是一个强化学习的过程。

（2）生物反馈治疗相对于其他治疗的优势

生物反馈治疗相对于手术治疗和药物治疗的优势是：无痛苦、无创伤、无不良反应。

（3）生物反馈治疗的适应证

生物反馈的适应证包括多个方面：

成年人的睡眠障碍、焦虑、抑郁、头痛、偏头痛、哮喘、癫痫、恐惧性神经症、腰背痛、高血压、皮肤科疾病、便秘、肠易激综合征（IBS）等；

儿童注意力缺陷、多动冲动型、学习困难、阅读障碍、抽动症、情绪障碍、考试应激综合征等。

4. 生物反馈疗法治疗便秘

（1）生物反馈疗法治疗便秘的原理

根据生物反馈的原理，现在临床工作中，应用多功能肛管直肠功能测定仪，可以把不被人感知的排便反射活动（如肛门括约肌的收缩和放松）整流、集合变成声光信号，即转变为易于理解和识别的信号、图形等，显示在仪器的显示屏上。告诉患者其肌肉是相对紧张还是松弛。患者在这些信号的提示下体会自己肌肉的细微变化，通过训练，可以使患者对肌肉活动获得空前的自我控制能力。这种控制力能够使紧张的肌肉松弛，恢复衰退肌肉的运动功能，重建盆底肌肉的力量和协调性。

患者根据医生的解释和指导，训练排便的动作和过程，学习纠正异常排便动作而治疗便秘。这种反复的训练被证明能够辅助改变结肠功能，改善肛门感觉，消除肛门内括约肌的异常收缩，改善肛门外括约肌和耻骨直肠肌的力量和耐力。

（2）生物反馈治疗的便秘类型

便秘的原因多样，主要的便秘类型为慢传输型、出口梗阻型及混合型。生物反馈治疗并不是可以治疗所有类型的便秘，比如肛裂、肛门狭窄引起的出口梗阻型便秘就需要手术治疗。

说到生物反馈治疗便秘的类型，就需要知道排便过程是怎样的，排便过程是一个横纹肌自觉收缩、平滑肌不自觉舒张及其他各系统同步的复合协同过程。如果盆底肌活动不协调或矛盾性收缩，将导致便秘。比如痉挛性便秘，其原因为盆底某些肌肉痉挛（如耻骨直肠肌的痉挛或挛缩、盆底肌痉挛、内括约肌的肥厚或痉挛等）。而另外一个顽固性便秘的类型是盆底松弛型便秘，这种类型的患者盆底肌肉松弛，同时伴有肠道感觉功能不良。

生物反馈治疗的范围主要是针对这些在排便过程中收缩、舒张不协调的肌肉，进行训练，使肌肉收缩、舒张协调，使无力迟缓型的肌力改善，一定程度上恢复肠道的感觉功能，从而治疗便秘。

因此生物反馈治疗适用于手术不能纠正的肛门直肠环的肥厚、括约肌的收缩异常、不能有效排便、对容积性和动力药治疗无效的便秘患者，其可通过反复训练相关的神经肌肉达到治疗的目的。

（3）生物反馈治疗法如何治疗便秘

让患者躺在病床上可以看到静止和收缩时的盆底肌肉的肌电图的图形变化，医生为患者解释清楚这些信号和图形的意义，让患者了解、理解自己的异常。在医师的指导下，通过自身调节、调整、学习、巩固，同时通过医师和患者之间的交流，达到心理治疗的作用。通过练习巩固纠正异常的排便习惯、培养训练便秘患者的排便意识、排便动作，达到治疗便秘的目的。

当患者排便时出现矛盾性的肌点图像，患者就会有感性的认识。通过学习和训练，患者可以通过自我调控，调节排便时的肌肉舒张和收缩，通过训练达到控制和消除不正常排便行为的目的。经过反复训练治疗，使患者学会排便动作中的肛门括约肌的放松、膈肌和腹肌用力，使排便过程顺畅，从而治疗便秘。

（程　芳）

五、生物反馈治疗痛苦吗，患者如何配合

随着便秘患者的日趋增多，便秘的治疗方法也在不断地更新、完善，其中生物反馈疗法以其无创性和疗效显著的特点而受到不少便秘患者的欢迎。那究竟什么是便秘生物反馈疗法？具体的治疗过程是怎么样的呢？受试者又应该怎么配合呢？接下来将对此进行简单介绍。

1. 什么是便秘生物反馈疗法

前文对生物反馈治疗（图 9-3）做了详细的介绍，这里做一个粗略的说明。便秘生物反馈治疗是用仪器记录人体肌电活动、压力变化等与排便这一心理、生理活动有关的生物信息，而正常情况下人体是无法意识到这些变化的，仪器将其转换成"声、光"等可察觉到的信号，并以一种患者"可视、可听"的形式展示出来，让受试者识别到异常的排便动

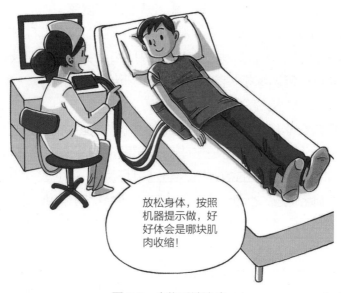

图 9-3　生物反馈治疗

180

作后，在"可视、可听"的程序和治疗师指导下，学会有意识地控制自身异常的排便过程，逐步纠正盆底肌和腹肌的不协调运动，从而达到治疗便秘的目的，是一种生物行为疗法。其包括肛门直肠测压反馈技术和肛肠肌电图反馈技术等。

2. 便秘生物反馈治疗过程

便秘生物反馈治疗的基本原则是锻炼患者盆底肌的收缩和放松功能，达到增加肌肉的收缩力和改善盆底肌收缩协调性的目的。其主要有压力介导的生物反馈和肌电图介导的生物反馈两种，下面对两种方式做一介绍。

（1）肌电图介导的生物反馈治疗

肌电图介导的生物反馈首先将肛管电极、腹前斜肌体表电极分别置于患者肛门外括约肌处和腹部体表，以形成电流回路，使患者可以在电脑显示屏上清楚了解自己的肛门外括约肌和腹前斜肌的肌电活动。然后治疗师为患者选择一个和其肌电情况匹配的生物反馈课程，指导患者认识正常和自身异常肌电信号，逐渐学会协调排便时肛门括约肌（放松）和腹肌（用力）运动，从而使排便困难得到缓解。按照个体化原则制订治疗周期和治疗次数，一般是在医院内进行训练，每周 3～4 次，每次 1 小时，每个疗程 10～15 次。治疗期间和治疗后均要求患者进行家庭训练，每天 2～3 次，每次约 20 分钟。

（2）压力介导的生物反馈治疗

治疗的实验仪器为小气面门直测压导管、标准灌注式导管、Polygraf 测压仪、Synectics Ⅱ 型生物放大器等，治疗使用的系统为生物反馈训练系统。治疗师在治疗前向患者解释正常的排便机制，并说明治疗的方法、过程、目的，以达到患者正确配合的目的。教会受试者观察电脑屏幕上显示的直肠和肛门括约肌活动而产生的压力变化情况，学会识别自己正常和异常的排便过程中压力变化情况，使患者学会正确的排便，并通过不断的训练达到在无屏幕显示的帮助下能正常排便的目的。对所有患者每次治疗 30 分钟，每周 1～2 次，每个疗程至少 8 次。患者病情明显好转并学会正确的排便动作结束院内治疗后，要求患者在家中继续同样的训练。

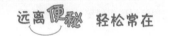

3. 受试者该如何配合呢

根据以上内容可以发现生物反馈治疗是一种受试者、机器、治疗师之间相互配合的一种治疗方法，下面对如何配合做一介绍。

（1）治疗前治疗知识学习

治疗前受试者应该认真、全面学习治疗师教导的关于排便过程、治疗原理、治疗过程、治疗效果等基本的治疗知识。

（2）心理准备

虽然治疗过程是无创的，但受试者依旧对治疗充满疑惑和恐惧，这种负面情绪很容易影响治疗的效果，故受试者应该放松心态，全神贯注地配合仪器的"可视、可听"信号进行治疗。

（3）环境适应

相信每位患者对一个陌生的治疗环境都有种恐惧，在治疗前应该先熟悉治疗环境。治疗机构应该提供一个空气清新、舒适、安静、室温适宜、光线柔和、免受打扰的私密空间的治疗环境。

（洪　莲）

六、骶神经刺激治疗便秘

1. 什么是骶神经

在介绍骶神经刺激治疗便秘之前，大家肯定会有疑问：什么是骶神经呢？其包含哪些具体的神经？其有哪些具体的功能呢？下面首先介绍一下骶神经（图 9-4）。

骶神经总共有 5 对，在骶管内分成前支和后支。

骶神经的前支：上 4 对经骶骨前孔进入骨盆，第 5 对在骶骨和尾骨之间进入骨盆。各支神经的大小不一，上部神经大，越往下神经越细小。这些神经的前支在骶前，相互结合，形成骶丛。

骶神经的后支：上 4 对骶神经经骶骨后孔穿出，第 5 对在骶尾后韧带之间从骶管裂孔穿出。骶 1、骶 2、骶 3 这 3 对神经穿出处被多裂肌覆盖，也分为内侧支和外侧支。骶 4、骶 5 神经的后支无分支。

外侧支：上 3 对骶神经后支的外侧支相互间、并与第 5 骶神经后支之间，在骶骨背面结合成袢。从此袢发支，到骶结节韧带后面，又形成第二列神经祥。从第二列祥分出 2 ~ 3 个皮支，穿臀大肌和固有筋膜，至浅筋膜内，分布于从髂后上棘至尾骨尖端的臀部内侧皮肤，称为臀中皮神经。

内侧支：细小，终于多裂肌。

和骶神经关系密切的一个神经结构是骶丛，骶丛是由第 4 腰神经前支的小部分与第 5 腰神经前支合成的腰骶干及全部骶神经和尾神经的前支组成，位于盆腔内梨状肌的前面。主要的神经分支有臀上神经、臀下神经、阴部神经。阴部神经又分肛神经、会阴神经、阴茎背神经。肛神经主要分布于肛门外括约肌和肛门皮肤。

骶神经刺激治疗便秘常选用骶 3 神经，因为该点治疗效果是最好的，当治疗失败或者治疗效果欠佳时也可以尝试选用骶 2、骶 4 神经。具体的作用机制尚未完全阐明，仍需更多的研究进一步探索。

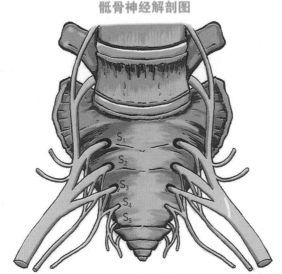

S$_1$ 到 S$_5$ 表示骶 1 神经到骶 5 神经。

图 9-4　骶骨和骶神经解剖示意图

2. 骶神经刺激治疗的历史

对这样一种较新的治疗，人们心中都有一个疑问：这种治疗发展了多少年了，是怎样发展过来的呢？这种治疗技术成熟吗？在世界各个国家这一技术是怎样一个应用状态呢？下面简单地叙述一下骶前神经治疗

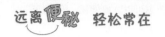

的历史渊源。

骶神经刺激：短脉冲电刺激作用于骶神经，激活相应的神经通路，主要是骶丛，从而影响相应神经支配的靶器官的功能状态。骶神经刺激这一治疗手段由来已久，有文献可证，最早可以追溯到20世纪40年代，早期的应用主要集中在神经源性尿失禁这一领域，该领域的先驱者们进行了大量的动物实验和临床实践。随后的临床实践中许多临床中心研究骶神经刺激治疗急迫性失禁、尿急尿频综合征及慢性尿潴留，都取得了较满意的效果，使得该技术获得了美国批准。Galdwell首先使用电刺激肛门括约肌治疗肛门失禁的患者，并取得一定疗效，首次将神经电刺激治疗引入到了结直肠、肛门疾病的治疗。随着科学技术的发展，骶神经刺激最初的应用难点已因操作设备的改善和操作技术的进步而得到解决。2001年Jonas等在对排尿障碍的患者采取骶神经调节治疗的过程中，发现一部分同时伴有便秘的患者，排便功能得到了明显改善。2002年Kenefick等人首次报道了永久性植入式骶神经电调节器治疗成年人顽固性便秘，经过十余年的临床实践、观察，这项技术的有效性得到了进一步确认。近来关于骶神经刺激和调节治疗便秘的文献报道和多中心的临床试验结果报道越来越多，且多报道取得了良好的结果，并未出现严重的并发症。就目前的结果来看，骶神经刺激治疗是一项较为安全的技术。

3. 骶神经刺激治疗的作用机制

骶神经刺激治疗便秘的作用机制目前尚不明确，可能的作用机制包括：①外括约肌和盆底肌受来源于脊髓骶段的骶神经支配；②刺激运动神经可增强括约肌收缩和促进外括约肌转为耐疲劳型肌肉；③刺激感觉神经可提高机体对大便的感受，调节局部排便反射；④骶神经刺激使左1/3横结肠、降结肠及直肠肛管的神经纤维被刺激，导致直肠收缩和一些患者排便，缩短了排便时间；⑤改善乙状结肠蠕动，减少便秘的发生风险；⑥低电压下可训练外括约肌力量而不引起退尿肌收缩，有利于改善腹压增高时的应力性尿便失禁；⑦导致盆底和括约肌肌力稍增强，纠正盆底的不恰当松弛。图9-5展示的是脊神经在胃肠道的分布示意图，图9-6展示的是骶神经在盆腔脏器的分布示意图。

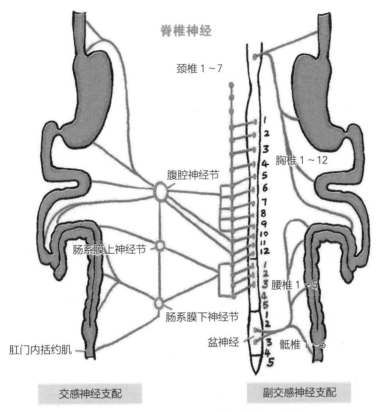

图 9-5　脊神经在胃肠道的分布示意图

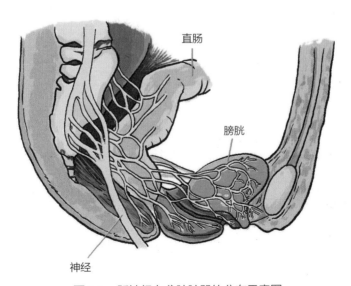

图 9-6　骶神经在盆腔脏器的分布示意图

目前为止，骶神经刺激治疗便秘的机制尚未被完全阐明，随着该治疗方法在各大临床中心应用的推广、相关机制研究的深入，相信不久的将来，骶神经刺激治疗便秘的机制会得到阐述。

4. 骶神经刺激治疗的步骤

骶前神经刺激这一项治疗是如何进行的？对操作过程做一个详细的了解，相信对消除患者对骶前神经刺激治疗的恐惧和困惑是十分有帮助的，下面对具体操作步骤做一详细的介绍。

（1）基线调查

在进行骶神经刺激治疗之前，首先须进行治疗前的基础评估，即对所须观测的项目指标做一个检测，包括排粪日记、表明便秘严重程度的指标及反映生活质量的调查问卷。排粪日记主要记录的内容包括：①排粪次数；②粪便的性状；③是否有完全排空感、是否排粪费力；④腹痛、腹胀评分；⑤是否使用泻药。作为受检者应该认真学习排粪日记如何真实记录、认真填写调查问卷，积极配合医务人员。

对骶骨做一个全面的检查，包括骨盆 X 线检查、骶尾骨 MRI 检查，以了解骶骨是否有畸形、陈旧性骨折、手术史、脊髓脊膜膨出等。这些检查对提高骶神经穿刺的安全性、有效性都是非常有意义的。

（2）周围神经评估

1）体位和麻醉

通常先做体外周围神经评估，这部分操作可以在局麻或全麻下进行。患者取俯卧折刀位（图9-7），臀部须轻柔地分开固定，暴露骶尾骨、会阴周围，下肢伸展，暴露足部，以便于观察。

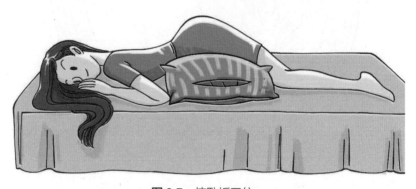

图 9-7 俯卧折刀位

2）骶孔选择

骶孔位于中线两侧约一指宽的位置（图9-8）。骶3神经孔平对两侧坐骨大切迹上缘的连线，也是骶骨最突出的位置。常选用骶3神经，因为骶3神经根是阴部神经最主要的组成部分，组成包括躯体运动神经纤维、感觉神经及自主神经纤维。但是如果治疗失败或效果欠佳也可以选择骶2或骶4神经。

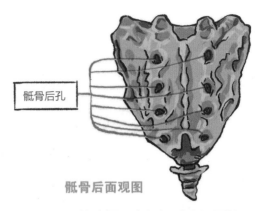

骶骨后孔

骶骨后面观图

图9-8　骶孔解剖图，自上向下为骶1至骶4

3）电极针穿刺

电极针目前主要选用的是美敦力公司3886型电极，价格实惠且是一次性使用的。2002年美敦力公司又引进一种带沟或齿的铅电极（3889/3093型），这种电极的应用可以减少电极的移位、脱位。

电极针穿过皮肤后，稍向侧倾继续进针，如果穿刺成功，进针数厘米后可感觉到针尖穿过后骶骨孔，然后连接刺激器，测试患者对电极刺激的反应，明确穿刺点位置是否正确（图9-9）。在确定穿刺点位置之后，引入电极线，尖端与体外脉冲发生器连接。最后固定负极板。

记录排粪日记、表明便秘严重程度的指标及反映生活质量的调查问卷，以评估治疗效果（图9-10）。

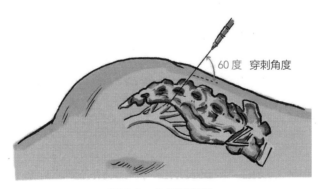

60度　穿刺角度

图9-9　电极针穿刺

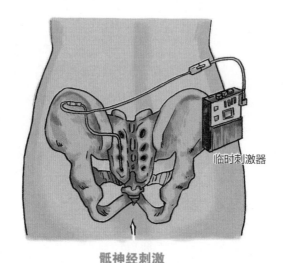

骶神经刺激

图9-10 骶神经刺激评估阶段示意图

（3）永久性植入性骶神经调节器

1）永久性电极头的植入

目前临床上有两种永久性植入装置可用：InterStim Ⅰ（美敦力3023型）和InterStim Ⅱ（美敦力3058型）。

开放手术手段：取垂直骶骨的切口，在穿过后骶孔的位置，找到临时电极头。在直视下将其更换为永久性电极头，最后将其固定在骶骨骨膜上。

经皮穿刺置入电极头：2002年美敦力公司制造出了有齿的电极（美敦力InterStim A 3889/3093型），使在X线引导下经皮穿刺植入电极头成为可能。在X线引导下经皮穿刺植入电极头是目前临床工作中应用最为广泛的技术。

2）电极的植入

取出评估周围神经的电极线，在X线引导下将永久性电极植入同一骶孔。第一步穿入电极针，同周围神经评估时穿入电极针的操作。引入导丝撤除针头。使用刀片切开穿刺点皮肤，在X线引导下置入引导鞘，使其达到骶骨前端骨皮质水平。再次在X线引导下将电极头置入引导鞘下方。最后撤除引导鞘，退出过程中应该反复地刺激电极，以确认能引起动作效应。

3）脉冲发生器的植入

将脉冲发生器植入到臀部的一个皮下囊袋中，这一皮下囊袋应该选在臀部不易受压的位置（图 9-11）。髂棘下方是最合适的位置。置入脉冲发生器后，患者和医生可以通过脉控仪控制骶神经（图 9-12）。

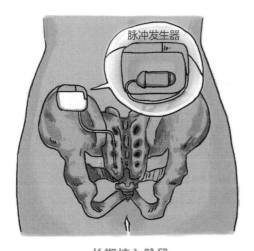

长期植入阶段

图 9-11　脉冲发生器永久置入

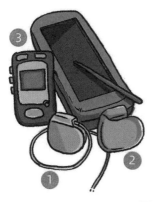

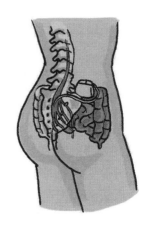

1、带倒刺的自固定电极与骶神经（S_3 或 S_4）平行放置

2、植入式神经刺激器可通过电极发放弱电脉冲

3、临床医生与患者程控仪用于设置电刺激参数

图 9-12　骶神经刺激工作示意图

5. 骶神经刺激治疗的并发症

相信任何一名患者在接受一种治疗方式的时候，最关心的一定是治疗的安全性，骶神经刺激治疗可能出现什么样的并发症呢？

英国国家卫生与临床优化研究所的指南对骶神经的 6 项研究中出现

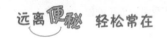

的不良事件做了总结，下面对相关的结果做一个介绍。

骶神经评估阶段可能出现以下并发症：

（1）治疗缺乏效果：经过骶神经刺激治疗后，便秘症状没有明显改善；

（2）电极导线脱位：植入骶孔的电极导线随着患者的活动可能出现移位甚至脱位。在新发明的带螺纹暂时性电极使用后，电极移位和脱落的可能性大大降低了；

（3）表面皮肤的感染：穿刺部位浅表皮肤出现感染，但此时往往治疗效果较好。

永久性电极治疗患者可能出现的并发症：

（1）埋入的电极移位：随着置入时间的延长、日常活动的增加及突发事件等情况的发生，埋入的永久性电极可能出现移位；

（2）永久性电极置入处疼痛、电极导线处疼痛：部分患者术后可能出现疼痛，随着时间的推移大部分患者可缓解，但仍有部分患者不耐受；

（3）感染：轻微的感染往往经治疗即可，如果出现较严重的感染，须将植入物取出，终止治疗；

（4）器械损坏：电池耗尽等情况也曾见于文献报道。

无论是骶神经评估阶段，还是永久性电极治疗阶段，出现的不良事件总体上还是危害较小、发生率较低的。总体来说骶神经刺激治疗是一种安全、可靠的治疗手段。

6. 骶神经刺激治疗的展望

骶神经刺激这一治疗手段历史较长，这一领域的专家学者已做了深入的动物实验、机制研究及临床试验，其在尿失禁治疗领域已取得了较好的效果。骶神经刺激治疗慢性便秘与排便失禁的研究越来越多，大量的临床研究已证明其治疗排便失禁的有效性，而且并发症少。对于保守治疗无效的患者来说，其是一种值得临床医师推荐的治疗手段，并有潜力成为一线治疗方法。相对于治疗慢性便秘，骶神经刺激治疗排便失禁应用更加广泛，效果更加确切。目前骶神经刺激用于治疗慢性便秘尚存在争论，不过随着多个临床中心研究的开展、患者数量的增加及随访时间的延长，其疗效有望逐步得到认可。但国内目前应用骶神经刺激治疗慢性便秘的临床研究很少，应让更多的临床医生和患者接触、了解该治疗方法。随着人们对骶神经刺激治疗方式的逐渐熟悉、掌握，对特殊人群（如儿童）的研究逐渐增多，并将骶神经刺激尝试应用于先天性肛门闭锁治疗、结直肠切除术后等肠道功能障碍的患者，用于改善排粪失禁、便秘等症状，以后骶神经刺激治疗肠道功能障碍的适应证可能会更多。随着器械的改进和临床工作的开展，患者植入电极后的不适感和疼痛将更会加有效地被降低，并可研究同时植入双侧电极是否效果更佳等问题。随着骶神经刺激治疗便秘的机制被阐明，骶神经刺激治疗便秘会有更加广泛的应用前景。而且其他周围神经刺激治疗也可能被应用，并可从中选出操作更加简便、安全性更高、效果更佳的一种，如胫后神经、阴部神经及阴茎 / 阴蒂背神经刺激治疗。

七、"臭名远扬"的医学：粪便移植

粪便移植是把经过处理的健康人的粪便液，通过空肠营养管灌到患者肠道内，通过此方式来重建肠道菌群，达到治疗某种疾病的方法（图9-13），当然操作过程需要通过严格的筛选和实验方案。1958 年美国医生用粪水挽救感染垂死的患者，这是英文文献记载最早的案例。

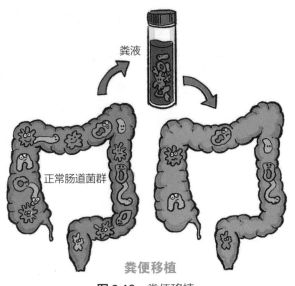

图 9-13　粪便移植

　　粪便移植用一个通俗的说就是一种"吃屎"疗法，听着好像非常的重口味，但是却是最近两年非常热门的研究课题。科学家们逐渐认识到肠道微生态与全身各个系统的功能状态及疾病密切相关（图9-14）。粪便移植在难辨梭状芽孢杆菌感染治疗效果的报道和美国将其写入难辨梭状芽孢杆菌感染治疗的指南，大大推进了粪便移植的临床应用。依据文献报道，粪菌移植已经用于难辨梭状芽孢杆菌感染、炎症性肠病、顽固性便秘、代谢病、肠道免疫缺陷、肠道过敏等疾病。

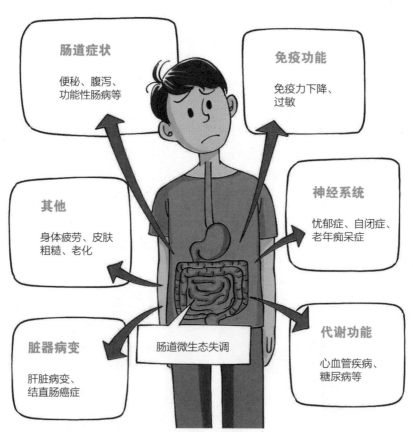

图 9-14　肠道微生态与各个系统的功能状态及疾病密切相关

1. 粪便移植怎么做

　　对于这样一种全新的治疗方式，第一个考虑的问题一定是：粪便移植是怎么样做的呢？

（1）粪便移植的供体选择：18～25岁非孕期健康成年人，具有健康的生活方式、良好的饮食习惯；3个月内无服用抗生素、益生菌及其他微生态制剂史；既往无便秘、肠易激综合征（ISB）、炎症性肠病（IBD）等慢性疾病，无自身免疫疾病或免疫抑制状态、恶性疾病病史；传染病病原体检查：乙、丙型肝炎病毒，梅毒螺旋体病毒，艾滋病病毒；粪便检查：艰难梭菌、志贺杆菌、寄生虫等。供体每两个月复查体检1次，需以上各项均阴性无异常。

（2）如何将移植粪液植入：①建立鼻空肠微生态治疗通路。常规在病床边直接放置（盲放），准备简单，操作医师须有一定经验；X线透视下放置，成功率高；胃镜下放置，适用于放置困难的部分病例。②经鼻空肠微生态治疗通路注入移植粪液（图9-15）。③目前临床上也出现了部分胶囊制剂的粪便移植物，使用更加方便。

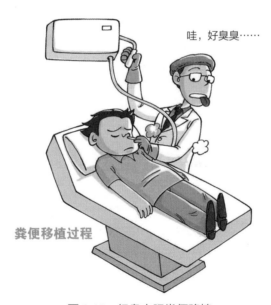

图 9-15　经鼻空肠粪便移植

2. 粪便移植安全吗

由粪便移植供体选择条件不难看出这是非常严格的，因此由于粪便移植导致疾病传播或者其他不良反应的可能性是比较小的，而且也没有文献报道粪便移植出现不良反应。但是目前粪便移植在临床上还没有被

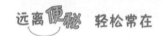

广泛的应用，需要更多的、多中心的临床试验来解答关于粪便移植安全性、有效性的问题。

3. 粪便移植和益生菌治疗是一回事吗

益生菌治疗胃肠道疾病已经在临床上得到了广泛应用，并且具有较好的效果。相信很多读者看了上面关于粪便移植的介绍，心里会有这样的疑问：粪便移植是移植肠道菌群，益生菌治疗是补充益生菌，那么他们是一回事吗？

其实粪便移植所利用的是粪便中的整个菌群，属于一个独立的生态，并且粪便也是细菌赖以生存的环境，其酸碱度、里面含有的一些杀菌酶类对有害菌也有一定的抑制作用，因此移植粪便绝不是口服益生菌能代替的。

4. 粪便移植的展望

粪便移植是一种新兴的治疗方式，是在人们对肠道微生态认识的基础上提出的治疗方式，在某些疾病的治疗上已经取得了较好的效果。目前国内外学者对肠道微生态与全身各器官功能状态及疾病关系的研究越来越深入，相信在这个领域会取得越来越多的成果，也将为粪便移植在临床中安全、有效的应用提供有力的证据。

（蔡张愉）

八、中医、中药与便秘

1. 便秘的中医理论

（1）便秘在中医里是什么样的一种疾病

中医中的便秘是指由于大肠传导功能失常导致的以大便排出困难、排便时间或排便间隔时间延长为临床特征的一种大肠病症。和西医不同，中医强调辩证论治。便秘因发病人群不同、发病时间不同、所致因素不同，会有不同的病名。如在《伤寒论》中就有"阳结""阴结"及"脾约"的名称，后来又有"风秘""气秘""热秘""寒秘""湿秘""热燥"及"风燥"之说。

（2）中医如何认识便秘的发病原因

便秘的病因是多方面的，其中主要的有外感寒热之邪、内伤饮食情志、病后体虚、阴阳气血不足等。归纳起来，大致可分如下几个方面：

1）肠胃积热：有些人体内原本阳气过盛，或生了一场热病之后，余热未清，或有肺热肺燥，下移大肠，均可导致大肠燥热而便秘。另外不良的饮食习惯，或过食酒类及肥甘厚腻食物，或过食辛辣之品、或过服热性药物，都可导致肠胃积热，耗伤津液，肠道干涩失润，粪质干燥，难于排出，形成所谓"热秘"。

2）气机郁滞：人体五脏之中和气机关系最为密切的是肺、脾、肝三脏。其中肺主宣发肃降，肝主疏泄，脾为气机升降的枢纽。情志失调，过度思虑，则脾伤气结；抑郁恼怒，则肝郁气滞；或久坐少动，气机不利，均可导致人体脏腑气机郁滞，通降失常，传导失职，糟粕内停，不得下行，或欲便不出，或出而不畅，或大便干结而成"气秘"。

3）阴寒积滞：有些人饮食习惯不好，偏爱吃生冷食物；或外感寒邪；或过服寒凉药物，均可导致阴寒内盛，凝滞胃肠，传导失常，糟粕不行，而成"冷秘"。

4）气虚阳衰：饮食不节，脾胃受损；或平素体质虚弱，阳气不足；或年老体弱，气虚阳衰；或久病产后，正气未复；或过食生冷，损伤阳气；或过用苦寒药物，耗气伤阳，均可导致气虚阳衰，气虚则大肠传导无力，阳虚则肠道失于温煦，阴寒内结，便下无力，使排便时间延长，形成便秘。

5）阴亏血少：原本阴虚体质，津亏血少；或病后产后，耗气伤津；或大量出血、出汗，伤津亡血；或年老体弱，阴血亏虚；或过食辛香燥热之品，损耗阴血，均可导致阴亏血少，血虚则大肠不荣，阴亏则大肠干涩，肠道失润，大便干结，便下困难，而成便秘。

（3）便秘的产生和哪些脏腑关系最密切

本病病位在大肠，并与脾、胃、肺、肝、肾密切相关。脾主运化，脾虚则传送无力，糟粕内停，致大肠传导功能失常，而成便秘；胃与肠相连，胃热炽盛，下传大肠，灼伤津液，大肠热盛，燥屎内结，可成便秘；肺与大肠相表里，肺热下移大肠，则大肠传导功能失常，而成便秘；肝主疏泄，若肝气郁滞，则气滞不行，腑气不能畅通；肾主水而司二便，若肾阴不足，则肠道失润，若肾阳不足则大肠失于温煦而传送无力，大便不通，均可导致便秘。

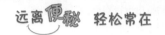

2. 哪种体质的人容易便秘

便秘的发生和体质有很大的关系，口常生活中这几类人容易便秘：

（1）气血两虚的人。气虚则传导无力，糟粕内停；血虚则津液枯竭，大肠失去濡润，则发便秘。

（2）素体热盛的人。一种是素体阳热过盛，还有一种是素体阴虚火旺，热盛则易伤津液，而导致大肠失于濡养，从而导致便秘的发生。

（3）素体阳虚之人。体内阳虚，阴寒内盛，以致肠胃阳气不运，津液不通，而致便秘。

3. 中医对便秘的辩证论治

中医对便秘的辩证要点是什么？

（1）辩粪质

粪质干燥坚硬，便下困难，肛门灼热，属热；

粪质干结，排出艰难，属寒；

粪质不干，欲便不出，便下无力，属虚；

粪质不甚干结，排便断续不畅，为气滞。

（2）辩舌苔脉象

舌苔黄燥或垢腻，属热；

舌淡苔白滑，属寒；

舌淡苔白脉细弱，为气血不足；

舌红少苔或无苔，脉细数，属阴虚。

（3）辩全身情况

年轻气盛，腹胀腹痛，嗳气频作，面赤口臭，属实。

神疲乏力，面色少华，心悸气短，腰膝酸软，潮热盗汗，属虚。

身热口渴喜冷饮，口干口臭，心烦不安，小便短赤，属热。

畏寒肢冷，脘腹隐痛，呕吐清水，喜温喜按，得热则舒，多属寒。

4. 中医是如何分型治疗便秘的

中医通常根据患者的不同体质、粪便的不同性质及临床症状的不同表现，将其分为实秘、虚秘两大类，其中实秘包括热秘、气秘、冷秘；虚秘包括气虚秘、血虚秘、阴虚秘、阳虚秘。

（1）实秘

1）热秘：即胃肠积热型。症见大便干结，坚如羊屎，腹胀，疼痛拒按，面红身热，口干口臭，心烦口渴，喜饮冷，小便短赤，舌干红，苔黄燥，脉数。治法：泻热导滞，润肠通便。辩证选用"承气汤"类方（即大承气汤、小承气汤、调胃承气汤、增液承气汤等）加减。

2）气秘：即气机郁滞型。症见大便干结，或不甚干结，欲便不得出，或便而不爽，嗳气频作，腹胀，肠鸣走窜不定，食欲减退，胸胁痞满胀痛，或经期乳胀，或呕吐上逆，舌苔白腻，脉弦。治法：行气导滞通便。方选六磨汤、柴胡疏肝散或枳实消痞丸等加减。

3）冷秘：即阴寒积滞型。临床表现为大便艰涩，腹部冷痛拒按，手足不温，面色白或青，呃逆呕吐，舌淡苔白腻，脉弦或沉紧。治法：温中散寒，通便止痛。方选温脾汤合半硫丸加减。

（2）虚秘

1）气虚秘：临床表现为大便并不干硬，或虽有便意，但临厕努挣却艰涩难出，汗出气短，面白，神疲乏力，肢倦懒言，语声低怯，便后更觉乏力，舌淡嫩，苔薄白，脉细弱。治法：益气健脾通便。方选补中益气汤或黄芪汤加减。

2）血虚秘：临床表现为大便干结，面色无华，头晕目眩，心悸气短，失眠健忘，唇舌色淡，爪甲苍白，舌淡苔白，脉细。治法：养血润燥通便。方选润肠丸加减。

3）阴虚秘：临床表现为大便干结，如羊屎状，口燥咽干唇裂，头晕耳鸣，两颧红赤，手足心热，心烦少寐，潮热盗汗，形体消瘦，腰膝酸软，舌红少苔，脉细数。治法：养阴生津，润肠通便。方选增液汤加减。

4）阳虚秘：临床表现为大便干或不干，排出困难，面色㿠白，腹中冷痛，四肢不温，喜热怕冷，或腰膝酸冷，小便清长，舌淡苔白，脉沉迟。治法：温阳通便。方选济川煎加减。

（娄海波）

九、针灸、推拿与便秘

面对便秘这个令人头疼的问题，很多人都不知道如何去解决这个大麻烦，有的采取吃药，有的采取食疗，但是很少有人会想到用中医传统疗法来解决问题，其实针灸、推拿也是治疗便秘的好方法（图 9-16）。

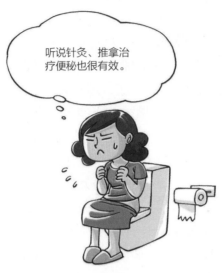

图 9-16 针灸、推拿治疗便秘也很有效

1. 针灸是怎样治疗便秘的呢

临床上，针灸治疗便秘主要通过刺激穴位达到调理肠胃、行滞通便的作用。常用穴：天枢穴（图 9-17）、大肠俞穴（图 9-18）、上巨虚穴（图 9-19）、支沟穴（图 9-20）、照海穴（图 9-21）。

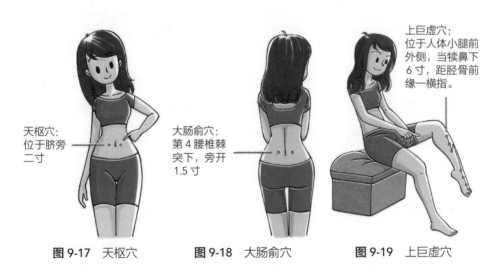

图 9-17 天枢穴　　**图 9-18 大肠俞穴**　　**图 9-19 上巨虚穴**

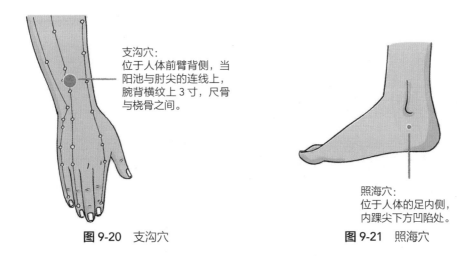

图 9-20　支沟穴

图 9-21　照海穴

根据中医辨证分型配穴

（1）热秘：多表现为大便干硬秘结，腹胀腹痛，面红身热，口干及口臭，小便短赤，舌红、苔黄燥，脉洪大而数。治疗配合谷穴（图9-22）、曲池穴（图9-23）。

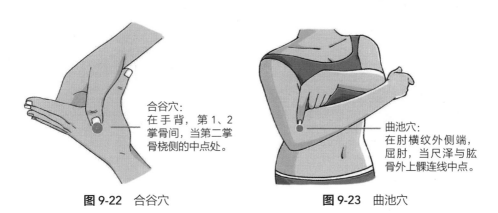

图 9-22　合谷穴

图 9-23　曲池穴

（2）冷秘：多表现大便秘结，腹部感到发紧发冷，拒绝被按，手足四肢不温，苔白腻，脉弦紧或沉迟。治疗配神阙穴（图9-24）、关元穴（图9-25），加灸法。

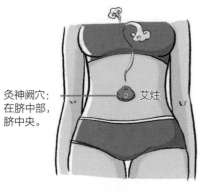

灸神阙穴:
在脐中部,
脐中央。

艾炷

图 9-24　灸神阙穴

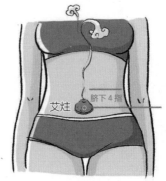

艾炷　脐下4指

灸关元穴:
在下腹部,前
正中线上,当
脐中下3寸。

图 9-25　灸关元穴

（3）气秘：多表现为大便秘结，欲便却不得，腹痛可连及两胁肋，放屁后或大便后就会感到舒畅，嗳气频频发作或喜欢叹息，苔黄腻，脉弦。治疗配中脘穴（图 9-26）、太冲穴（图 9-27）。

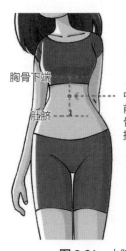

胸骨下端

肚脐

中脘穴:
前正中线上,胸
骨下端和肚脐连
接线中点。

图 9-26　中脘穴

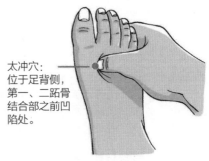

太冲穴:
位于足背侧,
第一、二跖骨
结合部之前凹
陷处。

图 9-27　太冲穴

（4）虚秘：多表现为虽有便意但排便却不畅，或者数日不排便也没有便意的感觉，临厕时努力挣扎感到吃力可伴有心悸气短，面色无华，舌质淡，脉细弱。治疗配脾俞穴（图 9-28）、气海穴（图 9-29）。

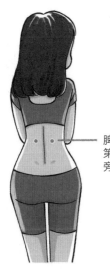

图 9-28　脾俞穴

脾俞穴：
第 11 胸椎棘突下，
旁开 1.5 寸。

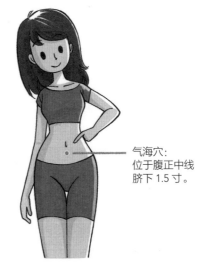

图 9-29　气海穴

气海穴：
位于腹正中线
脐下 1.5 寸。

2. 推拿也可以治疗便秘

中医推拿是我国传统医疗技术中一种古老而有效的医疗手段。推拿疗法根据中医基本理论，通过手法施术，可以起到调整经络气血、阴阳平衡的作用，可恢复患者脏腑功能，所以能达到治病去根的目的。现代研究发现，推拿按摩可通过按压的刺激，同时配合腹式深呼吸，影响腹内压，使膈肌有规律地收缩与放松，从而促进胃肠道的血液循环，加速其新陈代谢，兴奋胃肠道平滑肌，促进胃肠功能的恢复，对便秘有良好的局部治疗作用。

（1）每天按揉小小穴位，便秘不再是难题

在日常生活中，学习一些简单且易操作的推拿按摩手法来预防或者治疗便秘是非常实用的。那么到底哪些穴位具有治疗便秘的作用？又该如何操作呢？

1）揉按足三里穴（图 9-30）

定位：外膝眼下 3 寸，胫骨外侧约 1 寸处。

操作：取坐位，两膝关节自然

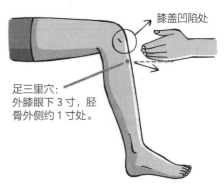

膝盖凹陷处

足三里穴：
外膝眼下 3 寸，胫
骨外侧约 1 寸处。

图 9-30　足三里穴

201

伸直，用拇指指腹按在同侧的足三里穴上，其余四指紧附于小腿后侧，拇指适当用力揉按30～50次。

2）按揉肾俞穴（图9-31）

定位：第二腰椎棘突下，旁开1.5寸处。

操作：取坐位，两手叉腰，拇指向前按于同侧肋端，中指按于肾俞穴，适当用力按揉30～50次。

3）按揉天枢穴（图9-32）

定位：位于肚脐旁开2寸处。

操作：取仰卧位，双手叉腰，中指指腹放在同侧的天枢穴上，大拇指附于腹外侧，中指适当用力按揉30～50次。

4）掌揉中脘穴（图9-33）

定位：位于腹中线，脐上4寸处

操作：取仰卧位，双腿自然伸直，将右手掌心重叠在左手背上，左手的掌心紧贴于中脘穴上，适当用力揉按30～50次。

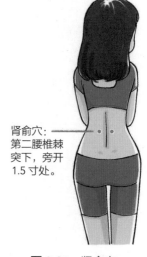

肾俞穴：第二腰椎棘突下，旁开1.5寸处。

图9-31 肾俞穴

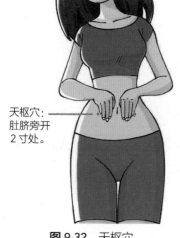

天枢穴：肚脐旁开2寸处。

图9-32 天枢穴

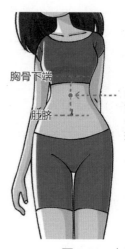

胸骨下端

肚脐

中脘穴：前正中线上，胸骨下端和肚脐连接线中点。

图9-33 中脘穴

5）按揉关元穴（图 9-34）

定位：位于腹正中线，肚脐下 3 寸处。

操作：取仰卧位，用一手拇指指腹放在关元穴上，适当用力按揉 30 ～ 50 次。

（2）宝宝便秘怎么办，小儿推拿来帮你

小儿推拿（图 9-35）作为中医推拿的一个分支，目前临床上越来越受到关注，对于有些优势病种的疗效受

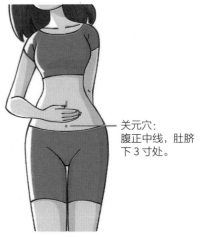

关元穴：腹正中线，肚脐下 3 寸处。

图 9-34　关元穴

到了广大患者的肯定和欢迎。小儿推拿治疗便秘以清热通便、健脾和胃为大法。手法运用清大肠、退六腑、推下七节骨、摩腹、揉龟尾等，通过穴位 - 经络 - 脏腑，健脾和胃，调节脏腑功能，提高机体自然抗病能力，达到治病强身的目的。

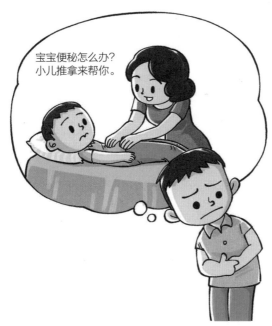

宝宝便秘怎么办？小儿推拿来帮你。

图 9-35　小儿推拿帮助解决宝宝便秘

小儿推拿治疗便秘是一种"绿色"疗法，没有毒副作用，治疗中既避免了某些药物的不良反应或毒性反应，也纠止了用药过程中因剂量不适而对患者身体所造成的不良反应或危害，其是一种有益无害的治疗方法，完全符合当今医学界推崇的"无创医学"和"自然疗法"的要求。

小儿推拿治疗便秘的步骤：

1）推脾经（图9-36）

定位：脾经位于拇指桡侧缘。

操作：将小儿拇指弯曲，自指尖推向指间关节横纹处，称为补脾经；将小儿拇指伸直，自指根推至指尖，称为清脾经。推100～300次，用力柔和均匀，频率为200～300次/分。根据小儿便秘的不同症状选择是清还是补。若大便干结，口气较重，舌苔后腻者，选择清脾经；若大便不干结，但排便困难，舌苔不厚腻者，选择补脾经。

2）清大肠（图9-37）

定位：大肠穴位于示指桡侧缘。

操作：由虎口推向指尖为清，推100～300次，用力柔和均匀，频率为200～300次/分。能治疗湿热、积食滞留肠道引起的便秘。注意推的方向，弄错方向则治疗效果就相反了。

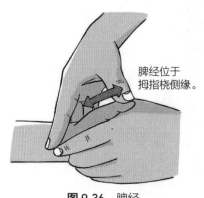

脾经位于拇指桡侧缘。

图9-36 脾经

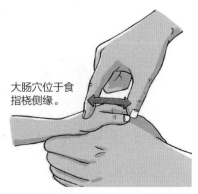

大肠穴位于食指桡侧缘。

图9-37 大肠穴

3）揉天枢（图9-38）

定位：天枢穴位于肚脐旁开2寸。

操作：用手指指腹点按在两侧的天枢穴，揉50～100次，用力柔和均匀，频率为200～300次/分。操作时注意是手指带动皮下组织运动，不要在皮肤上摩擦。

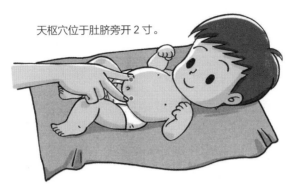

天枢穴位于肚脐旁开 2 寸。

图 9-38　天枢穴

4）摩腹（图 9-39）

定位：在中腹部，脐周围。

操作：让宝宝仰卧，用手掌或者三指并拢用指腹在腹部周围，沿脐周围做顺时针环形移动摩擦。按摩约 5 分钟，用力柔和均匀，频率为 120 ~ 160 次 / 分。注意摩腹方向一定为顺时针摩动。

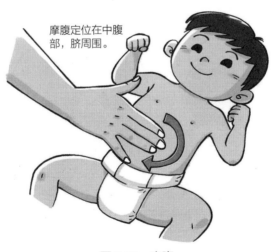

摩腹定位在中腹部，脐周围。

图 9-39　摩腹

5）推下七节骨（图 9-40）

定位：第四腰椎至尾骶骨成一直线。

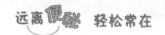

操作：让宝宝俯卧，用拇指面或食、中二指面自上而下直推，推100～300次，用力柔和均匀，频率为200～300次/分。具有泻热通便的作用，可用于治疗肠热便秘。

6）揉龟尾（图9-41）

定位：在尾椎骨最末端。

操作：让宝宝俯卧，用拇指或中指指端按揉，揉50～100次，用力柔和均匀，频率为200～300次/分。操作时注意是手指带动皮下组织运动，不要在皮肤上摩擦。按揉鱼尾穴能够"通调督脉之气"，有助于消滞通便。

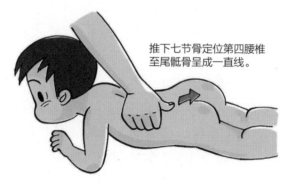

推下七节骨定位第四腰椎至尾骶骨呈成一直线。

图9-40 下七节骨

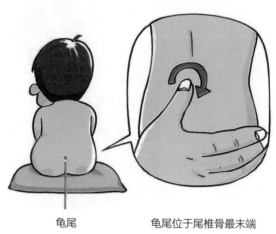

龟尾　　　　龟尾位于尾椎骨最末端

图9-41 龟尾

7）捏脊（图9-42）

定位：从第一胸椎至尾椎。

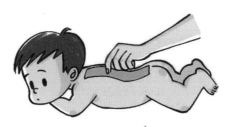

捏脊从第一胸椎至尾椎

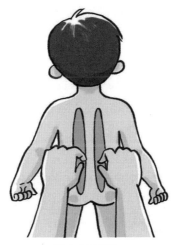

图 9-42 捏脊

操作：让宝宝俯卧，从第一胸椎至尾椎，由下往上捏，每次捏 3 ~ 5 分钟为宜，手法宜轻柔。捏脊疗法可调阴阳、理气血、和脏腑、通经络，在健脾和胃方面的功效尤为突出，临床上可治疗小儿便秘。

（谢　凯　王　玲　朱晓燕）

十、中医、中药对便秘治疗的疗效评估

中医传统技术包括针灸、穴位贴敷、按摩推拿、拔罐、刮痧、耳穴贴压等，单独或联合应用。如果能够在服用中药的基础上配合这些中医传统技术，能够更有效地治疗便秘。

1. 中医药治疗便秘的有效性和什么有关

中医是一种经验医学，中医药治疗便秘虽然和多种因素有关，但是，最重要的是和医生能否正确地诊断患者的病情，能否辩证使用中药

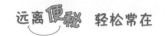

调整患者身体状况的失衡，能否意识到便秘治疗的多靶点起效和失活机制，从而阶段性地调整治疗方案有密切的关系。

2. 便秘治疗的多靶点起效和失活机制

在临床工作中，治疗便秘常常会遇到患者用药后产生耐药的情况，一种治疗便秘的药物使用一段时间后，效果逐渐减弱，即使加量，最后仍然会出现无效的情况。更换药物后，又能有效，但是使用一段时间后，患者再次出现耐药，这种情况反复发生。这就是便秘治疗的多靶点起效和失活。

针对这种多靶点起效和失活机制，在临床治疗中，应用中药采用多靶点治疗，在靶点失活前及时调整治疗方案。同时根据中医的治疗原理，调整患者脏腑的气血和功能，从而治愈便秘。

3. 中医药在便秘治疗中的优势

西医药物治疗便秘，用药相对单一，缺乏变化，临床中会出现明显的耐药和停药后症状反复的情况。中医药疗法，根据患者的辩证结果，可以有多种不同的治疗方案。即使是同一种治疗方案，所用药物还能有很大的差异，结合便秘的多靶点起效和失活学说，中医药能够更好地治疗便秘。

当然，中医治疗便秘主要针对没有器质性病变的慢传输型便秘效果比较理想，如果是有器质性病变的，如肿瘤引起的便秘，或其他有出口梗阻性疾病的便秘患者，西医的优势更明显。在这种情况下，中医有非常好的协同治疗作用。

4. 中医药治疗便秘的疗效评估

疗效分为近期疗效和远期疗效。

一般是按照原卫生部制定的《中医临床病症诊断疗效标准》进行评价。

中医药治疗便秘的疗效评估一般按照以下标准：

治愈：患者便秘的临床症状完全消失。便质转润，且短期内无复发。

好转：患者便秘的临床症状明显改善，且便质渐渐转润，短期内仅有几次复发。

无效：患者便秘的临床症状无改善甚至加重。

（程　芳）

第十章 便秘药物治疗知多少

一、理想药物的作用原理

不同原因造成的便秘，应选择不同类型的药物，下面就引起便秘的不同原因，分类一一进行介绍。

1. 肿瘤患者理想便秘药物的作用原理

肿瘤患者发生便秘的原因主要有以下几点：

（1）心理因素：肿瘤患者往往因精神高度紧张、焦虑，影响神经反射，使得结肠蠕动异常，盆底肌群紧张，导致便秘。

（2）生理因素：肿瘤患者年龄往往较大，肌肉收缩力减弱，排便反射的敏感性也降低，导致便秘。

（3）药物因素：①常用的化疗药物（如长春新碱、长春地辛、紫杉醇等）可产生神经毒性，使肠道神经受到影响，肠蠕动减慢而发生便秘；②肿瘤患者最常用的阿片类镇痛药物，可抑制中枢神经系统，减弱便意和排便反射，抑制肠蠕动，同时兴奋平滑肌，使肠道平滑肌张力增加，使肠蠕动减弱或消失，肠内容物通过缓慢，导致便秘，甚至顽固性便秘，久之还会出现麻痹性肠梗阻等。

（4）饮食因素：恶性肿瘤患者饮食过于精细、食欲减退等均可导致纤维素摄入减少，引起便秘发生。

（5）疾病因素：因为肿瘤对机体的影响，造成排便反射功能障碍。肿瘤所致的肠内阻塞和肠外压迫造成不同程度的梗阻，使肠内容物排出减慢。

（6）患者自身因素：肿瘤患者常感觉乏力，不愿下床活动；或身体衰弱长期不能下床，活动减少，导致便秘。

（7）环境因素：许多患者在陌生的环境里，精神也会紧张，有时会主动抑制便意，这些都可能引起便秘的发生。

根据以上原因有针对性地选择便秘药物，会起到事半功倍的效果。

心理疏导、适当运动、安静的排便环境等可以平复患者情绪，恢复神经功能，改善肠道环境，缓解患者因心理、生理等因素引起的便秘。增加液体摄入和富含纤维的食物可以增加肠道容积，刺激肠道蠕动，加快粪便推进。

阿片类药物是肿瘤患者便秘的重要原因，且服用阿片类药物的患者便秘发生率非常高，几乎每个服用阿片类药物的患者都会产生不同程度的便秘。而且因人体肠道对阿片类药物很难产生耐受性，所以便秘持续存在于阿片类药物使用期间。针对这一时期的患者，在采取前述非药物疗法的同时，每天预防性服用一些软化剂（如多库酯钠），也可选择肠动力药物（莫沙必利）或选择性肠动力药物（普卢卡必利），以软化粪便或促进肠道动力，有利于粪便排出，仍然无效果时可适当使用刺激性泻药（如番泻叶、麻仁丸等）。

止吐剂是为了防止化疗药物引起的呕吐症状而使用的药物，一般是5-羟色胺受体拮抗剂，可以缓解肠道蠕动引起的便秘。单纯止吐剂引起的便秘可使用开塞露，或口服聚乙二醇4000散剂，通过软化粪便、增加肠道水分和肠内物容积而引起排便。一般情况下和阿片类镇痛药协同导致的便秘，可按照阿片类药物引起的便秘的治疗原则来处理。

2. 糖尿病患者便秘药物的作用原理

糖尿病患者便秘的原因主要有以下两方面：

（1）菌群失调：糖尿病疾病本身和治疗药物都可以使肠道菌群失调，有害菌数量增加而导致便秘。

（2）并发症：持续的高血糖水平，可以导致自主神经病变和胃肠激素分泌紊乱，使胃肠道蠕动无力，大便难以排出。

对于糖尿病患者的便秘，要根据其特点选用适当的方法。

（1）首先要选用合适的口服降糖药或胰岛素，严格控制血糖并保持血糖稳定；适当补充益生菌，以维持肠道正常菌群环境；应用一些神经修复制剂（如甲钴胺、生长因子等）或神经营养剂（如肌醇、神经节苷脂、亚麻酸等）稳定肠道神经，保证肠道正常功能。这对于糖尿病本身和其并发症导致的便秘有一定的作用。

（2）便秘症状轻微时适当增加含纤维饮食，控制含糖饮食，适当增加运动量，可以减少肠道神经损伤，恢复肠道正常蠕动，改善便秘；适当使用微生态制剂调节肠道菌群，改善肠道环境，恢复肠道正常功能。这对改善便秘可以起到辅助作用。

（3）上述方法不能缓解便秘时，可选用胃肠动力药莫沙必利联合乳果糖治疗。其原理如下：

1）莫沙必利属于强效选择性 5-HT4 受体激动剂，可促进乙酰胆碱的释放和胃肠的蠕动，促使干结的粪便吸收水分，从而可起到促进排便的作用。

2）乳果糖是人工合成的双糖，不易被小肠吸收，因此不会对血糖水平有较大影响。乳果糖的作用是：提高肠腔内的渗透压和粪便的含水量，升高肠腔内的 pH，增加胃肠蠕动，减少内毒素的吸收和蓄积，为益生菌提供碳源，保证肠道菌群平衡，降低一氧化氮的水平，从而起到加快胃肠蠕动的作用。

3）便秘症状较重时，可暂时使用甘油、软皂液灌肠，加速排便，但灌肠疗法不能长期使用。

4）糖尿病属于中医消渴的范畴，按照中医症候分型，使用合理的内服、外用中成药及针灸等，对糖尿病引起的便秘也有一定的疗效。

3. 冠心病患者便秘的理想药物治疗

（1）冠心病患者因心力衰竭、心肌梗死而不能用力排便，必须卧床，许多人不习惯床上排便导致粪便滞留肠道，肠道水分不断被吸收，粪便干结，导致排便困难。适时合理的健康教育（包括揉腹、训练床上排便等）、营造独立的排便环境等可以从心理和生理上改善便秘症状。

（2）冠心病患者往往用药种类繁多，可能影响肠道平滑肌的功能，减慢肠蠕动，引起便秘。如降压药、阿片类镇痛药、消化系统用药等。针对这种情况，首先需要合理安排患者饮食，多食富含维生素和纤维的食物、蔬菜、水果等，以增加肠道容积，刺激肠道蠕动，促进排便。对于便秘超过 3 天的患者，可服用缓泻剂（如果导片、番泻叶、石蜡油等）；仍无改善者，可采用开塞露灌肠或直接纳入肛门。同时，也可以选择莫沙必利，以增强便秘患者的肠道动力，这对于长期卧床肠动力不足的患者有益。

另外，中医疗法如足底按摩、耳穴穴位治疗也有一定的疗效，可酌情选择。

总之，非药物治疗之后，通过增加容积、刺激肠壁、软化粪便、增加动力的方式可预防便秘的发生，也可以防止因便秘而导致的心血管意外事件的发生。

（杨青雅）

二、某些中药对便秘治疗的局限性

1. 中药泻药安全吗，可以长期服用吗

根据作用机制，泻药一般分为刺激性、膨胀性、渗透性、润滑性、肠动力药 5 类。其中，大剂量渗透性泻药因导泻作用快、效力强被称为"峻泻药"，膨胀性和肠动力药因作用相对缓和被称为"缓泻药"。缓泻药是目前临床上应用最广泛的通便药物。中药泻药涵盖了上述各个类型的泻药，如大黄、番泻叶、芦荟、决明子、虎杖是刺激性泻药；瓜蒌仁、火麻仁、郁李仁、柏子仁、松子仁、核桃仁、黑芝麻、桃仁是润滑性泻药；芒硝、玄明粉是渗透性泻药；厚朴、枳实、槟榔、大腹皮是肠动力药。

可能许多人认为，中药泻药比较安全，可长期服用，其实这是一个误区。例如大黄、芒硝、决明子的功能是泻火解毒、泻下攻积，主要用于治疗实热便秘。但这类药味苦性寒，久服易伤胃气，所以脾胃虚寒、孕妇、产妇、年高体弱者不可常用。又如番泻叶味苦性凉，有些患者服用后易引起腹痛、头痛、呕吐等不适，因此不宜常用。患者在治疗便秘时，无论是汤剂还是中成药，均应看清成分，区别服用。而且需要强调的是，泻药一定要在医生指导

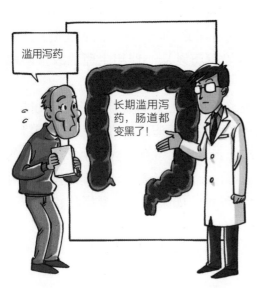

图 10-1 长期滥用泻药会导致大肠黑变病

下使用，切不可滥用。滥用泻药还会导致大肠黑变病（图 10-1）。严重影响患者的健康，甚至有研究认为大肠黑变病患者有癌变倾向。

2. 长期服用某种通便中药会产生耐药性吗

很多人因为便秘会天天吃某种通便药物，如大黄、番泻叶、决明子、芦荟等。有好多患者在开始用药时，较小剂量即可立竿见影，随着使用时间的增长，常常需要增加剂量才能见效，且停药后便秘症状更为严重。其实无论何种泻药，治疗便秘只能是辅助治疗，长期服用单一的通便中药会使肠道自身的蠕动减慢，降低肠道自身的调节功能，造成机体对

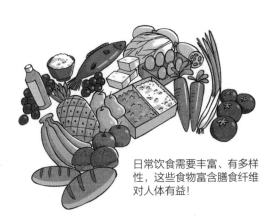

日常饮食需要丰富、有多样性，这些食物富含膳食纤维对人体有益！

图 10-2 食物的多样性和多纤维素饮食是便秘的食疗原则

该种药物的依赖，只要停止服药，排便会更困难。另一方面长期服用通便药容易产生心理依赖。因此不建议长期服用单一的中药解决便秘问题。最好在大便正常一段时间后逐渐减量至停止使用，可通过定时排便、多吃蔬菜 / 水果 / 杂粮、多饮水、多活动等，来防止便秘的发生。食物的多样性和多纤维素饮食是便秘的食疗原则（图 10-2）。

3. 什么是结肠黑变病

结肠黑变病就是黑色素沉淀导致的非炎症性的肠道疾病，其本质是结肠黏膜固有层内巨噬细胞含有大量脂褐素。男性多于女性，发病年龄多大于 60 岁。结肠黑变病没有特异的症状和体征，主要有腹胀、便秘及排便困难等症状，少数患者有下腹部隐痛及食欲欠佳等症状。由于部分大肠黑变病患者有癌变的倾向，所以，要减少服用泻药，减少患者患结肠黑变病的风险。

4. 结肠黑变病是怎么查出来的

结肠黑变病多是通过结肠镜来诊断，肉眼看出来的（图 10-3）。结肠镜检查通俗点说是用直径很细的镜身，上面带镜头，通过肛门进入大肠，来观察大肠病变的一种检查方式。正常的结肠黏膜在结肠镜下就像

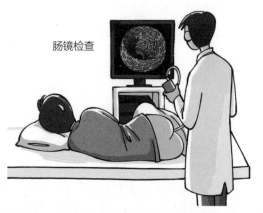

肠镜检查

图 10-3　通过电子结肠镜检查可以诊断结肠黑变病

口腔黏膜一样是淡红色的，而且看起来光滑平坦，黏膜表面的小血管纹理清晰可见。而结肠黑变病的肠黏膜色泽呈棕色、褐色或黑褐色，上面还有灰白色网状、条状纹，豹纹样一块一块的分布在结肠黏膜上，小血管模糊或看不见，这就是所说的"黑肠子"。通俗点说，就是患者的大肠比健康者更能"吃"色素，"吃"多了就变成了"黑肠子"。

5. 为什么会得结肠黑变病

结肠黑变病的病因目前也没有完全确定，现在认为和以下几种因素有关。

（1）便秘：粪便在肠道停留时间过长，肠道黏膜吸收细菌合成的色素颗粒；

（2）服用含有蒽醌类的泻药：这类物质会破坏肠道上皮细胞，导致细胞凋亡，大量凋亡细胞被巨噬细胞吞噬后形成色素沉着；

（3）食物的滞留：这会带来蛋白分解产生的色素沉着；

（4）与金属元素和矿物质的摄入有关。

如果长期便秘，再加上使用蒽醌类泻剂，就是"雪上加霜"，会大大增加结肠黑变病的发生率。有关资料表明，连续服用蒽醌类泻剂 1 年以内的便秘患者，结肠黑变病的发生率在 80% 以上，间断服药超过 1 年以上的便秘患者，结肠黑变病的发生率约在 70% 左右。

6. 查出结肠黑变病了怎么办

首先要明确一点，结肠黑变病其实是良性病变，也是可逆的。因为消除致病因素后"黑肠子"又可以变回来，所以不必恐慌。

治疗结肠黑变病目前没有特效药，解决便秘问题是关键。便秘患者可通过停用蒽醌类泻药，使用其他类型的泻药，如复方聚乙二醇电解质散剂；调整饮食，如多喝水、多吃粗纤维食物、多吃蔬菜水果；养成定时排便的良好习惯，不在排便时读书、读报、看手机；积极锻炼身体；保持良好的心情等综合调节来解决便秘的问题。如果这些方案都不能解决便秘问题，可以考虑用中药调理。

但是结肠黑变病多伴发结肠息肉、结直肠肿瘤等，为避免这些症状，请一定记得定期复查，治疗并发症。

7. 常见通便中药中哪些含有蒽醌类物质

含有蒽醌类的常用单味中药主要有大黄（图 10-4）、芦荟（图 10-5）、番泻叶（图 10-6）、决明子、虎杖、大血藤、生首乌等。含有上述中药成分的中成药很多，有牛黄解毒片、麻仁丸、润肠丸、芦荟胶囊、清宁丸、一清胶囊、大黄附子丸、大黄蛰虫丸、胆宁片、香丹清、排毒养颜胶囊等。

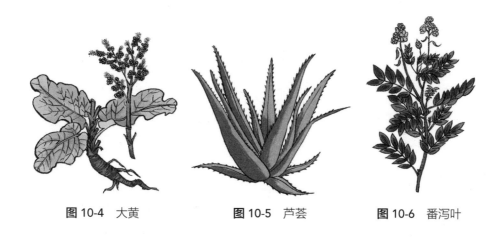

图 10-4　大黄　　　　　图 10-5　芦荟　　　　　图 10-6　番泻叶

8. 番泻叶经常泡水喝好不好

生活中爱用番泻叶泡茶的人不在少数，有的人是因为便秘自己去买来喝，也有些人是为了减肥购买保健品，不知不觉中喝了含有番泻叶成分的东西，其实时间长了肯定会有问题。

番泻叶是一种常见的泻下药，中医用来主治热结便秘，积滞腹胀。现代研究发现番泻叶具有泻下、抗菌、止血、解痉等药理作用。近年来，主要被用作腹部和肠道各种影像检查前或手术前肠道清洁准备，主治各种便秘，特别是老年性和顽固性便秘；对腹部术后肠功能恢复也有促进作用。也可用于上消化道出血、胆囊炎、急性胰腺炎。番泻叶是应用最广泛的导泻剂，但其不良反应也日趋增多，主要有以下不良反应。

（1）血压恶性变化：老年患者服用番泻叶后可出现头痛、频繁呕吐、血压剧升或剧降，甚至休克。

（2）成瘾性：长期服用番泻叶的便秘患者停用时会出现戒断症状，表现为心烦失眠、焦虑不安、全身不适甚至感到疼痛或有蚁行感、瞳孔散大、面热潮红、厌食、发热、哈欠连连、呼吸加快、血压升高、体重下降等。

（3）胃肠系统的毒副作用：番泻叶中所含的番泻苷能抑制大肠对水分的吸收，使肠内容物急剧增加，同时还能增加大肠的张力，引起腹痛、恶心、呕吐等。严重者可诱发上消化道出血，表现为上腹疼痛、呕血或黑便。因此，有胃溃疡或消化道出血病史者不能用番泻叶。

（4）神经系统中毒反应：表现为面部麻木、头晕、大小便失禁或痒感，三叉神经分布区内可有程度不等的痛感减退。

（5）月经失调：女性在月经期或妊娠期服用番泻叶还易诱发月经过多或宫腔出血，即使在非月经期长期大量服用也可诱发月经失调。

实际上，番泻叶只适合于治疗热结便秘，这类患者常表现为胃肠积热、口干口臭、喜冷怕热、大便干结难解、舌红苔黄等。年老体弱、脾胃虚寒、久病体弱者即使发生了便秘，应禁用或慎用番泻叶。按照中医理论，番泻叶的服用，对于热结便秘的患者来说是治疗性质的，对于虚寒性的患者来说，番泻叶对人体是伤害性质的。

此外，番泻叶治标不治本，只适合于急性便秘，不适合于慢性、习惯性便秘，且番泻叶不能长期大量服

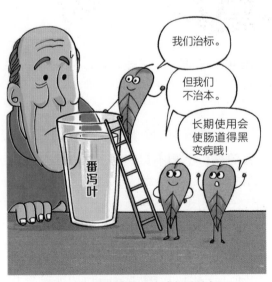

图 10-7 使用番泻叶治疗便秘治标不治本，长期使用会导致大肠黑变病

用，应在有效剂量 3 ~ 6 克内短期服用（图 10-7）。

9. 大黄治疗便秘的注意点

大黄为苦寒峻泻药，有攻积导滞、泻火凉血、活血祛瘀、利胆退黄等功效，常用于治疗燥结、积滞、便秘、湿热、下痢、吐血、衄血、口疮牙痛等，也可用于瘀血阻滞的多种证候、湿热黄疸等。大黄生用具有攻积导滞的作用，而炒碳后则有止血止泻的功用。

大黄虽是良药，但也有一定的副作用。从药性来说，大黄苦寒，易耗气伤阴，损伤脾胃。长期服用，脾胃受损，则运化失司，食物残渣运行排泄减慢，食滞肠道，津液不足，而致大便燥结成块，难以排出，痛苦不堪。因此，有些患者服用大黄时间久了以后便秘症状会更加严重，大黄也逐渐失去疗效。所以大黄用的不当会加重便秘。大黄的毒性较低但配伍不当、大量或长期服用就会发生不良反应，主要表现在消化系统。大黄苦寒，服后分解物可刺激大肠，导致排便，大量服用可出现恶心、呕吐、腹痛、腹泻、发热，甚则呈急性胃肠炎症状；长期服用可引起黄疸，并可导致肝硬化和电解质紊乱。长期服用一段时间后如停服可发生继发性便秘，形成慢性结肠炎。由此可知，使用大黄应认真辩证，严格把握适应证、配伍禁忌、用药尺度，避免误下。

（娄海波）

三、针对不同的易引起便秘的药物，需要注意什么

对于药物性便秘的治疗，首先一定要考虑原患疾病和在用药物的情况。如果原患疾病是不能随意停药的，必须至医师处评估，再决定是否停用原治疗药物或更换用药方案。下列是几种常见的易引起便秘的药物，在使用期间应注意的问题。

1. 利尿剂引起的便秘

常见的利尿剂有呋塞米、氢氯噻嗪等，利尿剂可以造成体内电解质紊乱，体内失水致大便干燥而发生便秘。这些药物常常用于高血压患者，而高血压患者一旦发生便秘就有出现脑卒中的风险，因此要注意：

（1）利尿剂不宜大剂量使用。

（2）使用药物期间适当运动，促进胃肠蠕动，在医师或药师指导下

调整药物使用剂量。如果仍然不见好转且症状严重时，应立即停用药物，并在医师或药师指导下调整用药方案。

（3）多饮水，并适当补充钾离子。

2. 钙制剂引起的便秘

钙制剂很容易与体内的鞣酸等成分结合成不溶性物质，导致便秘，所以在补钙时应注意：

（1）补钙量要适宜，不是越多越好。

（2）补钙药物不宜长期使用。

（3）当便秘严重时，应停用补钙剂。

3. 钙离子拮抗剂引起的便秘

常见药物有硝苯地平、非洛地平、氨氯地平等。

（1）使用这类药物期间建议密切观察排便习惯是否发生改变。

（2）如果出现便秘情况应在医师或药师指导下进行通便治疗或更换其他降压药物进行对症治疗。

4. 抗胆碱药物　阿托品、山莨菪碱等引起的便秘。

（1）不宜长期大量使用抗胆碱药物，如果使用过程中出现便秘情况，建议停用药物后多饮水以缓解症状。

（2）倘若症状一直未缓解，应立即就医。

5. 抗组胺类药物　苯海拉明、氯苯那敏等。

长期应用此类药物的患者容易发生便秘，可服用抗过敏药物氯雷他定、西替利嗪等进行治疗，以避免便秘的发生。

6. 抗肿瘤药物

肿瘤患者常用的中枢类镇痛药物阿片类、化疗药物及针对其副作用的止吐剂都可能引起便秘。

（1）使用此类药物进行治疗的患者，应食用富含纤维素的食物。

（2）平时注意多饮水，适当运动。

（3）在使用此类药物进行治疗前可使用适量缓泻剂（如乳果糖、聚乙二醇 4000 等）进行预防治疗。

7. 抗酸药物　氢氧化铝等。

（1）不能长期大量使用，本身患有便秘的患者服用此类药物后便秘症状可能加重。

（2）如必须使用，通常建议与镁盐制成合剂使用。

（杨青雅）

四、便秘的药物治疗

1. 目前市场上常见的便秘治疗药物有下面几类：

（1）渗透性泻药：聚乙二醇 4000、乳果糖、硫酸镁；

（2）容积性泻药：小麦纤维素（非比麸）、葡甘聚糖、欧车前亲水胶散剂、聚卡波非钙；

（3）刺激性泻药：比沙可啶（便塞停）、酚酞（果导）、含蒽醌类中药（大黄、番泻叶、芦荟、麻仁丸）、蓖麻油；

（4）润滑性泻药：开塞露、甘油制剂、多库酯钠、石蜡油；

（5）促动力药物：莫沙必利、普芦卡必利；

（6）促分泌药物：鲁比前列酮、利那洛肽；

（7）灌肠药和栓剂：甘油制剂、石蜡油、甘油栓；

（8）益生菌：双歧杆菌三联活菌散、双歧杆菌四联活菌片、双歧杆菌乳杆菌三联活菌片等。

2. 不同种类便秘药物作用原理比较（表 10-1）

表 10-1 不同种类便秘药物作用原理比较

药物种类	主要作用原理
渗透性泻药	在肠道内形成高渗环境,促使肠道吸收大量水分,增加粪便的容积,软化粪便,促进排出
容积性泻药（膨松剂）	不被肠道吸收,可吸收水分而膨胀,扩大肠道容积,刺激肠蠕动,引起排便
刺激性泻药	刺激结肠黏膜神经,增加肠道蠕动,抑制肠道吸收水分,增加肠道容积,促进排便
润滑性泻药	软化粪便,润滑肠壁,使粪便易于排出
促动力药	增加肠道动力,改善因动力不足导致的便秘
促分泌药	刺激肠液分泌,加快胃肠道移行,增加肠道运动性,增加排便
灌肠药和栓剂	通过软化粪便,并增加肠内容积和压力,使得粪便快速排出

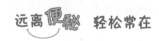

续表

药物种类	主要作用原理
益生菌	益生菌改善便秘的机制尚不明确。可能的机制是益生菌平衡肠道微生态环境,使得对肠道有益的细菌在肠道内发挥降解作用,有酸化肠道的效果。同时能刺激肠壁神经,增加肠内渗透压,增加水分分泌,促进肠道蠕动,使粪便容易排出

3. 各类药物推荐的使用方式

（1）渗透性泻药

1）聚乙二醇 4000

适应证：成年人和 8 岁以上儿童的便秘治疗。儿童应为短期治疗，最长疗程不应超过 3 个月。

用法用量：每次 10 克，每天 1 ~ 2 次；或每天 20 克，一次顿服。

不良反应：腹泻（停药 24 ~ 48 小时即消失）、腹痛、腹胀、恶心、过敏（罕见）。

注意事项：

➼ 小肠或结肠疾病患者，不明原因腹痛者，对本品过敏者禁用；

➼ 药物治疗同时辅以生活习惯和饮食结构的调整；

➼ 伴有疼痛、发热等其他症状时，应去医院明确病因后再考虑使用；

➼ 本品可用于糖尿病或需要无乳糖饮食的患者。

2）乳果糖

适应证：便秘。

用法用量：

➼ 成年人：起始剂量：30 毫升 / 日；维持剂量：10 ~ 25 毫升 / 日；

➼ 7 ~ 14 岁儿童：起始剂量：15 毫升 / 日；维持剂量：10 ~ 15 毫升 / 日；

➼ 1 ~ 6 岁儿童：5 ~ 10 毫升 / 日；

➼ 婴儿：5 毫升 / 日。

不良反应：腹胀（初期有）、腹痛和腹泻（高剂量时）、腹泻和电解质紊乱（长期大量服用）。

注意事项：

➼ 半乳糖血症、肠梗阻、急腹痛、对乳果糖及其组分过敏者禁用；

➥ 用于乳糖酶缺乏症患者时，须注意本品中乳糖的含量；

➥ 治疗剂量不会对糖尿病患者带来任何问题。

3）硫酸镁

适应证：导泻、利胆。

用法用量：导泻：每次口服 5～20 克，清晨空腹服，同时饮 100～400 毫升水。

不良反应：脱水。

注意事项：

➥ 肠道出血者、孕妇、急腹症患者、经期妇女禁用本品导泻；

➥ 大量或浓度过大时，容易导致脱水，务必清晨空腹口服并大量饮水。

（2）容积性泻药（膨松剂）

1）小麦纤维素（非比麸）

适应证：肠激惹、憩室病、肛裂和痔疮等伴发便秘的辅助治疗；手术后软化大便。

用法用量：

➥ 成年人 3.5 克/次，2～3 次/日，1 周后逐渐减量至 1～2 次/日；

➥ 儿童（大于 6 个月）：1.75 克/次，1～2 次/日，1 周后逐渐减量至 1 次/日，可加入食物中或饮料中服用，空腹服用。

不良反应：轻微腹胀和腹鸣。

注意事项：肠梗阻患者禁用；服用期间应喝足量的水，以达到最佳效果。

2）葡甘聚糖

适应证：习惯性便秘、老年性便秘。

用法用量：成年人 2～4 粒/次，儿童 1～2 粒，3 次/日，首次剂量可加倍，维持剂量 3～6 粒/日，可一次顿服，均空腹服用，并以温水 150 毫升送服。

不良反应：口渴感，轻微腹胀。

注意事项：

➥ 为确保疗效，必须充足饮水；

➥ 服药初期合用肠动力药，可增强通便疗效。

3）欧车前亲水胶散剂

适应证：偶然出现的便秘（不规则性），胃肠功能性紊乱。

用法用量：将本品加入 200 毫升凉水或温水中，搅拌均匀后服用。成年人：一次 1 包，1 ~ 3 次 / 日；6 ~ 12 岁儿童：用量为成年人的一半。

不良反应：偶有轻微腹胀、恶心。

注意事项：

↘原因不明腹痛、炎症性肠病、肠梗阻、胃肠出血及粪便嵌塞等禁用；

↘需有足量的水来服用本品；

↘如果有吞咽困难，请勿服用本品；

↘本品不含糖，以阿斯巴甜调味，故苯丙酮尿症患者请遵医嘱；

↘因有较强吸附力，可能吸附其他药物，所以应与其他药物相隔 2小时服用。

4）聚卡波非钙

适应证：可用于缓解肠易激综合征（便秘型）患者的便秘症状。

用法用量：成年人常用量为 1.0 克 / 次，3 次 / 日，饭后足量水送服，一般疗程为 2 周。

不良反应：口渴、呕吐、腹胀、腹泻、腹痛、便秘等；过敏反应；白细胞减少；肝、肾功能异常；水肿、头痛。

注意事项：

↘急腹症、术后易发肠梗阻、高钙血症、肾结石、肾功不全者禁用；

↘本品仅对症治疗，2 周无效须停用，长期用药须谨慎。

↘下列患者应慎用：正在服用活性维生素 D、钙制剂者；应用强心苷的患者；易患高钙血症者；胃酸缺乏和有胃部切除史者；肾功能不全的患者；

↘本品可与四环素类、喹诺酮类抗生素形成螯合物，影响抗生素的吸收，降低疗效；

↘奥美拉唑、兰索拉唑、法莫替丁、雷尼替丁、氢氧化铝等可导致胃内 pH 上升，抑制本品脱钙从而降低药效。

（3）刺激性泻药

1）比沙可啶（便塞停）

适应证：用于急、慢性便秘及习惯性便秘。

用法用量：口服，大于6岁儿童1片/次，成年人1~2片/次，1次/日。整片吞服。

不良反应：腹部绞痛，停药后即消失；过度腹泻。

注意事项：

6岁以下儿童及孕妇禁用；急腹症、炎症性肠病患者禁用；

⬑ 必须整片吞服，不得碾碎或溶解后服用。服药前后2小时不得服牛奶或抗酸药；

⬑ 哺乳期妇女不宜使用；

⬑ 本品不宜长期应用，使用3天无效，请立即就医；

⬑ 不宜合并使用阿片类镇痛药，可能会造成腹痛、腹泻及大便失禁；

⬑ 本品不应与抗酸药同时服用。

2）酚酞（果导）

适应证：用于治疗习惯性顽固性便秘。

用法用量：口服，成年人50~200毫克/次，2~5岁儿童15~20毫克/次，大于6岁儿童25~50毫克/次。用量根据患者情况而增减，睡前服。

不良反应：偶能引起皮炎、药疹、瘙痒、灼痛、肠炎、出血倾向等。

注意事项：

⬑ 阑尾炎、直肠出血未明确诊断、充血性心力衰竭、高血压、粪块阻塞、肠梗阻者禁用；

⬑ 长期应用可使血糖升高、血钾降低；

⬑ 长期应用可引起对药物的依赖性。

（4）含蒽醌类中成药

1）大黄通便颗粒

适应证：清热通便。用于实热食滞、便秘及湿热型食欲不振。

用法用量：口服，一次1袋，一日1次，晚上睡前开水冲服。

注意事项：

↘ 孕妇忌服；

↘ 糖尿病患者慎用；

↘ 小儿及年老体弱者，应在医师指导下服用。

2）番泻叶颗粒

适应证：泻热行滞，通便。用于便秘。也可用于肠道手术、内镜、B超、腹部 X 线平片检查前的肠道清洁准备。

用法用量：

↘ 开水冲服；

↘ 肠道手术及各种检查前准备：成年人顿服 20 克，连服 2 日；

↘ 便秘患者 10 克／次，2 次／日。儿童用量酌减。

注意事项：

↘ 完全性肠梗阻禁用；

↘ 手术及各种检查前准备，服药后饮水至少 400 毫升，并按手术需要常规控制饮食；

↘ 孕妇及糖尿病患者慎用。

3）复方芦荟胶囊：

适应证：清肝泻热，润肠通便，宁心安神。用于心肝火盛，大便秘结，腹胀腹痛，烦躁失眠。

用法用量：口服，一次 1～2 粒，一日 1～2 次。

不良反应：嗜睡。

注意事项：孕妇禁用。不宜长期服用，哺乳期妇女和肝肾功能不全者慎用。

4）麻仁丸

适应证：润肠通便。用于肠热津亏所致的便秘，症见大便干结难下、腹部胀满不舒；习惯性便秘见上述证候者。

用法用量：口服。一次 6 克（约 2 瓶盖），一日 1～2 次。

注意事项：

↘ 饮食宜清淡，不宜同时服用滋补类中药；

↘ 有严重慢性病者，儿童、孕妇、年老者应在医师指导下服用；

↘ 本品不宜长期服用。

（5）润滑性泻药

1）开塞露（甘油制剂）

适应证：便秘。

用法用量：将容器瓶盖取下，涂以油脂少许，缓慢插入肛门，然后将药液挤入直肠内，成年人一次1支，儿童一次0.5支。

注意事项：

➷ 妊娠期、月经期，腹痛、恶心呕吐者禁用；

➷ 注药导管的开口应光滑，以免擦伤肛门或直肠。

2）多库酯钠

适应证：用于慢性功能性便秘。

用法用量：口服。成年人1~3片/日，首次排便之前服用高剂量，维持阶段服用较低剂量。

不良反应：腹胀、腹痛、食欲不振、恶心、腹泻、肛门胀痛、口干、失眠、头痛、皮疹。

注意事项：

➷ 禁用于正在发作的腹痛、恶心、呕吐或肠梗阻的患者；

➷ 本品连续使用不应超过1周，超过1周应有医师指导；

➷ 本品作用温和，起效缓慢，不宜用于须立即通便的患者；

➷ 本品口服后不吸收，随肠内容物排出，因此可能影响肛管手术患者的伤口愈合；

➷ 本品不能与矿物油同时服用

3）石蜡油

适应证：体弱者，合并高血压、动脉瘤等不能用力排便患者的便秘。

用法用量：口服：每次15~30毫升，睡前服。

不良反应：长期使用影响脂溶性维生素及钙、磷的吸收。

注意事项：

➷ 婴幼儿禁用；

➷ 避免与多库酯钠等润滑性泻药合并使用；防止误入气管。

4）蓖麻油

适应证：润肠通便。用于肠燥便秘。

用法用量：口服。一次 10～20 毫升。

不良反应：长期服用影响脂溶性维生素及钙、磷的吸收，肛周油脂渗漏等。

注意事项：

⤵ 妊娠期、月经期，腹痛、恶心呕吐者禁用；

⤵ 忌与脂溶性驱肠虫药同用。

（6）促动力药

1）莫沙必利

适应证：

⤵ 功能性消化不良伴有胃灼热、嗳气、恶心、呕吐、早饱、上腹胀等消化道症状；

⤵ 胃食管反流性疾病、糖尿病性胃轻瘫及部分胃切除患者的胃功能障碍；

⤵ 慢传输型便秘。

用法用量：口服，一次 5 毫克（1 片），一日 3 次，饭前服用。

不良反应：腹泻、腹痛、口干、皮疹及倦怠、头晕等；嗜酸性粒细胞增多、三酰甘油升高及天门冬氨酸氨基转移酶（GOT）、丙氨酸氨基转移酶（GPT）、碱性磷酸酶（AKP）、γ- 谷氨酰转肽酶（GGT）升高。

注意事项：

⤵ 服用 2 周后，消化道症状未好转时，应停止服用；

⤵ 与抗胆碱药物（如硫酸阿托品等）合用减弱本品的作用。

2）普芦卡必利

适应证：

⤵ 成年女性患者中通过轻泻药难以充分缓解的慢性便秘症状；

⤵ 男性便秘（属于超说明书适应证）。

用法用量：

⤵ 成年人 1 次 / 日，每次 2 毫克。老年患者（大于 65 岁）起始剂量为 1 毫克 / 次，1 次 / 日，按需要可增至 2 毫克 / 次，2 次 / 日。不建议儿童及小于 18 岁者使用；

⤵ 严重肝、肾功能障碍患者 1 毫克 / 次，1 次 / 日；

⤵ 如治疗 4 周后无效，应去医院重新评估治疗。

不良反应：头痛、腹泻、腹痛、恶心、食欲减退、震颤、心悸、发热等。

注意事项：

↘ 肾功能障碍需要透析的患者禁用；

↘ 肠穿孔或梗阻、严重肠道炎症；近期接受过肠部手术的患者禁用；

↘ 使用前应排除继发性便秘，并且在 6 个月内使用轻泻剂未充分缓解；

↘ 继发性便秘患者不建议使用本品；

↘ 有心脏、肝脏、肾脏疾病，神经或精神疾病，癌症或艾滋病（AIDS）及其他内分泌疾病患者，应谨慎使用。特别是有心律失常或缺血性心血管病病史的患者；

↘ 患有半乳糖不耐受、乳糖酶缺乏等罕见遗传性疾病的患者，不得服用本品；

↘ 可引起头晕和疲乏，对驾驶及操控机器可能产生影响。

（7）促分泌药

1）鲁比前列酮

适应证：成年人慢性特发性便秘，便秘型肠易激综合征（只用于 18 岁以上女性患者）

用法用量：口服，推荐剂量为 24 微克，2 次 / 日，餐中服。

不良反应：恶心、腹泻、头痛等。

注意事项：

↘ 机械性肠梗阻病史者禁用；

↘ 用于治疗便秘型肠易激综合症时只能用于 18 岁以上成人女性，儿童和成年男性禁用；

↘ 孕妇及哺乳期妇女慎用。

2）利那洛肽

适应证：成年人便秘型肠易激综合征、慢性特发性便秘。

用法用量：便秘肠易激综合征 290 微克，1 次 / 日；慢性特发性便秘 145 微克，1 次 / 日。餐前 30 分钟空腹口服。

不良反应：腹泻、腹痛、胀气及腹胀。

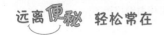
注意事项：

↘6 岁以下禁止服用；

↘ 患者已确定或怀疑胃肠道梗阻者禁用；

↘ 不要掰开或嚼碎服用，整颗吞服。

（8）灌肠药和栓剂

1）甘油制剂（如开塞露等）

适应证：老年便秘。

用法用量：50% 甘油溶液灌肠。由医护人员操作。

注意事项：参照润滑剂项下"开塞露"。

（9）益生菌

益生菌一般不能单独作为便秘药物使用。

1）双歧杆菌三联活菌散

适应证：肠道菌群失调引起的腹泻、腹胀及便秘。

用法用量：

温水冲服。0 ~ 1 岁儿童半包 / 次；1 ~ 5 岁儿童 1 包 / 次；6 岁以上儿童及成年人 2 包 / 次；3 次 / 日。

注意事项：

↘ 本品不宜储存于高温处，溶解时水温不宜超过 40 摄氏度；

↘ 如正在使用其他药品，使用本品前请咨询医师或药师；

↘ 开袋后应尽快服用；

↘ 抗酸药、抗菌药减弱本品疗效，应分开服用；

↘ 铋剂、鞣酸、药用炭、酊剂等能抑制、吸附或杀灭活菌，不应合用。

2）双歧杆菌四联活菌片

适应证：本品用于治疗与肠道菌群失调相关的腹泻、便秘、功能性消化不良。

用法用量：口服，3 片 / 次，3 次 / 日，重症加倍服用或遵医嘱。餐后温水送服。

注意事项：

↘ 本品抽真空封装，开袋后不宜长期保存；

↘ 儿童必须在成年人监护下使用；

↘ 抗菌药物抑制本品中的活菌，降低疗效，不宜合用；

↘ 铋剂、鞣酸、药用炭、酊剂等抑制、吸附或杀灭活菌，不可合用。

3）双歧杆菌乳杆菌三联活菌片

适应证：用于治疗肠道菌群失调引起的腹泻、慢性腹泻、抗生素治疗无效的腹泻及便秘。

用法用量：口服，4 片 / 次，2 ~ 3 次 / 日。温开水冲服。

注意事项：

↘ 本品须冷藏保存，开袋后应尽快服用；

↘ 必须使用抗菌药物时，应与本品间隔 2 小时服用。

4. 各种便秘药物的推荐使用方式（表 10-2）

表 10-2 各种便秘药物的推荐使用方式

种类	药品名称	适应证	常规用法用量
渗透性泻药	聚乙二醇 4000	轻中度便秘患者的治疗	每次 10 克，每天 1 ~ 2 次
	乳果糖		成年人：起始剂量为 30 毫升 / 日，维持剂量为 10 ~ 25 毫升 / 日
	硫酸镁		导泻：口服 5 ~ 20 克 / 次，清晨空腹服，同时饮 100 ~ 400 毫升水
容积性泻药（膨松剂）	小麦纤维素（非比麸）	轻度便秘患者的治疗	成年人：3.5 克 / 次，2 ~ 3 次 / 日；1 周后逐渐减量；清晨空腹服药
	葡甘聚糖		成年人：2 ~ 4 粒 / 次，3 次 / 日；首剂可加倍；维持剂量 3 ~ 6 粒 / 日，空腹服用
	欧车前亲水胶散剂		成年人 1 包 / 次，1 ~ 3 次 / 天；6 ~ 12 岁儿童用量为成年人一半
	聚卡波非钙		口服，成年人 2 片 / 次（1.0 克），3 次 / 日。饭后用足量水送服。一般疗程不超过 2 周
刺激性泻药	比沙可啶（便塞停）	用于治疗习惯性顽固性便秘。	口服，成年人 1 ~ 2 片 / 次，1 次 / 日，整片吞服
	酚酞（果导）		成年人 50 ~ 200 毫克 / 次，睡前服
	大黄		一般与其他中药组成复方使用
	番泻叶		
	麻仁丸		水蜜丸 6 克 / 次，1 ~ 2 次 / 日
	芦荟		饭后服用，2 ~ 5 克 / 日

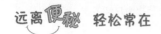
种类	药品名称	适应证	常规用法用量
润滑性泻药	开塞露(甘油制剂)	老年人、痔疮、肛门手术患者	将容器瓶盖取下,涂以油脂少许,缓慢插入肛门,然后将药液挤入直肠内,成年人1支/次,儿童0.5支/次
	多库酯钠		口服,成年人1~3片/日,首次排便之前服用高剂量,维持阶段服用较低剂量
	蓖麻油		口服,10~20毫升/次
	石蜡油		口服,15~30毫升/次,睡前服
促动力药	莫沙必利	慢传输型便秘	口服,5毫克(1片)/次,3次/日,饭前服用
	普芦卡必利		任意时间口服。成年人2毫克/次,1次/日;小于18岁者不建议使用;严重肝、肾功能障碍患者1毫克/次,1次/日;轻到中度肝、肾功能障碍患者无须调整剂量
促分泌药	鲁比前列酮	成年人慢性特发性便秘,便秘型肠易激综合征(只用于18岁以上女性患者)	口服,推荐剂量为24微克,2次/日,餐中服
	利那洛肽		便秘型肠易激综合征:290微克口服,1次/日;慢性特发性便秘:145微克口服,1次/日;餐前30分钟空腹口服
灌肠药和栓剂	甘油制剂(如开塞露等)	老年便秘	50%甘油溶液灌肠
益生菌	双歧杆菌三联活菌散	便秘的辅助治疗	口服,用温水冲服。0~1岁儿童,半包/次:1~5岁儿童,1包/次;6岁以上儿童及成年人,2包/次。3次/日
	双歧杆菌四联活菌片		口服,3片/次,3次/日,重症可加倍服用或遵医嘱。餐后用温水或温牛奶送服
	双歧杆菌乳杆菌三联活菌片		口服,4片/次,2~3次/日。温开水或温牛奶冲服

5. 各类便秘药物的利弊介绍（表 10-3）

表 10-3 各类便秘药物的利弊介绍

种类	药品名称	优点	缺点
渗透性泻药	聚乙二醇 4000	安全性较高，便秘治疗剂量下，糖尿病患者不受影响	部分患者可致高钙血症、高镁血症等；大剂量聚乙二醇 4000 可导致腹胀和腹泻
	乳果糖		
	硫酸镁	起效快	引起电解质紊乱，导致脱水等
容积性泻药（膨松剂）	小麦纤维素（非比麸）	副作用小，较安全稳定，但起效较慢	导致腹胀和产气增加
	葡甘聚糖		
	欧车前亲水胶散剂		
	聚卡波非钙		不良反应较多
刺激性泻药	比沙可啶（便塞停）	效果明显，使用方便，价格便宜	只可短期使用，长期使用可产生药物依赖、加重便秘，并可能导致结肠黑变病等严重后果。还会增加大肠癌的发病风险
	酚酞（果导）		
	大黄（大黄通便颗粒）		
	番泻叶（番泻叶颗粒）		
	芦荟（复方芦荟胶囊）		
	麻仁丸		
润滑性泻药	开塞露（甘油制剂）	作用缓和，副作用小	长期使用可能影响脂溶性维生素、钙、磷的吸收
	多库酯钠		
	蓖麻油		
	液体石蜡		
促动力药	莫沙必利	通过促进肠道动力改善便秘，避免泻剂的副作用	可引起腹泻、腹痛、口干、皮疹及倦怠、头晕等。偶尔有肝损害
	普芦卡必利	可有效治疗其他药物无效的功能性便秘	不能作为一线药物使用，仅针对其他药物疗效不佳的成年女性、慢性特发性便秘及慢性疼痛（非癌性）患者由阿片类药物引起的便秘

续表

种类	药品名称	优点	缺点
促分泌药	鲁比前列酮 利那洛肽	两者均为较新型的便秘治疗药物,针对目标患者,疗效较好	仅针对部分难治性便秘
益生菌	双歧杆菌三联活菌散 双歧杆菌四联活菌片 双歧杆菌乳杆菌三联活菌片	无明显副作用及使用限制	缺乏有效的便秘治疗依据,目前无法推荐其在功能性便秘和便秘型肠易激中的使用

6. 益生菌在便秘治疗中的作用

(1) 什么是益生菌

益生菌是一类对宿主有益的活性微生物。人体肠道、生殖道中存在着种类繁多的微生物,各种微生物互相制约,互相依存,维持一定的生态平衡。当人体内发生菌群失调时,有害细菌增加,有益细菌减少,人体就会生病,这时就可以通过补充益生菌来改善体内环境,维持肠道正常功能,防止致病菌和潜在致病菌的黏附与入侵(图 10-8)。

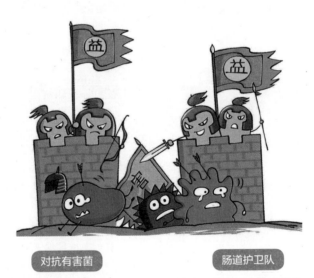

对抗有害菌	肠道护卫队
人的肠道里住着千"菌"万马,有有益菌也有有害菌,有益菌对抗有害菌,维护肠道微生态系统的平衡。	益生菌即体内所有的有益菌,时刻发挥着重要的调节作用,无时无刻不在保护着你的肠道。

图 10-8 益生菌 VS 有害菌

肠道菌群按照生理作用可分三类：

生理性菌群：主要包括双歧杆菌、乳杆菌等专性厌氧菌，为肠道优势菌群，对肠道正常生理功能起保护作用；

条件致病菌：包括大肠埃希菌、肠球菌、梭菌等，仅在满足特定条件下对宿主产生影响；

病原菌：多为变形杆菌等，如在肠道长期定植并大量繁殖可导致人体发病。

当人体肠道菌群平衡被打破时，条件致病菌和病原菌数量增加，生理性菌群数量减少，不能维护正常肠道生理功能，使肠道的分泌减少，蠕动减慢，导致便秘。

（2）常见的益生菌有哪些

目前国内使用的益生菌有 20 多种，主要有双歧杆菌、乳杆菌、酪酸梭菌、布拉酵母菌、肠球菌、地衣芽孢杆菌、蜡样芽孢杆菌等。

市面上常见的益生菌药物有：

丽珠肠乐：双歧杆菌活菌胶囊（散）；

培菲康：双歧杆菌三联活菌散（胶囊）；

贝飞达：双歧杆菌三联活菌肠溶胶囊；

常乐康：酪酸梭菌二联活菌胶囊（散）；

阿泰宁：酪酸梭菌活菌胶囊；

米雅：口服酪酸梭菌活菌散剂；

妈咪爱：枯草杆菌二联活菌颗粒；

整肠生：地衣芽胞杆菌活菌胶囊（颗粒、片）；

亿活：布拉氏酵母菌散（胶囊）。

（3）益生菌的作用机制：

1）平衡的肠道菌群促进肠蠕动的机制尚不明确，可能与双歧杆菌、乳杆菌等专性厌氧菌在肠道内发酵、降解，酸化肠道等有关。同时能刺激肠壁神经，促进 5- 羟色胺的分泌，提高肠道通透性，增加肠内渗透压、增加肠道水分，促进肠道蠕动，使粪便容易排出。

2）当肠道菌群失调时，使用益生菌可以帮助肠道菌群处于平衡状态，抑制条件致病菌和病原菌的定植和繁殖，改善便秘患者肠道微生态环境，纠正便秘时的菌群失调，使肠道正常蠕动，有利于粪便排出。

3）益生菌还可以促进乳果糖等在结肠中被分解为乳酸和醋酸，酸化肠道，不仅可减少内毒素的蓄积和吸收，还能刺激肠蠕动，加快粪便排泄。

（4）益生菌使用需要注意哪些问题

1）目前益生菌多作为辅助用药，一般不单独作为便秘治疗药物，常与渗透性泻药等联合使用治疗便秘。渗透性泻药在临床广泛使用，临床疗效较好，但易引起腹痛、腹胀、腹泻等不良反应。使用微生态制剂可以改善渗透性泻药引起的不良反应。

2）益生菌不须通过全身吸收，不易引起不良反应，因而用于长期通便是较安全的。但对衰弱、危重病患者大剂量应注意引起菌血症的风险。

3）益生菌为多种活菌制剂，应避免与抗菌药物合用。若一定要用，请间隔2小时以上。

4）不能用沸水冲泡，35~40摄氏度温开水即可，冲好尽快服用，饭后20分钟再服用。若须同用益生菌、抗生素、蒙脱石散，顺序为：①抗菌药物，间隔1小时；②蒙脱石散，再间隔1小时；③益生菌。

5）本品不宜储存在高温环境中，一定要根据说明书中注明的贮藏温度保管。开袋后尽快服用。

6）对本品过敏、过敏体质慎用。

7）儿童必须在成年人监护下使用。

8）抗酸药、抗菌药与本品合用可减弱其疗效，应分开服用。

9）铋剂、鞣酸、药用炭、酊剂等能抑制、吸附或杀灭活菌，不应合用。

10）如与其他药物同时使用可能会发生药物相互作用，详情请咨询医师或药师。

（5）益生菌能改善所有患者的便秘吗

1）益生菌对便秘可能会有好处，但是益生菌只可能缓解一部分患者的便秘。因为每个人的肠道菌群是不一样的，肠道菌群受饮食的影响非常大。

2）如果患者的便秘跟缺乏某些益生菌有关系，益生菌可能有效。假设肠道菌群正常，不缺少这种益生菌，益生菌就没用。

3）含益生菌的酸奶同样对于一部分便秘患者会有好处，但因酸奶是高蛋白食品，过量食用也可能会适得其反。

（6）益生菌可以作为保健品长期吃吗

不建议长期随意使用益生菌。

1）即便可以考虑使用益生菌，也只是作为辅助治疗发挥作用。

2）还有一些问题有待进一步深入研究，比如益生菌作为药物经过口服之后在体内如何代谢？其对人体原有的菌群影响又如何？尚缺乏询证依据。

（7）如何选择益生菌

1）对于儿童，尽量选择散剂或颗粒剂，如培菲康、整肠生、妈咪爱等。

2）如果无法用冰箱保存，尽量选择可以常温保存的制剂。如整肠生、妈咪爱。

3）乳糖过敏的儿童，可选择培菲康、常乐康等不含乳糖的制剂。

4）咨询医师或药师。

5）去正规药店或医院购买益生菌。

（8）益生元和益生菌有啥区别

益生元是给益生菌提供营养的，可以促进益生菌生长繁殖，没有活性，以未经消化的形式直接进入肠道。

益生菌是活的对人体有益的微生物，经受胃酸强酸环境活着到达肠道发挥作用。是外源性微生物。

（杨青雅）

五、孕期、哺乳期便秘的治疗

1. 如果孕期出现了便秘，该怎么办呢

（1）膳食纤维

富含纤维素的食物可以帮助消除废物，建议每天服用 25～35 克。可以通过食物的标签来了解纤维素含量，但也不必去做精确计算。可有意识地多摄入全谷物类的燕麦和面包、豆类（豌豆和大豆）、新鲜水果蔬菜（生的或者轻熟的，最好带皮）及果干。绿叶蔬菜和猕猴桃有潜在的泻药

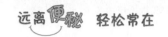

功能。有兴趣的话，可以尝试建立一个适合自己的富含纤维素且美味的食谱。

真的便秘了可以尝试加一些糠或者车前草到食物中，从小剂量开始按需增加。当然需要获得医生的同意，不要鲁莽行事。因为过多摄入膳食纤维可能会不利于营养成分的吸收。没有额外的水分补充，糠将把粪便胀大，使其更难排出。大量的糠也会影响身体吸收食物中的营养。

（2）多饮水

每天12～13杯液体（包括水、蔬菜汁、果汁及汤汁）会让固体食物在消化道内利于转运，让粪便软化且易排出。含柠檬的热水也有助于刺激胃肠蠕动。李子汁作为轻微缓泻剂是那些严重便秘患者的一个不错选择。戒掉利尿的酒精类饮品，如茶、咖啡及可乐。这些利尿剂会让人脱水，使便秘加重。

（3）避免暴饮暴食：这会引起消化道负担过重而适得其反。如果有便秘的患者，建议尝试每天吃六餐而不是三餐吃撑，这样可能就会减少腹胀和产气的发生。

（4）有便意须及时如厕：经常放弃排便欲望会减弱肌肉对肠道的控制而引起便秘，因此有便意就要及排便。

（5）营养品和药品：有些人食用对妊娠有好处的铁剂后会出现便秘，液体铁剂可能会好些。如果被诊断为贫血，再补充铁剂时建议尝试多吃些红肉、干豆及深绿色蔬菜。营养品和药物（复合维生素、钙、铁及抑酸药）也可能加剧便秘。如果出现便秘，建议跟医生沟通是否有替换品或者可调整剂量直到便秘症状改善，也可以要求医生加用镁剂帮助以对抗便秘。

（6）益生菌：益生菌酸奶含有活性菌可以更好地分解肠道内的食物并帮助转运。也可以服用益生菌胶囊，咀嚼型或者粉剂则可加入饮品中服用。

（7）适当活动：规律的妊娠期运动可以提高规律的肠蠕动。即使只有10分钟的步行也会有效，因此鼓励采取从医生那里获得认可的运动方式和运动量。做kegel运动：盆底练习可以建立规律地排便。散步、游泳或者水上课程、固定自行车上低强度骑行、孕妇操都对改善便秘有帮助。练习瑜伽也可以改善便秘，普拉提课程尤其有效。这些运动不仅可以锻炼腹部肌肉的张力，也可以帮助维持肠蠕动。太极和气功也可能通过一系列柔和的身体运动帮助维持身体和心理健康。

（8）避免使用刺激性缓泻剂：不是所有的缓泻剂或大便软化剂（尤其是草药和自制的）都安全适用于孕妇。在使用前一定要征求医生的意见（尤其是有先兆流产、先兆早产、前置胎盘等产科特殊情况的孕妇）。

（9）放松盆底：感觉需要上厕所时，尝试给自己不要被打扰的私密空间和时间。蹲或坐在厕所里深吸气，然后呼气让盆底肌肉放松，但不要摒气用力。坐着如厕时可以踮起脚尖让膝盖抬高或者踩在脚凳上。这会帮助进入蹲坐状态，是理想的排便姿势。

2. 可以尝试哪些辅助疗法

有些方法可以尝试，尽管还没有很好的证据证明这些方法的有效性。如果想尝试，一定要在有资质且有治疗孕妇经验的医务人员的帮助下进行。

（1）孕妇不适合灌肠。其可能影响肠道内的正常 pH 和菌群平衡，可引起阴道炎症的并发症，甚至更严重的问题。

（2）针灸：通过刺激身体穴位来改善健康。同消化有关的穴位在肚子中间，脐下三横指。轻柔间断性按压大概 20 ~ 30 次，每天重复几次。如果便秘持续存在，可以咨询有资历的医生或者针灸师。有证据表明针灸可以减轻肠易激综合征（IBS）的症状。便秘就是 IBS 的一个症状，但不能肯定说孕期针灸可以缓解便秘。

（3）用香料按摩：加 3 ~ 4 滴精油（如柑橘、柠檬、酸橙、葡萄柚或者佛手柑）于一茶勺载体油（最好是葡萄籽）中，将其倒入泡澡水中，泡澡。在热水里放松一会，轻柔的顺时针方向按摩腹部。不要太用力按摩，尤其是有早产风险的孕妇，或者有胎盘前置或低置的孕妇。

（4）草药：蒲公英或者锦葵茶，从植物的叶子中获取。在热水中浸泡茶叶，每天喝一次可能能缓解便秘。番泻叶是传统治疗便秘的草药，在医生监管下小剂量短期服用是安全的。不要在妊娠晚期服用番泻叶，因为其可能诱发宫缩。

（5）足底疗法：基于认为足上有对应身体各部位的穴位。足弓对应消化系统，让你的伴侣或者朋友去按摩你的足弓，顺时针画圈，就好像同一方向进行肠蠕动。要求每个脚按摩 5 分钟。也可以尝试自我按摩。

用手掌顺时针移动或者坐位时用两个瓶子放在足弓，柔和地在地板上向前后滚动瓶子。需要明确的是没有证据表明该疗法能解决医疗问题。

附言：药理学上，灌肠、开塞露对胎儿是不会产生影响的，但是可能会刺激子宫收缩，影响孕妇肠道内菌群的平衡。母亲受到影响可能会出现早产、胎膜早破等产科并发症，从而影响胎儿，所以妊娠期不建议使用。

3. 哺乳期便秘有哪些治疗方法呢

尽管治疗便秘主要还是增加饮食中的纤维素、水及运动，但有时其效果确实欠佳。缓泻剂有容积型药物、润滑性泻剂、大便软化剂、渗透性泻剂、刺激性泻剂等几大类。虽然这些药物中很少被认为在孕期使用是安全的，但这些药物其实很少被人体吸收，因此，认为其不会引起胎儿先天性畸形。通常孕期被推荐使用的就是渗透性泻剂和刺激性泻剂，短期或偶尔使用，这样可以避免脱水、电解质紊乱及理论上的泻药性肠病（依赖性）。孕期适用的药物同样适用于产后哺乳期。上述治疗方法是可靠的，应用这些方法后产后哺乳也是安全的。

附言：仍然要强调，对于孕期、产后便秘的认知教育和行为指导才是最有意义的。

选择好时机，养成好习惯。

（1）尝试规律每天去厕所的时间和次数，可以选在早餐或喝咖啡后。

（2）别着急，给自己不被打扰的如厕 10 分钟。

（3）寻找在厕所里是舒适的姿势，蹲下如厕是最自然的方式。当然也不推荐在厕所里按个蹲坑或者脚踩座椅去找平衡。坐便时可以选择脚踩脚凳，大概高 20～30 厘米，以便改善直肠在盆腔里的角度，同时让双脚分开 3～5 厘米。

（4）自然地放松和呼吸，不要用腹压去摒气。

（朱　虹）

第十一章　便秘可以外科手术治疗吗

一、慢传输型便秘的手术治疗

1. 什么是结肠慢传输型便秘

结肠慢传输型便秘是指结肠的运动功能障碍，肠内容物传输缓慢所引起的便秘，顾名思义就是食物经过消化道消化后，在整个胃肠道停留的时间过长（图11-1）。结肠慢传输型便秘只是众多便秘类型中的一种，占功能性便秘的 16%～40%，近年来随着生活质量日渐提高，结肠慢传输型便秘的发病率有升高的趋势，已成为影响人们身心健康的重要因素之一。

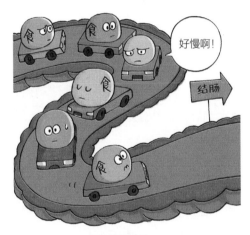

慢传输型便秘

图 11-1　慢传输型便秘

2. 怎么知道自己是否为结肠慢传输型便秘

正常人的排便习惯应该为 1～3 次 /1～3 天，一般认为每周大便次数少于 3 次为异常。若大便 5～10 天 1 次，甚至排便间隔更长者，可能会有结肠慢传输型便秘存在。病情常持续时间超过 6 个月，多年、甚至十余年病史者较为常见。其发病年龄在 45.8～78.0 岁，女性占 80.5%，男性占 19.5%。

3. 结肠慢传输型便秘可能会带来什么样的后果

由于大便长期堆积在腹腔内，缺乏便意，部分患者可能完全没有主动排便的冲动。患者可能会出现腹胀、腹痛、大便干结、排便困难，长期便秘可导致患者思想压力过重，产生焦虑，情绪波动，严重者影响睡眠，这会进一步影响患者的生活质量。更加严重的慢传输患者可能出现

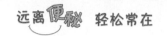

反复的肠梗阻，甚至因为急性肠梗阻、穿孔等原因需急诊手术治疗。

4. 诊断结肠慢传输型便秘需要做哪些检查

（1）结肠传输试验：目前应用最为广泛的是 Hinton 法：检查前 3 天内避免服用泻药（在检查期间也不可使用泻药或促进肠蠕动的药物，如番泻叶、莫沙必利片等），检查当日行腹部 X 线片排除肠道内有显影物，而后口服入 20 枚 X 线片可显影的颗粒，间隔一段时间进行卧位腹部摄 X 线片检查，一般为 24、48、72 小时各摄片一次，计算颗粒的排出率。正常情况下 48 ~ 72 小时，显影颗粒可基本排出。若 72 小时后，肠道内残留显影颗粒超过 4 枚，即为异常。此项检查无创、无痛、简单方便。对考虑手术治疗的结肠慢传输型便秘患者，建议术前重复此检查，并延长检查时间至第 5 日。

（2）肠镜：便秘患者常伴有腹胀、腹痛、排便困难、肛门坠胀不适等。电子肠镜检查可以帮助排除肠道器质性病变，如肠道肿瘤、肠道息肉等。

（3）排粪造影：是一种无创检查，经肛门灌注造影剂，模拟排便的过程，拍片了解肛门直肠有无出口梗阻型便秘（如直肠前突、直肠套叠、耻骨直肠肌肥厚、直肠盘曲、骶直分离等）存在。

（4）肛门直肠压力测定：主要用于了解是否合并存在排便障碍，包括不协调性收缩、直肠推进力不足及感觉功能的异常。对某些结肠慢传输型便秘的鉴别诊断有重要意义，如果肛门直肠抑制反射消失则诊断为先天性巨结肠。

（5）肛肠肌电图测定：可发现肛门内外括约肌和耻骨直肠肌是否在排便时产生反常的肌电活动。

（6）球囊排出试验：主要用于评价受试者排便动力或直肠的敏感性。正常人很容易排出 50 毫升体积的球囊，而结肠慢传输型便秘患者则只能排出较大体积的球囊，甚至只有当球囊充至 200 毫升以上时，才能将其排出。

5. 结肠慢传输型便秘的内科治疗

对于结肠慢传输型便秘的治疗，首先是严格的内科治疗，在内科治疗无效时可考虑外科治疗。内科治疗包括：

（1）调整生活方式：高纤维素饮食、多饮水、多运动、养成良好的排便习惯、保持良好心态；

（2）药物治疗：药物包括容积性通便剂、渗透性泻药、刺激性泻药、润滑性通便药及促肠动力药。合理使用药物，即要达到通便的作用，又要防止药物带来副作用。不可图一时之快，随意服用药物，须在专业医生的指导下使用。

6. 外科治疗手术指征

部分患者对药物治疗效果不佳甚至完全无效时，就需要考虑外科手术治疗，但手术除可能引起的并发症外，仍然有一定复发率，故应慎重。

当有以下条件者可考虑手术治疗：①符合功能性便秘罗马Ⅲ诊断标准；②多次结肠传输时间测定证实结肠传输明显减慢（超过 72 小时）；③病程在 3～5 年以上，系统的非手术治疗无效（超过 6 个月）；④严重影响日常生活和工作，患者强烈要求手术；⑤无严重的精神障碍；⑥排便造影或盆腔四重造影，了解是否合并出口梗阻型便秘；⑦钡灌肠或电子结肠镜检查，排除结直肠器质性病变；⑧肛门直肠测压，需无先天型性巨结肠的证据。

7. 术前准备

（1）肠道准备：因为这是一个关于肠道的手术，所以手术前将肠内容物清除是必不可少的。手术前一天需要服用泻药，最常用、安全可靠的方法是复方聚乙二醇电解质散 3 包，泡入 3 000 毫升水中，2～4 小时内喝完，腹泻 5～6 次以上，拉出的大便呈水样，无粪渣即可。另外，也可以使用番泻叶、甘露醇、硫酸镁等进行导泻，当然具体须按手术医生的医嘱执行。术中肠道空虚、清洁，可减少肠道漏和术后腹腔感染的风险。

（2）详细询问病史：在术前患者应该提供给医生真实的病程经过，医生应该详细地询问病史，以免对诊治带来重大的过错和不可弥补的损失。如过敏史，若遗漏可能会导致过敏反应，严重者甚至会危及生命。吸烟史和饮酒史，若有长期吸烟、饮酒的嗜好，可能会导致心肺功能受损，对手术的耐受能力带来影响，术前、术中及术后应该侧重评估和监测。另外需要提供的有婚育史、月经史（女性）、不洁性生活史、手术史、家族史、慢性病史（如高血压、糖尿病、心脏疾病等），切不可认为

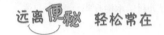

病史记录过程繁琐且无关紧要。

（3）完善相关检查：尚需进行心、肺、肝、肾、凝血功能等检查，这些是安全地进行手术必不可少的。

（4）心理咨询评估：无严重的精神障碍，方可考虑手术治疗。

8. 手术方案的选择

结肠慢传输型便秘的手术治疗是不可逆性手术切除肠道，针对不同年龄、身体状态、合并其他疾病等情况进行个体化治疗。那结肠慢传输型便秘有哪些手术方式呢？

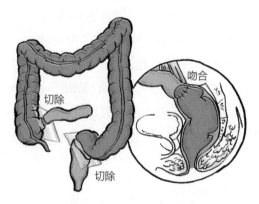

图 11-2　全结肠切除回肠直肠吻合术

（1）全结肠切除回肠直肠吻合术（图 11-2）

1）适应证

结肠慢传输型患者，尤其适合于病史较长、年龄偏大的患者。

2）手术方法

全结肠切除回肠直肠吻合术有开腹全结肠切除术和腹腔镜全结肠切除术，目前多采用后者。

3）手术切除的范围

该手术切除小肠末端 6～8 厘米、回盲部、升结肠、横结肠、降结肠、乙状结肠，将远端的小肠和上端直肠行端端吻合。

4）全结肠切除回肠直肠吻合术的特点

全结肠切除回肠直肠吻合术疗效确切，目前是国外学者公认的治疗结肠慢传输型便秘的标准术式。但手术切除的范围较大，手术后粘连性肠梗阻的发生率达 17%，再次手术率可达 12%。传统的开腹手术切口较长，达 20～30 厘米。随着腹腔镜手术的广泛开展和快速康复理念的融入，逐渐降低了传统手术术后并发症的发生率。此手术后由便秘变成腹泻的发生率较高，绝大部分可在 3～6 个月逐渐缓解，但仍有一部分患者，可能出现顽固性腹泻，而由便秘的一个极端走向腹泻的另一个极端。

（2）结肠次全切除术（图 11-3）

1）适应证

结肠慢传输型患者。尤其适用于病史相对较短、年龄较轻的患者。

2）手术方式

保留回盲瓣、盲肠及部分升结肠的结肠次全切除术。常用的

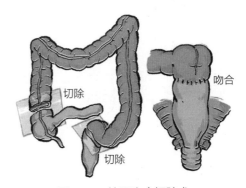

图 11-3 结肠次全切除术

肠道重建方式有升结肠直肠吻合和盲肠直肠吻合术。目前，结肠次全切除术后，多采用升结肠直肠吻合或盲肠直肠吻合术。

3）结肠次全切除术手术的特点

手术疗效确切，手术保留了回盲瓣、回盲部及长约 6 ~ 8 厘米的升结肠，保留回盲瓣可使小肠液进入大肠的速度减慢，保留的回盲部和部分升结肠，可有效地扩大粪便储存容量，能有效地减少顽固性腹泻的发生。此手术目前是我国众多学者推崇的手术方式。

（3）顺行结肠灌洗术

1）适应证

主要适用于不能耐受结肠全切术或结肠次全切术，而便秘严重的患者，如心肺功能不全、高龄或合并其他重大脏器功能障碍的患者，尤其适用于如脑出血、脑梗死、脊髓损伤后长期卧床的便秘患者。

2）手术方法

阑尾造瘘顺行灌洗术：经腹腔将阑尾造口于右下腹部，也有报道将阑尾造口于脐部，切开阑尾末端，以备行结肠灌洗（图 11-4）。

回肠末端造瘘顺行灌洗术（图 11-5）：经腹腔将末端回肠离断，回肠近端与升结肠行端侧

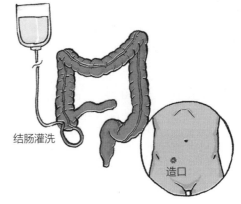

图 11-4 阑尾造瘘顺行灌洗术

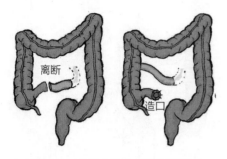

图 11-5 回肠末端造瘘顺行灌洗术

吻合术，回肠远端造口于右下腹部，以备行结肠灌洗。

顺行结肠灌洗术是将灌洗管插入造口的阑尾或回肠，进行顺行灌洗。通过结肠灌洗可以训练结肠规律的蠕动，建立条件反射，达到排便规律正常的目的。对严重的结肠慢传输型便秘患者可缓解症状、解除痛苦，减轻患者的心理负担。灌注方法是用温开水 500 ~ 1 000 毫升，规律灌洗，经过一定时间，可建立排便反射。目前国外已开展用腹腔镜行此手术。

3）顺行结肠灌洗术的特点

手术创伤小、手术简单、恢复快、疗效可，对不能耐受较大手术者是一种可行的替代疗法。手术并没有切除病变的结肠，终身造口，术后护理较烦琐，须患者和家属自行学会灌洗，根据患者便秘的严重程度，调整灌洗的速度和灌洗液的用量。

（4）回肠末端造口术（图 11-6）

1）适应证

主要适用于心肺功能不全、高龄或合并其他重大脏器疾病的患者，不能耐受结肠全切术和结肠次全切术，而便秘严重的患者，尤其适用于如脑出血、脑梗死、脊髓损伤后长期卧床的便秘患者。

2）手术方法

经腹将末端 20 厘米左右的回肠离断，回肠远端关闭，回肠近端造口于右下腹部。

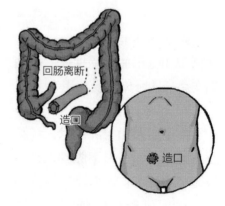

图 11-6 回肠末端造口术

3）回肠末端造口术的特点

该手术方法简单，将结肠旷置，护理较顺行灌洗术简单，由复杂的灌洗 + 造口护理，变成单一的造口护理，可解决饮食问题。不方便行结肠灌洗的家庭，采用该手术方式较好。旷置的结肠虽然没有消化液来源，但长期下来仍然会因肠黏膜萎缩脱落和死菌堆积形成结肠内粪便，导致腹胀、腹痛的梗阻症状产生，即盲袢综合征（图11-7）。

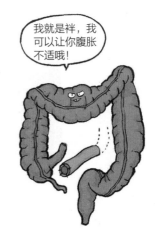

图 11-7　旷置的结肠成为一个盲袢

（5）结肠旷置术

结肠旷置术主要理论基础是结肠具有蠕动功能，蠕动使得粪便可直接由手术后新建的正常通道通过。此术式虽然阻断了近端肠管内容物的通过，但由于旷置的结肠本身的功能并未丧失，这段结肠的分泌、吸收等功能依然存在，其旷置结肠内的分泌物、黏液等可从远端流出。当粪便进入直肠，在其产生的压力尚未达到排便的反射压时，直肠与旷置结肠间就存在一定压力梯度差，此时直肠压力大于结肠的压力，故少部分粪便反流至旷置结肠，也正因此增加了重吸收水分的肠道黏膜面积并扩宽了贮存粪便的空间，故不易发生严重腹泻并发症。

1）升结肠切断的结肠旷置、逆蠕动盲直肠端侧吻合术（图11-8）：于升结肠距回盲瓣5～10厘米处切断肠管及其系膜，先将远端肠管的切口封闭，旷置远端结肠。应用肠道吻合器，将回盲部与直肠行端侧吻合，从而使结肠成为一个Y状结构，旷置的结肠内容物亦可顺利排出。

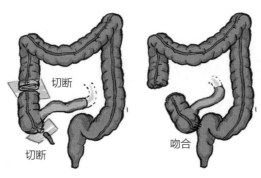

图 11-8　升结肠切断的结肠旷置、逆蠕动盲直肠端侧吻合术

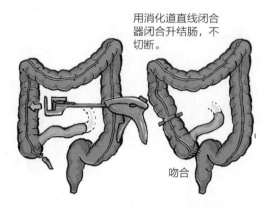

用消化道直线闭合器闭合升结肠，不切断。

吻合

图 11-9 升结肠不切断的结肠旷置、逆蠕动盲直肠端侧吻合术

2）升结肠不切断的结肠旷置、逆蠕动盲直肠端侧吻合术（图 11-9）：在回盲部结合处以上 7～10 厘米升结肠，用消化道直线闭合器闭合升结肠，不切断。应用肠道吻合器，以距腹膜反折处约 5～8 厘米直肠右前侧壁作为吻合口，完成盲直肠端侧吻合。

3）结肠旷置、回肠和直肠侧侧吻合术（图 11-10）：在游离末段回肠和直肠上段行回肠和直肠侧侧吻合术。

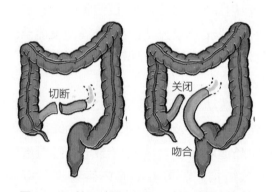

切断　　关闭

吻合

图 11-10 结肠旷置、回肠和直肠侧侧吻合术

4）结肠旷置回肠直肠侧侧吻合分流术（图 11-11）：距离回盲部向上寻找回肠 20～30 厘米，牵拉至腹膜反折处，确定无张力，以此作为吻合小肠端。应用肠道吻合器，于直肠前壁腹膜反折处上方 2～5 厘米行回肠直肠侧侧吻合。

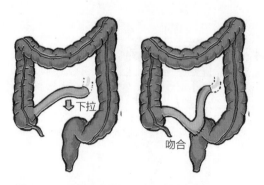

下拉

吻合

图 11-11 结肠旷置回肠直肠侧侧吻合分流术

回肠直肠侧侧吻合分流术有望解决盲袢综合征

和结肠失用性萎缩。近年结肠旷置、盲肠直肠吻合术治疗顽固性便秘的报道越来越多。该术式具有创伤小、并发症发生率低的优点。但因旷置结肠为盲袢，术后腹胀、腹痛的症状仍然存在，会影响手术效果，有部分患者需要再次手术。回肠直肠侧侧吻合分流术进行了分流，减轻了结肠的负担，因此出现潴留的情况较少。钡灌肠也证实其可以达到顺行灌肠的效果。

5）结肠旷置术的特点

①保留回盲部和回盲瓣，保障水、电解质、胆盐及维生素 B_{12} 的吸收；②保留盲肠和部分升结肠能起到类似于储粪袋作用，对排便有缓冲作用，改善术后腹泻症状；③操作方便，疗效可靠；④因只游离回盲部，腹腔干扰小，手术创伤非常轻微，术后恢复快，并发症低，临床效果满意。

9. **手术后可能出现的并发症**

（1）肠粘连、肠梗阻：腹部手术后，到目前为止腹腔粘连仍是难以避免的并发症。轻度的肠粘连一般没有不适症状，也不影响身体健康。但是严重的肠粘连可能会引起肠梗阻，出现腹胀、腹痛、肛门停止排气排便等情况。出现肠梗阻后，可给予禁食、胃肠减压、放置肠梗阻导管等办法，让胃肠道休息。肠梗阻可能通过保守的办法治愈。若肠梗阻经过非手术治疗无效或出现肠道坏死等，可能需要再次手术解除。

（2）吻合口瘘：肠道吻合后愈合时间需要 7~9 天，在愈合之前就有可能会出现吻合口瘘，出现腹痛、发热等腹膜炎症状。加强引流及抗感染可能治愈轻度的吻合口瘘，若出现严重的吻合口瘘，可能需要再次手术干预方能痊愈。

（3）腹泻：切除大部分结肠后，有一部分患者可能会由便秘转变成腹泻，多数患者经口服洛哌丁胺片、蒙脱石散等药物后，随时间的推移逐渐好转。部分患者出现顽固性腹泻，需要较长时间应用止泻药物。

（吴为明　蔡张愉）

二、慢传输型便秘的术后护理

1. 手术采用什么麻醉方式

此手术采用全身麻醉（全麻），即在手术室里睡一觉，醒来也就意味着手术结束，然后被护送至病房，转运到病床上。

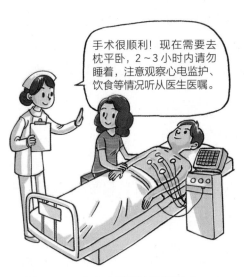

手术很顺利！现在需要去枕平卧，2～3小时内请勿睡着，注意观察心电监护、饮食等情况听从医生医嘱。

图 11-12 全麻术后照护注意要点

2. 全麻术后要注意些什么

全麻术后取去枕头，平卧位（图 11-12），保持呼吸道通畅。如有恶心、呕吐，将头偏向一侧，防止呕吐物误吸入气管，误吸会造成严重后果。由于药物关系，此时会很想睡，眼皮很重，有睁不开的感觉，这时必须注意 2～3 小时内勿睡着，每隔 10～20 分钟可采用呼唤、轻拍、按摩等方法刺激患者，使其保持清醒，以免熟睡后影响呼吸功能，导致意外发生。全麻术后易出现四肢冰凉、寒冷发抖，此时应当加盖棉被等予以保暖，待身体回暖，就可撤除，忌热水袋直接接触皮肤，谨防烫伤。给予吸氧、心电监护，注意禁食禁水，嘴唇干裂可用青瓜削成薄片贴敷于上下唇或用湿棉签擦拭或涂用润唇膏。

现在结直肠手术提倡实行加速康复治疗，术前禁食时间短，提倡术后充分止痛、早期进食，早期起床活动，尽早恢复患者肠道功能，减轻患者痛苦，缩短住院时间，减少住院费用。

3. 手术后有痰不易排出怎么办

由于手术和麻醉气管插管的刺激或以往抽烟等因素导致呼吸道分泌物增多、痰液黏稠、咳嗽反射受到抑制。痰液不能排出会造成咽喉部不适、肺部感染等。咳嗽是清除呼吸道分泌物和保持呼吸道通畅的有效措施。目前护理上常规给予雾化吸入、拍背（图 11-13），并配合深呼吸和有效咳嗽，使黏附在气管上的痰液稀释而松动脱落，使痰液容易咳出。但手术后往往会牵涉切口疼痛，使患者不敢咳嗽甚至畏惧咳嗽，因此掌握有效咳嗽的方法和技巧显得尤为重要。深呼吸训练：半坐位，用鼻吸气，心里数数，当数到 7 后，做"扑"声，通过半闭的口唇慢慢呼出，吸呼时间比为 1 : 2。有效咳嗽训练：深吸气屏住，声门紧闭，使膈肌抬高以增加胸膜腔内压，使肋间肌收缩，然后双手按压住切口咳嗽，声门打开，使气体或痰液冲出，在晨起或餐后 2 小时进行，以防止胃内容物反流。

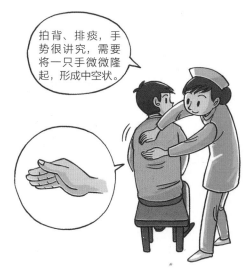

拍背、排痰，手势很讲究，需要将一只手微微隆起，形成中空状。

图 11-13　拍背、排痰手法很讲究

4. 手术后切口要注意什么

结肠切除术后多属二类切口（清洁 - 污染切口），使用抗生素预防感染。切口愈合需要一个无菌、湿润的环境，因此术后切口通常会覆盖纱布敷料保护，避免感染。平时应保持敷料干爽清洁，如果切口渗出液体较多或是其他部位的引流液打湿了敷料，要及时联系医生进行换药处理。腹部皮肤需承受来自内脏、大量皮下脂肪等软组织造成的张力，因此手术切口用敷料覆盖后还需要额外用腹带包扎，以减轻切口张力，促进组织愈合。注意腹带包扎要松紧适宜，太松起不了作用，太紧会带来不舒适感。此外，在切口正常愈合过程中，切口周围皮肤会出现轻微的发红、发痒或蚂蚁在爬的不适感、少量渗出等，不必太过担心，这是因为肉芽组织在生长，属正常现象，建议不要接触水，或者用手抓挠，以免感染。如果出现体温超过 38.0 摄氏度，切口附近出现明显的疼痛、皮肤红肿、瘀斑、出血、渗液明显增多，则要及时向医生汇报。腹部切口一般 6 ~ 7 天愈合，7 ~ 10 天拆线，但也因人而异，有些因素会导致愈合不佳或时间延长，比如肥胖、高龄、营养不良、局部感染、合并糖尿病等，医生会根据情况延长拆线时间，要多一些耐心。

5. 手术后多长时间能进食

结肠切除术后禁食禁水 2 ~ 3 天，使用肠内营养来补充营养和提供能量（图 11-14）。保持口腔清洁，勤漱口。术后次日为促进胃肠功能恢复，可嚼嚼口香糖假装进食。待肛门排气后，遵医嘱可进全流无渣饮

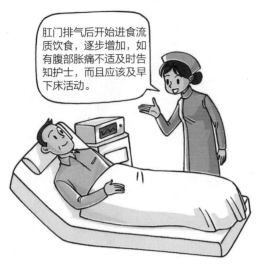

肛门排气后开始进食流质饮食，逐步增加，如有腹部胀痛不适及时告知护士，而且应该及早下床活动。

图 11-14　术后饮食

食，即液态食物，如水、米汤、蔬菜果汁、鱼汤等，首日 50～80 毫升/次，6～8 次/日，逐日增量。避免进食牛奶、豆浆、过甜流质等易胀气食物，以免引起腹胀，同时注意少量多餐，观察有无恶心、腹痛、腹胀等情况。如无不适，术后第 5 天，可给予低纤维少渣半流质饮食，如粥、面条、米糊、水蒸蛋等，术后 10～14 天可进低纤维软食，如汤面、蒸软焖饭，并逐渐向普食过渡，避免生冷、油腻、辛辣等刺激性食物，注意饮食卫生，戒烟禁酒。

6. 术后留置引流管的作用是什么

手术后为了达到排除渗出物、观察有无出血、防止消化液积聚、减少吻合口张力等目的，常需放置引流管，一般有腹腔引流管、吻合口引流管、导尿管等。

在应用引流管时，要注意：

（1）保持引流管管道通畅，经常挤捏引流管，随时注意观察，不要受压和扭曲、折转成角，以免影响引流。还要注意引流管的固定，避免移位、脱出，万一不小心将引流管拉脱，应及时与医生联系，予以处理。

（2）离床活动时，要注意引流管的位置不能高于插管口的平面（图 11-15），引流液超过引流袋 1/2 时或 2/3 时，即应倾倒，以防液面过高所致的逆流污染。

（3）注意保持引流管皮肤出口处清洁干燥，引流管口局部敷料渗湿或污染应及

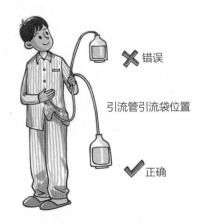

✗ 错误

引流管引流袋位置

✓ 正确

图 11-15　下床活动时引流袋位置注意事项

时汇报，医生会按照无菌技术换药。

（4）做好引流液颜色、性状及量的记录，在临床中引流袋或是负压引流球的刻度有误，记录时要将引流液置入量杯中测量再记录，以保证量的准确性。引流物一般为稀薄的淡红色液体，若引流液为鲜红色且流速快、量多，可能有出血征象；若引流液浑浊或为粪性液体并伴有腹痛、腹胀等不适，则可能发生吻合口瘘，应及时汇报处理；引流液较少或无引流液伴无其他不适时，医生会考虑拔管。

7. 手术后什么时候可以下床活动

结肠切除术后应早期下床活动。术后 6 小时如生命体征平稳，就可抬高床头取舒适半卧位，床上多翻身，活动双下肢，定时抬臀。次日即可下床活动，下床前先坐于床沿，妥善安置引流管，避免扭曲、折叠、拉脱，再由照护者扶下床，注意引流袋不要提得太高，应低于引流部位，以免引流液反流。改变体位应遵循"三部曲"（图 11-16）：即平卧30 秒、坐起 30 秒、站立30 秒，如无不适再行走，避免突然改变体位，尤其是夜间和晨起。首次下床时可能出现活动不耐受情况，如

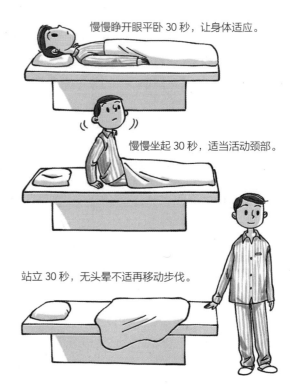

慢慢睁开眼平卧 30 秒，让身体适应。

慢慢坐起 30 秒，适当活动颈部。

站立 30 秒，无头晕不适再移动步伐。

图 11-16 术后首次下床注意要点

头晕、出虚汗、切口疼痛等，可先床边站立行走以予适应，以后逐渐增加活动量，多离床行走，促进术后胃肠功能恢复，早日通气排便，防止术后肠粘连、肠梗阻的发生。

8. 手术后切口疼痛怎么办

世界卫生组织（WHO）将疼痛列为继血压、呼吸、脉搏、体温之后

的"第五大生命体征",手术后会造成切口疼痛,目前外科医生主张无须忍痛。如果疼痛,除了转移注意力,如听喜欢的音乐、聊天等方法外,应主动告知医护人员。为了了解疼痛的程度,便于应用更好的止痛方法来减轻疼痛,需要学会以下表达疼痛程度的方法(图11-17),医生会预知性或选择性使用镇痛药且镇痛效果安全有效,不会影响切口愈合或导致药物成瘾。

疼痛评分图						
表情图	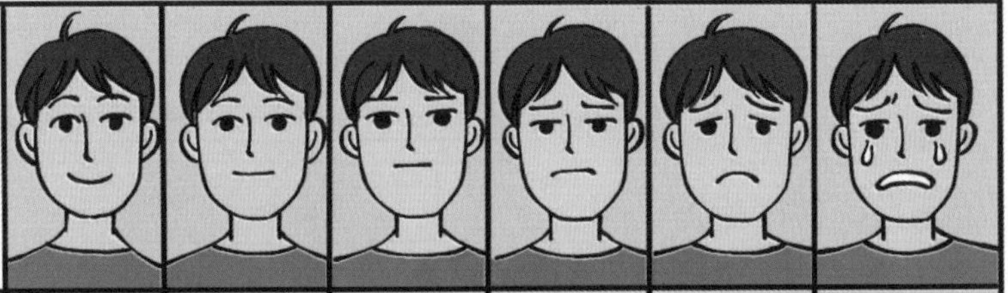					
分值	0	1~2	3~4	5~6	7~8	9~10
说明	非常愉快,无疼痛。	有一点疼痛。	轻微疼痛,能忍受。	疼痛影响睡眠,尚能忍受。	疼痛难以忍受,影响食欲和睡眠。	剧烈疼痛,哭泣。

图 11-17　疼痛评分图

9. 手术后大便次数增多或是腹泻怎么办

手术使结肠直肠储存粪便的功能丧失,肠黏膜吸收面积减少影响水分的吸收,小肠蠕动速度较快,早期排便反射和肛门控制能力下降,导致排便次数增多、粪便稀薄、水样便等腹泻症状,一般经过3~6个月会逐渐好转。但应注意以下几点:①饮食:少量多餐温和饮食,避免进食刺激性高糖性产气食物,如豆浆、牛奶、洋葱、薯类等,以免刺激肠道,使肠蠕动过强,增加腹泻。②缩肛训练:术后第3天开始,肛门行轻中度收缩舒张运动,维持收缩5秒、舒张5秒为1次,10次/组,2组/天,每日递增至5~10分钟/组。③遵医嘱用药:如口服复方苯乙哌啶片、蒙脱石、易蒙停等止泻药，对重度腹泻患者，排便次数在 10～20 次/日，应给予静脉补充液体，必要时给予胃肠外营养支持，使肠道得到充分休息。

腹泻常造成肛周局部皮肤红肿、糜烂、溃疡形成，甚至伴有疼痛。因此，排便后应用温水清洗或坐浴，以清洁皮肤，减轻充血、水肿及炎症，之后局部还可涂氧化锌软膏或是用液体敷料（赛肤润）和造口粉以保护肛周皮肤。使用时，先将肛周皮肤清洁干净，待干后，再涂抹赛肤润，赛肤润待干后，再喷洒造口粉，否则赛肤润和造口粉混在一起，易形成凝块，不利于皮肤保护层的形成和创面愈合。

10. 结肠切除术后出院后要注意什么

（1）合理饮食：注意饮食卫生，调节饮食习惯，少量多餐，菜肴应以清蒸、炖煮为主，以低渣温和易消化为原则。晚上少喝水，禁食生冷、油腻煎炸及辛辣刺激性食物，戒烟酒。

（2）休息与活动：注意休息，养成规律的作息习惯。出院后 1～3 个月可以做些力所能及的劳动，强度以不感到疲劳为度，多户外活动，如散步、打太极拳等；多听一些轻松愉快的音乐、多学习一些有关疾病的知识，增强自我保健意识，保持愉快的心情，多与家人、朋友交流，快乐每一天。

（3）出院后短期内仍会存在大便次数增多和直肠刺激症状，缩肛训练很重要，必须持之以恒。如症状严重，遵医嘱按时服药，并做好肛周皮肤的护理。

（4）术后定期复查，出现腹痛、腹胀、恶心、呕吐等症状及时就诊。

（马幼华）

三、出口梗阻型便秘的手术治疗

1. 什么是出口梗阻型便秘

出口梗阻型便秘又称为功能性排便障碍性便秘，是指排便出口（也就是肛门）附近组织、器官的功能性改变，导致排便困难或羁留性便秘的一种综合征。主要临床表现为排便困难、排便不尽感、里急后重、大便干燥或不干燥亦难排出。根据出口梗阻型便秘的临床表现，可将其分为松弛性和痉挛性两大类。

松弛性出口梗阻型便秘是盆底松弛引起直肠折叠、变形，腹腔和盆底器官移位等，造成的排便障碍。包括直肠前突、会阴下降、直肠内黏膜脱垂、直肠内套叠等。直肠前突实际上是直肠前壁和阴道后壁的疝，是直肠阴道隔结构松弛或损伤时，粪便在直肠压力的作用下向直肠前壁方向挤压使直肠前壁和阴道后壁逐渐疝入阴道穹窿。因直肠向前突出，排便时直肠内压转向阴道，粪便积存于前突囊袋内难以排出。

痉挛性出口梗阻型便秘是排便时盆底肌不协调性收缩或不能适当松弛而造成的排便障碍。主要包括盆底痉挛综合征、耻骨直肠肌综合征、内括约肌痉挛综合征等。正常排便过程依赖于高度协调的感觉和运动机制，其涉及自主神经系统，肠神经系统、躯体神经系统的相互作用与盆底肌肉活动的顺序变化。根据盆底解剖了解到盆底器官除受到内在肠神经系统支配外，还受到阴部神经（躯体神经系统）和交感、副交感神经（自主神经系统）的支配。阴部神经自骶神经丛发出分支后支配耻骨直肠肌、肛门外括约肌及会阴部。某些神经性疾病（中枢或外周）可引起相应神经支配肌肉的不协调性收缩而导致排便障碍。

2. 出口梗阻型便秘患者日常生活中需要注意哪几方面

出口梗阻型便秘是一种排便习惯的改变，所以养成规律、良好排便习惯的措施非常重要，患者日常生活中需要注意如下几点。

（1）养成良好的排便习惯。养成每天定时大便一次的习惯，最好在每天早饭后排便。因为早饭后，食物进入胃内能引起"胃-结肠反射"，促进胃肠蠕动，出现大蠕动波，易于排便反射的产生。如果认为早上起来的时间不适合自己，也可选择在早、中、晚餐之后，还有人选择在晚上睡觉前，这个时间是可以因人而异的。开始蹲厕所的时候，可能并没有便意，也没有粪便排出，但这却是结肠道重新调整规律的机会。而且，排便动作本身是一种反射性活动，是可以建立条件反射的。即使患者无便意，也应坚持定时去蹲坐 3 ~ 5 分钟，只要坚持定时排便一段时间，即可逐渐建立起排便的条件反射，形成习惯后就能定时顺利快捷地排出大便了。养成排便时精力集中的习惯，摒弃大便时看报纸、小说或听广播等不良习惯，尽量缩短排便时间，但也要保证有能排净大便的足够时间。

（2）建立合理食谱。调整饮食习惯，多饮水，多食用膳食纤维含量高的食物。膳食纤维本身不被吸收，但膳食纤维能改变粪便性质和排便习性，使粪便膨胀，还能刺激结肠动力，改善便秘的症状。含膳食纤维最多的食物是麦麸，还有水果、蔬菜、燕麦、胶质、玉米、纤维质、大豆、果胶等。

（3）适量的全身运动或体力活动。坚持体育活动，克服既不参加劳动，又不参加体育锻炼的"贪安少动"的不良习惯。根据自身情况可选择慢跑、体操、太极拳、散步或床上仰卧起坐活动。经常伏案坐位工作的，要坚持做工间操或桌前保健操，以保持膈肌、腹肌及胃肠平滑肌的张力。全身状况欠佳或腹肌衰弱的患者，也应加强活动和体育锻炼。若病情许可，可指导患者加强腹部和骨盆底肌肉运动，如排便动作，锻炼提肛肌的收缩。

（4）排便时取合适的体位和姿势。排便姿势以蹲位较佳，因为蹲位时，肛管直肠的角度增大，能够加大腹腔内的压力，促进大便的排出。随着生活水平的提高，人们对如厕舒适性的要求提高，所以坐式马桶进入生活。正确的坐式排便应该为两腿略微

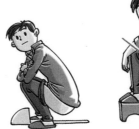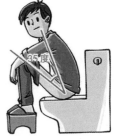

图 11-18　正确的排便姿势有助于排便

分开，比肩稍宽，两手轻握拳，放在两腿上，上身略带前倾，双眼目视前方。但坐式排便时肛管直肠的角度变小，粪便排出的阻力较蹲式排便大。坐在马桶上时可以在脚下加一个小凳子，保持上身微微前倾，让大腿与肚子呈现约35度。这个姿势可以增加腹压，有助于顺畅排便，还能避免脚麻或够不着地的尴尬（图11-18）。

（5）进行适当的腹部按摩。结肠走形方向是顺时针方向：右下腹部盲肠开始，升结肠在右侧腹部由下向上，横结肠在上腹部由右向左，降结肠、乙状结肠、直肠在左侧腹部自上而下行走至肛门。顺结肠走行方向作环行按摩，刺激肠道的蠕动，促进粪便排出。

（6）指导或协助患者正确使用简易通便法。便秘患者由于粪便在肠

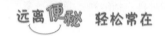

道内停滞过久，水分被过量吸收而致粪便干燥、坚硬，导致排便不畅。久而久之就会引起粪便嵌塞于肛门口，此时可使用开塞露、甘油栓等促进粪便排出。

3. 哪些出口梗阻型便秘需要手术治疗

目前普遍认为对于有典型的临床症状，经正确的物理检查和客观的X线检查征象排除慢传输型便秘，并经3个月以上内科保守治疗无效，并且确定出口梗阻原因为直肠前突、直肠黏膜内脱垂、耻骨直肠肌肥厚、痉挛兼直肠肛管延长者可考虑手术治疗。

4. 出口梗阻型便秘手术前的准备有哪些

出口梗阻型便秘手术是肛肠外科的常见外科手术，大多会选择椎管内麻醉，也就是常说的"腰麻""半身麻醉"，所以常规的实验室检查十分必要，如血常规、尿常规、粪便常规、血生化系列、凝血功能化验及胸片、心电图检查。

出口梗阻型便秘手术属于消化道手术，为了减少手术部位粪便对手术的影响和避免手术后6小时以内因为需要卧床引起排便的不方便（因为腰麻后需卧床6小时），需要进行一定的术前肠道准备工作。可以在手术前一天进食半流质饮食，如稀饭、面条等，手术前一天晚上和手术当日早晨各清洁灌肠一次。

肠道手术是污染切口，所以术前推荐使用抗生素。

5. 治疗出口梗阻型便秘的手术

出口梗阻型便秘最常见的表现形式为直肠前突和直肠黏膜内脱垂，下文将会逐步介绍这两种疾病的手术指征和手术方法。

6. 直肠前突的手术适应证和常见手术方法

直肠前突的概述：直肠前突也被称为直肠前膨出，其是造成出口梗阻型便秘的主要原因之一，约占女性功能性排便障碍性疾病的30%～60%。直肠前突实际上是直肠前壁和阴道后壁的疝，绝大多数发生在经产妇。直肠阴道隔结构松弛或损伤时，粪便在直肠压力的作用下向直肠前壁方向挤压使直肠前壁和阴道后壁逐渐疝入阴道腔。因直肠向前突出，排便时直肠内压转向阴道，粪便积存于前突囊袋内。如疝囊颈部相对狭窄则容易造成粪便滞留于疝囊内难以排出。患者往往被迫用更大力量排便，又进一步作用于直肠前膨出部，形成恶性循环，又加重了直肠前突。临床表现为排便困难、排便不尽、需要手助排便并伴有肛门坠胀感。

直肠前突的手术适应证：有典型的临床表现，如排便困难甚至需要手助排便、肛门梗阻感、便不尽感等；重度直肠前突，所有患者门诊行直肠排粪造影检查，直肠排粪造影显示的直肠前突深度大于 30 毫米，其中前突距离的测定由门诊医生和影像科医生联合测定；经严格正规保守治疗 3 个月，效果欠佳患者。

直肠前突手术的目的是消除直肠前壁的薄弱区，加强直肠阴道隔的支撑作用。目前作为经典手术方式被大家认可的有闭式修补法（如 Block 法等）、开放式修补法（如 Sehapayah 法、Khubchandani 法等）、经肛门吻合器直肠黏膜切除术（STARR 术）、经阴道修补术、腹腔镜下直肠前突修补术等。

（1）直肠前突闭式修补术（Block 术）（图 11-19）：该手术于 1986 年始用于临床治疗单纯的轻、中度直肠前突。术者根据前突的程度，用大弯血管钳纵行钳夹直肠前壁黏膜层，再用 2-0 可吸收线自齿状线上方 1 厘米开始，自下而上连续缝合直肠黏膜、黏膜下层及部分肌肉组织，修补薄弱的直肠阴道隔，缝合时应保持下宽上窄，应保持所折叠缝合的直肠黏膜肌层呈柱状，防止在上端形成黏膜瓣。多采用腰麻，取臀高俯卧位。该手术操作简便、出血少，但主要适用于较小的直肠前突。

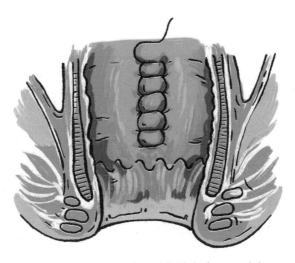

图 11-19　直肠前突闭式修补术（Block 术）

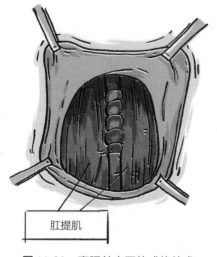

肛提肌

图 11-20　直肠前突开放式修补术

（2）直肠前突开放式修补术（如 Sehapayah 术）：是一种经直肠入路的开放式前突修补术，通过在直肠前壁行纵行切口，到达肌层后，间断缝合两侧肛提肌肌缘的正常组织，缝合完毕后可在原囊袋区扪及一条坚硬而垂直的柱状肌肉（图 11-20），对薄弱的直肠前壁具有较强的加固作用。但是，Sehapayak 术创伤大，术中出血量多，且术后极易发生感染等并发症。

（3）经肛门吻合器直肠黏膜切除术（STARR 术）（图 11-21）：STARR 术的原理是利用吻合器将疝入阴道的组织切除，再利用吻合器切除脱垂或套叠的直肠后壁组织，通过切除松弛的直肠黏膜组织，消除了引起机械性排便梗阻的解剖学病因、恢复直肠容积和顺应性，达到改善排便困难和治疗直肠前突的效果。但 STARR 术中要做 4 个半荷包、使用 2 把吻合器，不但手术费用昂贵，而且手术时间相对较长。同时手术切除黏膜相对较多、创面相对较大，并且两次吻合口的交点会出现向肠腔突出的"猫耳朵"，易出现术后感染、术后出血、吻合口瘢痕性狭窄等不良并发症。

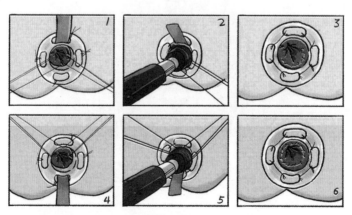

图 11-21　经肛门吻合器直肠黏膜切除术（STARR 术）

（4）直肠前突的联合手术（PPH+Block术）（图11-22）：PPH联合Block术治疗直肠前突，不但利用吻合器切除松弛的直肠黏膜组织、消除直肠向前疝入阴道穹窿的囊壁，使松弛的直肠前壁与直肠阴道隔之间的肌层粘连加固直肠前壁；而且吻合口与Block术的修补创口形成"十"字形瘢痕，可

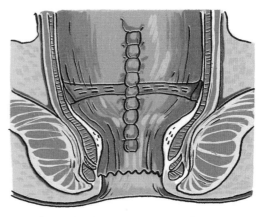

图11-22　直肠前突的联合手术（PPH+Block术）

进一步增加直肠阴道隔的强度，最大限度地避免了排便时直肠向子宫方向突出，重建正常的排便生理，从病因学角度治疗直肠前突，预防直肠前突的复发。

（5）经阴道直肠前突修补术：通常是切开阴道后壁黏膜，缝合直肠前突部位阴道黏膜下肌肉组织，加固直肠阴道间隔。手术优点是术野洁净，解剖清晰，肠道准备简单，感染率低，恢复排便快，操作相对简单，便于护理换药。但此术式不能切除直肠内多余的直肠黏膜及治疗肛管和直肠病变，并可发生阴道狭窄和缩短、术后性交痛、直肠阴道瘘、阴道黏膜坏死等并发症。

（6）腹腔镜下直肠前突修补术：腹腔镜下直肠悬吊固定术须在腹腔镜下彻底游离直肠前、后方后将直肠两侧前下壁用两个补片悬吊并固定于骶岬。腹腔镜下直肠前突修补术野清楚，疼痛轻，但要全麻，对设备要求高，腔镜下缝合困难，手术需要时间相对较长，费用很高。

7. 直肠黏膜内套叠的手术适应证和常见手术方法

直肠黏膜内套叠概述：直肠黏膜内套叠是导致出口型便秘的常见原因之一，多见于中年患者，女性多于男性。患者常有排便不尽感、肛门下坠感、便频、粪便形状变细，甚至粪便不能排出，须用手协助或灌肠协助排便，而且上述症状逐渐加重。该病是由多个原因引起的的，可能与个体的生理解剖（如生理性骨盆宽大）和其后天改变（如妊娠分娩等因素）、饮食、排便习惯及胃肠道、直肠肛管疾病等相关。在各种病因的

持续作用下直肠下段黏膜层与肌层之间结缔组织松弛，黏膜层下移、套叠。直肠黏膜内套叠常从直肠前壁黏膜开始，进一步发展，继续牵拉后壁和侧壁黏膜，使之相继套叠，形成全周直肠黏膜内套叠，直肠腔横径变短。随着病程延长，黏膜下移加重，加之黏膜层出现慢性炎症肥厚性病理改变，致直肠肠腔黏膜堆积、肠腔狭窄，尤以用力排便时明显，会导致粪便排出困难，出现出口型便秘。随着年龄的增大，人体内的各种激素（如雌激素等）的变化，中年人群中直肠黏膜松弛、脱垂是普遍存在的，只有直肠黏膜松弛、脱垂及套叠达到一定程度，才能出现出口型便秘的症状。排粪造影检查能客观证实出口梗阻型便秘的病因，亦可为临床治疗提供依据。直肠黏膜套叠的典型排便造影：直肠侧位片显示用力排便时松弛和堆积的黏膜呈漏斗状影。

直肠黏膜内套叠的手术适应证。肛肠疾病中无症状的体征和无体征的症状，均不宜手术干预，宜采取保守治疗，手术疗效也不佳。直肠黏膜内套叠的手术适应证包括：有典型的临床表现，如排便困难甚至需要手助排便、肛门梗阻感、便不尽感等；直肠排粪造影检查提示有大半周甚至全周的直肠黏膜内套叠；经严格正规饮食控制、健康生活习惯及排便习惯的保守治疗3个月，效果欠佳者。直肠黏膜内套叠患者日常生活中所需要注意的问题与出口梗阻型便秘患者相似。

（1）直肠黏膜内套叠的硬化剂注射术：传统消痔灵多点注射术治疗的原理为通过多点全周于直肠黏膜下注射消痔灵溶液，在松弛直肠黏膜层与肌层之间产生无菌性炎症，使其出现粘连，减少黏膜过度下滑，结果使松弛、脱垂及套叠的黏膜固定复位，但该法不能解决松弛、脱垂及套叠过多的肥厚的直肠黏膜，且必须严格掌握消痔灵溶液的注射部位、深度及药量。

（2）直肠黏膜内套叠的直肠瓣膜结扎术。直肠瓣膜结扎术可治疗直肠内套叠引起的出口梗阻型便秘，该术式可以通过悬挂直肠瓣膜和松弛的直肠黏膜，使脱垂的黏膜与肌层固定，扩大直肠的有效通过容积，恢复直肠肠腔的通畅，从而有效地降低了排便阻力，解除梗阻症状。

（3）直肠黏膜内套叠的新近手术方式。STARR手术是近年来意大利学者Longo提出的新的手术方式，该手术采用两把吻合器，分别切除直肠中下段前壁和后壁冗长、脱垂及套叠直肠黏膜，两个半吻合口不在同一平面。手术充分有效地切除松弛、脱垂及套叠并嵌顿于肛门直肠交接处的黏膜袖套，消除了出口梗阻，纠正了引起机械梗阻的解剖学形态，恢复了直肠肠腔的正常顺应性和肠腔的容积。

（项雄华）

四、直肠脱垂的手术治疗

您是否有过排便不尽，肛门坠胀的经历？是否也为排便后肛门内有肿物脱出而痛苦？更有甚者，在咳嗽、打喷嚏、甚至行走、站立时肛门脱出肿物，倍感尴尬与无奈？其实，这就是直肠脱垂。

直肠脱垂，又称脱肛，是一种常见的肛肠疾病（图11-23）。虽然常见，但很多人都不会对其引起重视，直到产生了上述严重的后果，不得已才去医院治疗。那具体什么是直肠脱垂？有哪些原因可导致直肠脱垂呢？

直肠脱垂是指直肠黏膜或直肠全层，甚至部分乙状结肠向下移位而脱垂于肛门外的一种疾病。直肠脱垂可见于各个年龄阶段，但多见于小儿和老年人，小儿的直肠脱垂至成年后绝大多数可以自愈。直肠脱垂虽然是良性疾病，但脱垂物引起的不适、黏液渗出、出血及伴发的排粪失禁或便秘都会影响患者的生活质量。

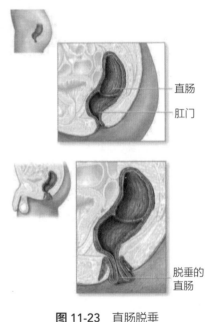

直肠

肛门

脱垂的
直肠

图11-23　直肠脱垂

1. 直肠脱垂分为两大类

（1）如果只有直肠黏膜脱出称不完全脱垂。不完全脱垂（即直肠黏膜内脱垂）患者一般不能自行判断，须医生根据临床表现和特殊检查来确诊。直肠黏膜内脱垂患者主要表现为排便时间延长，排便不尽感明显，肛门部坠胀不适，做肛门直肠指诊检查时可扪及直肠黏膜堵塞直肠腔。目前临床上通过排粪造影检查诊断直肠黏膜内脱垂。

（2）若直肠全层脱出则称完全脱垂。完全脱垂患者一般诊断比较容易，主要表现为每次排大便后肛门内有圆柱状粉红色肿物脱出，严重者在咳嗽、打喷嚏、用力、行走或站立时也可脱出，且不易回复甚至长期脱垂。脱垂肛管可以发生水肿、出血、溃疡、感染、绞窄，甚至坏死。此外，患者常伴有大便失禁或便秘。

2. 直肠脱垂的常见病因有以下几种

（1）解剖因素：小儿发育不全，骶曲弯曲度较小、过直，直肠呈垂直状承受腹压，腹腔内压力不能有效分散。

（2）盆底组织软弱和肛门括约肌松弛：多见于产妇、发育不良幼儿、营养不良患者、消瘦患者等，易出现盆底、神经损伤及骨盆肌肉薄弱松弛，直肠失去周围组织的固定支持作用，向下脱垂。

（3）长期腹内压增加：慢性腹泻、长期便秘、前列腺肥大、慢性咳嗽等疾病使腹压增高并长时间维持在较高水平，推动直肠向下脱出。

很多直肠脱垂患者由于脱垂程度不重或容易用手还纳等原因不愿意接受手术治疗，而一些直肠脱垂患者常合并肛门括约肌功能不良和不同程度的肛门失禁。如果患者在脱垂程度不重、未出现肠管嵌顿的情况下选择手术，对外科医生来讲有更多可以选择的手术方式。对合并肛门括约肌功能不良、肛门失禁患者还可以进行肛提肌成形修补术，以减少术后复发的风险、改善肛门失禁症状。如果脱出的肠管发生嵌顿甚至坏死，就大大增加了手术的难度和风险。因此，专家提醒直肠脱垂患者应尽早手术。

3. 直肠脱垂的治疗

以往，恢复正常解剖位置是治疗直肠脱垂成功的标志，但随着对该病研究的不断深入，现有的多种手术方法都难以取得很好的手术效果，功能恢复逐渐成为关注的重点。

（1）首先，对直肠脱垂进行一次完整的评估。直肠脱垂的评估应包括完整的病史采集和体格检查：术前须仔细检查，可让患者灌肠或后蹲位模拟用力排粪，有助于发现阳性体征。直肠脱垂可能会与内痔脱垂或直肠黏膜脱垂相混淆，通常可通过临床体格检查进行鉴别。仔细观察脱出物皱襞的方向可发现：直肠全层脱垂呈同心圆形，痔和直肠黏膜脱垂呈放射状。

直肠脱垂检查体位（图 11-24）。

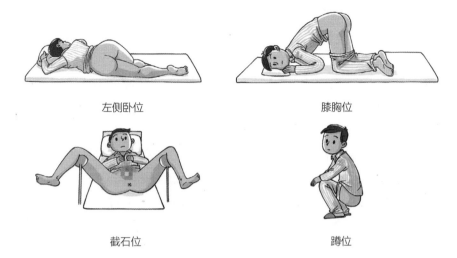

左侧卧位　　　　　　　　　膝胸位

截石位　　　　　　　　　蹲位

图 11-24　直肠脱垂检查体位

（2）直肠脱垂的分类和分度：直肠脱垂可分为不完全性直肠脱垂和完全性直肠脱垂。不完全性直肠脱垂，即直肠黏膜脱垂。表现为直肠黏膜层脱出肛外，脱出物呈半球形，其表面可见以直肠腔为中心的环状的黏膜沟，脱出长度为 2～3 厘米，脱垂部分由两层黏膜组成。完全性直肠脱垂，即直肠全层脱垂。脱垂的直肠呈圆锥形，脱出部分可形成以直肠腔为中心呈同心圆排列的黏膜环形沟，脱出长度常超过 4 厘米，甚至可达 20 厘米。脱垂部分由两层折叠的肠壁组成，触之较厚实，两层肠壁间有腹膜间隙。直肠脱垂根据脱垂程度分为三度：

Ⅰ度为直肠黏膜内脱垂，即隐性直肠脱垂。排便或增加腹压时，直肠黏膜脱出肛外，长度在 3 厘米以内，便后脱出部分可自行回纳，一般无明显自觉症状；

Ⅱ度为直肠全层脱垂于肛门外，排便或增加腹压时，直肠全层脱出肛外，长度为 4～8 厘米，不能自行还纳，须用手助其还纳，肛管位置正常，肛门括约肌功能正常，不伴有肛门失禁；

Ⅲ度为排大便或增加腹压时肛管、直肠、部分乙状结肠脱出肛门外，长度在 8 厘米以上，用手复位都比较困难，可伴有肛门括约肌松

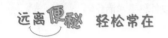

弛，直肠黏膜糜烂、肥厚、便血、大便失禁等症状，肛门括约肌功能受损。

（3）直肠脱垂的治疗

非手术疗法：治疗直肠脱垂很少应用非手术疗法，尽管很多患者为伴发病很多的老年人，兼有便秘症状的患者应用纤维素和粪便软化剂是有益的。方糖外敷治疗直肠脱垂嵌顿，其原理是减轻直肠水肿以利于回纳，但这并不能解决脱垂的根本问题。目前，尚没有疗效确切的非手术治疗方法。

直肠脱垂的手术治疗：手术仍是目前治疗本病的主要手段。然而，手术方式众多，手术修复包括肛门环缩术、直肠黏膜切除术、经会阴直肠乙状结肠切除术、直肠前切除（或联合悬吊固定）术、直肠缝合悬吊固定术、多种应用合成材料补片将直肠固定于骶骨筋膜的手术等。

直肠脱垂的修复主要有经腹和经会阴两种手术入路。入路选择主要根据患者的并发症、手术医师的喜好与经验、患者年龄与排粪功能。尽管有多种经腹或经会阴式，但仅有几种常规应用，这里所讨论的都是临床和文献中常见的术式。

4. 直肠脱垂的各种手术方式

经腹直肠悬吊固定术是治疗手术风险性不高的直肠脱垂患者的代表术式。一般认为，经会阴手术的围术期并发症和疼痛较少，住院时间较短。但其复发率是经腹手术的 4 倍，且直肠切除后功能较差，这些因素在一定程度上影响了经会阴式的选用率。经腹手术总体上疗效更好，所以已成为年轻患者和整体健康状况较好患者的选择，但其并发症发生率和死亡率稍高。因此，选择此术式须考虑患者的整体健康状况。

（1）直肠悬吊缝合固定术

1）直肠悬吊缝合固定术是直肠脱垂经腹手术的关键步骤。1959 年首次提出，目的是为了复位冗长肠管的套叠，并通过直肠的反应性瘢痕化和纤维化达到固定效果。复发率为 3%～9%，并有 15% 的患者在术后出现便秘，至少有 50% 合并便秘的患者术后便秘症状加重。

2）对于术前有便秘症状的患者可能需要联合乙状结肠切除术。直肠固定联合乙状结肠切除术的优势在于切除了冗长的乙状结肠，不用人工合成材料修补，术后复发率低 (2%～5%)，功能恢复较好，但并发症（如肠梗阻、吻合口瘘等）发生率为 0 ~ 20%，稍高于直肠悬吊缝合固定术。对于术前有便秘的患者，该手术能明显改善其症状，但仅做乙状结肠切除术对于全结肠慢传输型便秘患者是不够的，对这类患者应在术前全面评估的基础上，建议行结肠次全切除术。术前有排粪失禁症状的患者术后症状很难彻底消失。但乙状结肠切除术对于术前无便秘或有排粪失禁主诉的患者是不必要的，因为这些患者在未来并没有发生便秘的倾向。

（2）直肠悬吊补片固定术

1）Ripstein 术（图 11-25）是将直肠后壁游离后，将一矩形补片在腹膜反折处从前侧包绕直肠缝合于直肠周围，其复发率为 4% ~ 10%，但并发症发生率高达 50%。目前 Ripstein 已经改良了这一术式，复发率与之前相似，但术后并发症发生率为 20%，多数并发症较轻微。直肠悬吊补片固定术可明显改善 20% ~ 60% 患者的排粪失禁。

2）改良的 Wells 术（图 11-26）采用系列人工材料进行直肠后悬吊固定来治疗直肠脱垂。Wells 等最先描述了该手术，报道其疗效非常好，并发症也很少。目前该手术在材料上进行了进一步改进，腹腔镜手术使用特别多。

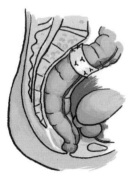 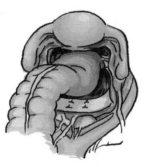 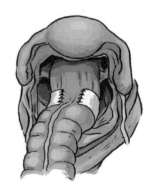

Ripstein 手术步骤　　　　改良 Ripstein 手术步骤

图 11-25　Ripstein 术　　　　　　**图 11-26　Wells 术**

3）直肠前侧悬吊补片固定术（图 11-27）因避免游离直肠侧韧带而减少了术后便秘的发生，此术式可能会降低术后便秘的发生率。直肠前侧悬吊固定术复发率为 3.4%，术后便秘发生率可能会下降 23.0%，但便

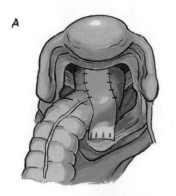

A

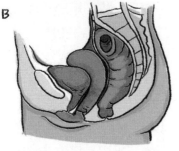

B

腹腔镜直肠腹侧补片悬吊固定

图 11-27　直肠前侧悬吊补片固定术

秘新的发生率仍为 14.4%。

（3）经腹直肠切除术

单独应用经腹直肠切除术治疗直肠脱垂的复发率更高，手术后并发症明显，因此不应作为一线疗法。

（4）经腹手术的腹腔镜辅助技术

腹腔镜下的微创手术对于有经验的外科医生在治疗直肠脱垂时更有优势。在过去 10 年中，所有用于治疗直肠脱垂的经腹手术均在腹腔镜下完成，疗效基本无差异。腹腔镜手术的适应证与经腹手术类似，既往无腹部手术史者最佳，但既往有盆腔手术史者也可使用。腹腔镜治疗直肠脱垂首见于 1992 年，术中行直肠悬吊固定但不切除乙状结肠。腹腔镜与开腹手术的复发率（4%～8%）和并发症发生率（3%～10%）相当，但术后疼痛、住院时间及肠功能恢复优势明显。另外，腹腔镜下结直肠切除术对于高危患者也可耐受，其切口并发症发生率下降，感染率非常低。腹腔镜下手术与开放手术所需的外科技术相似，目的一致，即根治直肠全层脱垂、改善肠功能及控粪能力，并将复发率降至最低。但复发率需要根据随访时间的长短来评估。因为术野相对固定，机器人腹腔镜手术在结直肠疾病方面的应用多集中在盆底领域。目前，仅有几项小样本研究显示机器人手术与腹腔镜手术疗效相当，其缺点是手术时间长和费用高，优点是手术可视性佳、缝合与打结简单。

（5）直肠脱垂经会阴手术

1）直肠黏膜袖状切除术（Delorme 术）（图 11-28）：直肠全层脱垂较短者（小于 5 厘米）可行直肠黏膜袖状切除术，此式式适用于经腹手术潜在并发症较多和希望避免神经损伤的患者。术中将直肠黏膜环形袖状切除，然后将肌层连续纵行折叠缝合。术后复发率为 10%～15%，高于经腹手术；并发症发生率为 4%～12%，包括感染、尿潴留、出血及粪便嵌塞。术后便秘和排粪失禁症状可得到改善，但可发生排粪急迫和肛门坠胀。

2）经会阴直肠乙状结肠切除术（Altemeier 术）（图 11-29）

该术式于 1889 年首先被描述，1971 年由 Altemeier 报道并得到推广。临床适应症为直肠全层脱垂大于 5 厘米、年老体弱、直肠脱垂并嵌顿。手术原则包括切除过长的直肠和乙状结肠、抬高重建下降的盆底腹膜及折叠修补肛提肌。因该术可在不经腹条件下完成肠管切除吻合，故手术创伤较小，但术后吻合口瘘、吻合口狭窄、

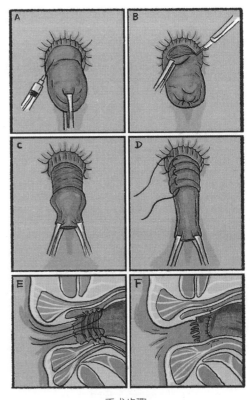

手术步骤

图 11-28 直肠黏膜袖状切除术（Delorme 术）

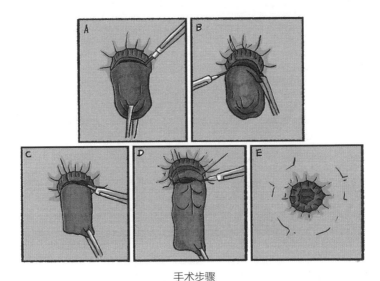

手术步骤

图 11-29 经会阴直肠乙状结肠切除术（Altemeier 术）

盆腔感染等并发症也是需要被高度重视的问题。该术短期效果尚可，长期随访提示复发率为 5% ~ 20%。

3）经肛门吻合器直肠切除术 (STARR 术)

STARR 术常用于治疗直肠内脱垂，近年有学者尝试采用该技术治疗小于 5 厘米的直肠外脱垂，并取得了良好的近期疗效。因该技术切除的组织为直肠黏膜，故适用于黏膜脱垂患者。此项技术主要是用吻合器进行黏膜环形切除术，随着科学技术的发展，Contour、TST36 等新技术越来越多地被应用于临床。该技术除创伤小优点外，还具有恢复快、并发症少、复发率低等优点。

4）Gant-Miwa 手术

据报道该术式是日本治疗直肠脱垂最常用的方法，老年体弱患者可考虑使用。手术要点是用可吸收缝线将脱垂黏膜层和黏膜下层缝合在一起（缝合 20 ~ 40 次），从而在齿状线以上 1 厘米脱垂的直肠顶点形成一团块，使脱垂变小，并辅以肛门环缩术加以加固。该手术的术后复发率较高，如不行肛门环缩术最高可达 30%，施行联合手术后复发率可降至 14% 左右。

5）肛门紧缩术（图 11-30）

该术式临床上主要用于治疗老年和风险较大的直肠脱垂患者。经典的手术步骤为：用银丝穿过肛周，环绕并缩窄肛门。因银丝易导致局部组织切割损伤和感染，现已用尼龙、Mersilene 带、涤纶、聚乙烯补片、

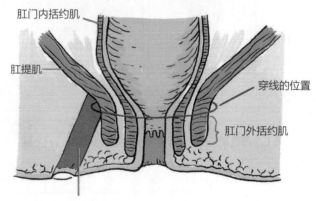

图 11-30 肛门紧缩术

聚四氟乙烯、阔筋膜、硅橡胶等物品取代。Thiersch 术手术创伤小，可在局麻下进行，但复发率高是其最大的缺点。

（陈文斌）

五、会阴下降的处理

会阴下降综合征是指患者在安静状态下肛管位于较低的水平，在用力排粪时，会阴下降，低于坐骨结节水平。在正常情况下，肛管位于坐骨粗隆连线之上，而肛直角的顶点则刚好位于耻骨联合至尾骨尖连线之下。正常排粪时，肛管的下降不应超过 2.0 厘米。在临床上此综合征并非少见，女性比男性多，经产妇多见。可发生于任何年龄，但 30 岁以下者罕见。

会阴下降综合征是 1966 年由法国 Parks 等人首先提出，他们在观察直肠脱垂时发现患者盆底肌肉系统的张力减退、肌肉下降，直肠前壁过度脱垂，从而妨碍了直肠的排空。在 Parks 等人 1966 年所报道的肛肠科就诊的 100 例便秘患者中，患此综合征者达 12 例。近年来随着排粪造影术在临床上应用的推广，对会阴下降综合征的报道日趋增多。潘世友等人于 2003 年报道的行排粪造影检查的 576 例排便困难的病例中有 252 例表现出会阴下降征象，占 43.75%。

会阴下降综合征的主要的病因是排便时久蹲和过度用力。由于长期久蹲和过度用力排便，可减弱盆底肌肉的功能，使正常肛管直肠角增大，使直肠前壁黏膜容易脱垂。腹内压增高又可促使脱垂的直肠前壁黏膜进入肛管入口。这种直肠前壁黏膜脱垂，可导致排便不尽感，因而患者进一步用力排便，形成恶性循环。此外，经产妇多次分娩也容易患此病。

会阴下降综合征患者主诉有直肠内梗阻的感觉，即排便不尽感，会阴部迟钝、疼痛，粪便排出困难，有时也可有黏液血便。主要临床特征是排便时肛管努挣，常可伴有明显的黏膜和痔脱出。重症患者可有不同程度的粪便失禁和持续性会阴部疼痛，可在坐位时出现或加剧。Parks 等人认为，这是因为当盆底下降时，会阴部神经及其支配肛门外括约肌和肛提肌的分支被拉伸所致。神经被过度拉伸可使其功能受到严重影响，从而导致盆底肌失神经改变，使盆底肌更加衰弱。在静止期的肛管扩张力减退，直肠指检，嘱患者做随意收缩时，可发现肛管收缩力明显减弱。肛门镜检查，可见直肠前壁黏膜堆积，堵塞镜端。

会阴下降综合征患者的辅助检查主要是排粪造影和直肠肛管压力测定。排粪造影检查时，静态相显示会阴轻度下降和少量直肠前壁膨出；力排相可见整个会阴下降 3.5 厘米以上，尤以后部为甚。排粪造影检查除显示盆底位置异常低下外，尚可发现其他一些病变，如直肠前膨出、脱垂等。直肠肛管压力测定时可发现肛管测压、肛管静息压、最大收缩压均有不同程度的降低。

会阴下降综合征的诊断：有长期过度用力排粪的病史；体格检查发现蹲位努挣肛管下降超过 2.5 厘米以上，直肠指检肛管张力明显减退；结合必要的辅助检查，如排粪造影测量出的会阴下降距离和直肠肛管压力测定显示的各项压力指标的下降即可确诊。

会阴下降综合征患者的治疗以缓解临床症状为原则。

首先，养成良好的日常生活、饮食习惯首当其冲，嘱患者养成每日定时排便的良好习惯，每次排便时间不宜超过 5 分钟。应特别强调，排粪期间须减少努挣力度；患者应多食高纤维食品和蔬菜、水果；严重便秘患者可酌情使用膨胀性泻剂，必要时可灌肠治疗。

其次，对已有粪便失禁的患者，可采用疗程性的骨盆感应电流刺激疗法进行括约肌锻炼，以改善其功能。如果保守疗法无效，必要时可考虑做肛门修复术。有持续性会阴部疼痛的患者，可温水坐浴，1 次／日，每次 20 分钟。有时可给予止痛剂。特别严重者可用 1% 盐酸普鲁卡因 10 ~ 20 毫升做局部封闭治疗，也可用 0.25% 盐酸布比卡因 10 毫升进行局部封闭止痛。

最后，对有直肠前壁黏膜脱垂或内痔脱出的患者，可采用硬化剂注射治疗，如无效则可考虑用胶圈套扎疗法或手术切除。Parks 等人提出，在做痔切除时如将直肠前壁黏膜大量切除，对某些患者有较好的疗效。

会阴下降综合征的预防，主要从改进排便习惯着手，除了排便定时以外，最好在出现明显便意时再去排粪。采用节制性分段挤压粪便法有较好预防效果，能减轻肛门努挣力度。饮食上宜多吃新鲜蔬菜、水果及高纤维食品。长期坚持做肛门保健操或练气功提肛，有助于盆底肌功能的恢复。

（项雄华）

六、经肛门手术后的护理

经肛门部的手术是一种比较特殊的手术类型，时常听到身边的人说这一类手术后十分疼痛，严重影响术后排便和生活，需要较长的恢复时间。但事实真的是这样吗？术后护理又有哪些需要注意的事项呢？

1. 手术之前要准备一些什么呢

（1）先来说说心理准备

说起开刀，哪怕是再小的手术，患者内心都是害怕的。害怕的原因很多，主要原因是担心手术出现意外、手术疗效不好，术后疼痛不能忍受，术后可以吃东西和解大便的时间较晚，等等。对于上述各种担心和顾虑，现在来一一进行解答。

其实，经肛门手术都是小手术，手术之前把大便拉干净即可。麻醉是半身麻醉，从腰部打一针，麻药注射进去后针就拔掉了，而且现在的针像头发丝一样细，打的时候疼痛很轻微，对腰部的伤害非常小。麻药起效后，肛门就会很松弛，手术的时候就很容易拉开肛门，医生可以清楚地看到需要手术的部位，这样手术的时候就会很精准，不容易损伤其他部位，同时会有良好的疗效保证（图 11-31）。

（2）再来说说手术前的必要准备

1）入院后除了医生安排的相关检查外，还要进行排便练习，这是因为患者不习惯在床上大小便，但是手术和麻醉的影响迫使患者术后有段时间只能在床上大小便。术前的排便练习能帮助患者减少小便困难和便秘的发生。应准备一个坐便器和小便器（图 11-32）。

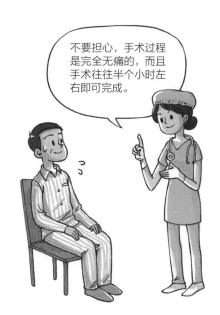

不要担心，手术过程是完全无痛的，而且手术往往半个小时左右即可完成。

图 11-31 麻醉术前宣教

271

2）手术前一天

手术前的食物要吃得清淡一点，可以吃点稀饭、面条。考虑到吃进去的食物在术前要灌肠排干净，手术前 12 小时就不要吃东西了（图 11-33）。

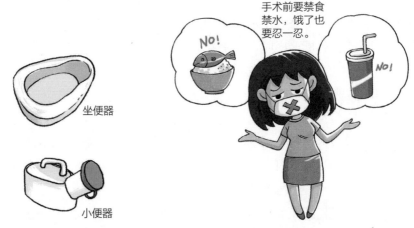

图 11-32　术后常用的坐便器和小便器　　图 11-33　术前须禁食、禁水

胃像一个口袋一样，平时是扎紧的。然而麻醉或多或少会让胃的袋口松动。此时，平躺的手术患者如果胃内有食物，就容易从松动的袋口流出。倘若胃内的食物沿着食管上升，就会堵塞气管，造成窒息。万一进入肺部，就会造成误吸，吸入的胃内容物堵塞气管，会引起吸入性肺炎，这是非常危险的。胃里的食物是需要一定的时间才能消化完，离开胃部。因此手术前 4 小时连水、饮料也不要喝，保持一个空空的胃上手术台。当然了，手术期间消耗的能量是不会引起体能耗尽的，因为手术期间医生会给患者补充一定的能量，患者朋友大可放心。

手术是患者与医生、护士、麻醉医师之间的一场约会，良好的个人卫生不但可以减少感染发生的风险，同时也有助于营造较好的手术氛围。手术前一天晚上应洗洗头、洗洗澡、修剪指甲、清洁肛周皮肤，换上干净衣服，放松心情早点休息，为第二天的手术做准备。

如果患者同时还有合并糖尿病、高血压、心脏病等疾病，应问清楚医生，需要额外做好哪些术前准备工作。比如，糖尿病患者如何适当控制血糖，高血压患者术前如何服用降压药，心力衰竭患者如何控制衰竭等。

3）手术当天

手术当天，患者应脱去内衣内裤，换上清洁的手术衣裤，把身上的饰品交给家人保管，并记得取下可活动的假牙。护士会测量体温、脉搏、呼吸及血压，如果发现有体温升高，或女患者月经来潮，要及时与医师联系，考虑是否延期手术。

医生还会安排一次灌肠。这是因为，首先手术需要一个清洁的肠道，如果手术部位残留有粪便，可能会给手术造成一定的麻烦，而且会增加感染的风险。

临去手术之前，患者还应记得排空小便，不要憋尿，取下假牙、眼镜、手表及首饰，给予家属妥善保管，擦去指甲油、口红，以便术中麻醉师观察患者血液循环情况，最后安心跟护士去手术室（图11-34）。

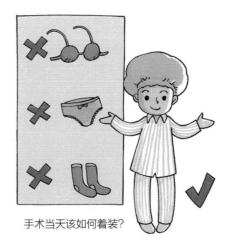

手术当天该如何着装？

图11-34　术前应摘除所有首饰配件及内衣裤、袜子

2. 术后要注意什么呢

（1）搬移患者

手术完毕后，通过推床送患者回病房。这时麻醉药药效还没有退去，患者自身使不上劲，需要他人轻柔而平稳地从推床搬上病床。搬移患者时，应当连同被子一起搬运，避免暴露导致感冒。搬运患者时，务必做到动作轻柔，尽量保持水平搬移，避免发生体位性低血压。

（2）全麻（全身麻醉）未清醒的患者，应去枕平卧（不能垫枕头），头偏向一侧，使口腔内分泌物或呕吐物易于流出，避免吸入气管造成吸入性肺炎或窒息。保持呼吸道通畅，给予氧气吸入6～10小时。监测血压、脉搏、呼吸、血氧饱和度，待生命体征平稳后停止监测。

（3）腰麻（下半身麻醉）患者应去枕平卧6小时，以防头痛。给予氧气吸入6～10小时。监测血压、脉搏、呼吸、血氧饱和度，待生命体

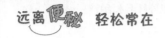

征平稳后停止监测。

3. 手术后如何补充营养、加快恢复呢

手术后人体组织从创伤到愈合需要足够的营养，手术后患者如何科学补充营养，加快康复呢？

（1）正确认识输液

——"你看，整天挂盐水，他们一定是在骗钱！"

——"朋友，真心不是……不信，你往下看。"

首先，医生从医学角度，必须给患者进行液体补充。回想一下，从术前12小时，患者已经停止进食（为了排空肠道），术前4小时停止进水（防止麻醉呕吐），而一个成年人每天需要的饮水量大约为2 000～2 500毫升（约8杯水）。因此在手术中、手术后，必须把患者必需的液体补充进体内。补充液体能保证人体电解质、能量的需求能得到满足，同时也可保护消炎、止血、止痛等药物，避免伤口感染，帮助伤口止血、愈合。

患者输液时，陪护人员要注意保持静脉输液畅通，避免输液管被压迫。如果出现输液后患者发冷、寒战等各种不适反应，要及时报告给护士和医生，以便能得到及时处理。

（2）合理搭配营养餐

在这里，推荐没有其他疾病的患者，摄取高蛋白、高热量饮食。当然了，民间常说"虚不受补"，摄入营养还应当讲究循序渐进，让空空的肠胃有个适应的过程。家中珍藏的"人参、虫草、灵芝等"此时也不宜出来凑热闹。

第1天，就吃汤汤水水的半流质吧，以粥、面条为主。注意要清淡，老干妈之类的美味就暂时不要拿出来诱惑患者了。配菜要避免刺激性、胀气及增加肠蠕动的食物，如豆类、大蒜、洋葱、山芋、香蕉、蜂蜜等。

术后2～3天内，手术切口还没有愈合，患者尽量不要解大便。如何避免这几天解大便影响切口愈合呢？答案就是低渣饮食。食物经消化后，留下的残渣多少不一，残渣少，就会减少对肠道的机械性刺激，使其获得充分的休息，并帮助伤口早日愈合。主食尽量吃粥、面条、白米饭，或者牛奶（注意避免会引起过敏的食物）、面包，要避免糙米、麦麸、燕麦、玉米、番薯、芋头、全麦制品；肉类选用去筋去皮的嫩肉，或者鱼肉，要避免带筋带皮的肉和"有嚼劲"的各种肉；蛋类最好就食用蛋羹；豆类要食用加工好的豆腐、豆干、豆浆等；水果蔬菜要吃纤维少的，如香蕉、西瓜、哈密瓜、枇杷、葡萄、嫩青菜、嫩菠菜，避免食用枣、苹果、韭菜、芹菜、竹笋等。同时注意要适量饮水。

术后 3 天，可在蔬菜、汤水中加入适量麻油以润肠通便，保持大便通畅，更应多食富含蛋白质的食物，如虾、鸡蛋、牛奶等，以促进伤口愈合。同时逐渐增加活动量，适量的增加饮水量，避免术后便秘的发生，必要时可以使用缓泻药物。

等伤口再长好一点后，鼓励患者多饮水，多食粗纤维食物，如粮食、蔬菜、水果、豆类等。粗纤维食物会刺激肠蠕动，带来便意。同时避免吃辛辣刺激食物，包括葱、蒜、韭菜、生姜、酒、辣椒、花椒、胡椒、桂皮、八角、小茴香等，不饮酒，保证一定的进食量，以后逐渐增加食量。

（3）适当运动，定时排便，帮助恢复

鉴于手术部位在肛门处，鼓励患者适时进行肛门肌肉收缩舒张练习。手术切口愈合后，患者吸气时用力夹紧两腿、臀部及大腿，将肛门收紧，尽量上提，然后张口吐气，再放松，早晚各练 10 分钟。

此外，患者有便意时应尽快排便，养成定时排便的习惯。有些患者因怕疼痛，为减少排便，术后不敢进食，此时要耐心地劝导患者正常进食，以免因全身营养不良导致创面愈合缓慢。

4. 说一说绕不开的手术疼痛

疼痛，是大多数手术患者的心理负担之一。那就来了解一下疼痛吧。

（1）疼痛的分级

现临床一般运用数字评分法（NRS）或者脸谱疼痛评分法来评定患者疼痛的程度，数字评分法由 0 ~ 10 间隔相同的 11 个数字组成，0 代表"无痛"，10 代表"最强烈的疼痛"，择 1 个数字代表其评分时的疼痛强度。而脸谱疼痛评分由 6 个不同表情的脸谱组成，最左端的脸谱代表"无痛"，最右端代表"最强烈的疼痛"，0、2、4、6、8、10 分别对应 6 个脸谱（图 11-17）。

（2）手术的疼痛是如何发生的呢

经肛门手术，第一次遇到的疼痛是在腰部麻醉时，麻醉针刺入皮肤的疼痛，这个疼痛持续时间短，和打针一样，大多数患者忍一下就过去了。

主要的疼痛发生在手术之后。手术后约4小时，麻醉药药效逐渐消退，疼痛羞答答地揭开了她的面纱。有些紧张、焦虑的患者甚至在等待疼痛的降临，这种心态会使患者对疼痛更敏感。这时可以通过听音乐、看电视、玩手机等分散注意力。如果还是感觉疼痛难忍，可以请医生开一点镇痛药。

大约65%的患者，手术之后会感觉到剧烈的疼痛，这种疼痛就像肛门在排出碎玻璃一样。一般认为出口梗阻型便秘术后疼痛，主要是因为手术后创伤面还没有愈合，各种外界的刺激直接接触了伤口里负责感知疼痛的神经末梢。比如肠道分泌的黏液、排出的大便等污染物的刺激，以及排便时伤口参与了用力、周围肌肉的牵拉等，都会引起疼痛。污染物刺激伤口后，还会引起局部炎症、水肿，这些会加重疼痛，甚至会让负责感知疼痛的神经末梢更加兴奋，造成持久疼痛。

因为手术前期已经进行了灌肠，排空了肠道，所以术后2～3天一般不会有粪便排出。术后3～4天，如果异物、排便物的刺激引起了疼痛，患者要克服一下。如果畏惧疼痛，而不敢排便，就会引起便秘，造成更剧烈的疼痛等。

如果不是排便引起的疼痛，患者可以请医生检查一下，是不是因为以下原因引起的疼痛：术后敷料填塞过紧，切口局部神经末梢受刺激产生强烈疼痛？切口处理不当，发生感染，局部产生大量炎性因子？医生根据检查结果，会采取相应的措施，减轻疼痛。

5. 排便护理

（1）患者做的是肛门部位的手术，怎么解不出小便了

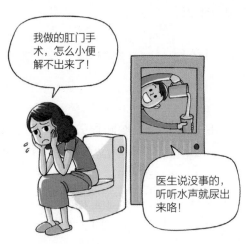

图11-35 肛门术后常发生小便无法自解

（图 11-35）

大多数手术患者，术后都会觉得小便困难。这是为什么呢？

先说一个通用的原因：麻醉。但凡手术，都会用到麻醉药物。如果麻醉药物的剂量达到一定的程度，影响到了膀胱，膀胱就会给自己放假。而正常的尿尿，是需要膀胱收缩，并且打开大门，用逼尿肌把尿液"逼"出来的。既然膀胱放假了，小便就"不灵"了。

手术后因为肛门疼痛或者不舒服，会反射性引起肛门括约肌痉挛。另外，医生会在患者肛门处的手术部位填塞一些帮助伤口愈合的填塞物，填塞物少了不起作用，填塞物多了，就会压迫尿道，以致排尿困难。

那可怎么办呢？

别急。从物理角度，可以用热水袋或者热毛巾热敷下腹部，也可放松填塞物，病情允许时，可以协助患者坐于床沿或下床排尿。从心理学角度，可以听流水音诱导排尿。

采用上述方法无效时，也不用着急，可以请医生插导尿管。如果插了导尿管，需要陪护人员或患者自己，注意观察尿管引流是否通畅，尿量、颜色有无异常，如出现无尿、少尿、血尿，应报告给医生，及时处理。尿道口要护理好，每天记得用温水擦拭尿道口两次。

（2）终于要大便了

因为伤口还没有长好，所以一般术后 2 ~ 3 天内尽量不排便。但如果刻意憋着，会使大便变硬，引起排便疼痛，所以有便意时请及时排便。排便时自然放松，用一个舒服的姿势（如蹲便）使大便顺利排出。同时要养成定时排便的习惯，这样既可以避免便秘，又可对创面的愈合起到积极的作用。

胃肠相通，医学上有一个胃肠反射，就是用餐后胃的蠕动会带动肠道的蠕动。患者可以利用这个医学反射，三餐后立即到厕所进行排便训练 20 分钟，保持这个习惯并回家继续坚持，减少大便在肠内停留。

人体在夜间睡眠时是平躺的，起床后一下变成直立状态，肠道内的便便在重力的作用下会刺激到相关部位，引起排便感，这就是直立反射。因此患者也可以早晨起床后喝 1 杯水，立即到厕所进行排便训练，同样也是每次 20 分钟。

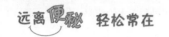

注意：患者解大便时，要避免久蹲或用力过猛，以免腹压增加，引起肛门水肿。

（3）多出来的小任务——观察和记录你的便便

术后，患者还需要为自己观察大便次数和性状。术后早期，患者每天大便次数多且不成形，每次量不多但有排便不尽感，少数患者有轻度腹胀，可按顺时针方向按摩下腹部以减轻痛苦。同时及时清除伤口处排泄物，肛周喷洒皮肤保护膜和造口溃疡粉，避免肠液对肛周皮肤的刺激，防止皮肤破溃和感染。

注意观察肛门处是否有红肿、脓性分泌物等。每日做好排便记录，记录排便次数、性状及排便情况，及时告诉医生，这样可以及时发现问题。

6. 伤口护理和肛门理疗

（1）术后尽早进行活动

术后患者怕引起切口疼痛，怕切口出血裂开而减少活动。实际大可不必担心么，医生用的线都非常结实，缝合的针法都是上百年实践优选出来的，虽不及刺绣好看，牢固度是不用怀疑的（图 11-36）。

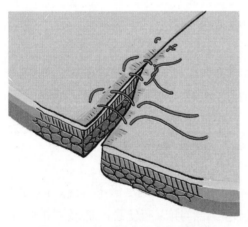

图 11-36 切口缝合是十分牢固的

为了加快恢复，手术患者原则上应尽早活动。术后 6 小时，可在床上翻身，增加床上活动或者适当下床活动，但应缓慢进行，以免体位突然变动而引起体位性低血压。

术后早期活动有增加肺活量、减少肺部并发症、改善全身血液循环、促进切口愈合、防止压疮、减少下肢静脉血栓等优点，还有利于肠道和膀胱功能的恢复，减少腹胀和尿潴留的发生。

（2）术后细心呵护伤口

因患者在手术后，要自己注意观察肛门伤口的敷料是否还在渗血，少量的渗血也是正常的，如果量比较多，或者持续出血，就需要请医生来看一下了。

此外，因为伤口所在的肛门非常容易被污染（排便、肠道分泌物等），导致切口感染，所以要尽量保持手术部位清洁。患者排便后要用1：5 000高锰酸钾溶液温水坐浴，须每次便后坐浴15～20分钟，坚持每天换药。

（3）局部光子治疗

光子治疗仪采用高功率半导体作为冷光源，发射出高能窄谱的可调节单色光，所产生的光子可以快速高效地渗入皮下，并对皮下3～5厘米的组织细胞发挥效应。总的来说光子治疗的目的就是促进细胞生长，使创面干燥、修复组织，有利于伤口愈合。光子还可以防止伤口瘢痕挛缩，刺激神经淋巴血管再生，缩短病程，帮助患者早日康复。

微波照射，5～10分钟/次，1～2次/日，距肛周4～6厘米，可以减少伤口渗出，减轻水肿。

（4）单独给屁屁泡个"温泉"

肛门挨了一刀之后，还真是呵护备至啊。

先来说说"中药温泉"吧。中药温泉，学名中药熏洗，是将药物水煎或用开水浸冲后，趁热熏蒸，熏蒸之后用药液洗涤患部的治疗方法（图11-37）。熏洗法是中医传统的外治方法，在我国有着悠久的使用史。

熏蒸之法，是通过水煎或开水浸冲中药材，用蒸腾之汽激发药力，熏蒸手术创面，药力和热能作用于局部腠理，使之气通血畅，以达到活血化瘀、消肿止痛、促进愈合的目的。

西医也鼓励肛门坐浴护理，西医的坐浴护理为在大小适中的盆中，放入配比好的药液，患者坐在盆里，使药液浸没肛门伤口，达到舒缓神经、收敛伤口、消炎杀

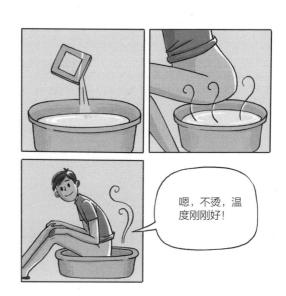

嗯，不烫，温度刚刚好！

图11-37　中药熏洗

菌的目的。最常用的是 1∶5 000 高锰酸钾溶液（1 克高锰酸钾配 5 000 毫升水）温水坐浴。使用时要现配现用、搅拌均匀，肉眼观察溶液为粉红色即可使用。高锰酸钾溶液杀菌的有效成分是释放出的氧，由于高锰酸钾放出氧的速度较慢，浸泡时间一定要达到 5 分钟才能杀死细菌。配制水溶液时要用凉开水，热水会使其分解失效。温馨提示：配制好的高锰酸钾水溶液通常只能保存两小时左右，当溶液变成褐紫色时，就失去了消毒作用。

需要注意的是，如果患者的伤口遇到特殊情况，如局部皮肤瘙痒、红肿等，务必在使用前咨询医生，避免不必要的损伤。

7. 是时候锻炼锻炼肛门啦

出口梗阻型便秘手术的患者，都经历了长期的便秘。长期便秘会导致患者盆底肌肉松弛、薄弱。已经花钱赏了肛门一刀，是时候锻炼肛门，恢复肛门的功能了。

如何锻炼肛门呢？有一项简单的运动，称为缩肛运动，简单易行，可以有效加强肛周肌肉力量。此项运动，古代中医称为"回春术"，现代西医也称"凯格尔运动"。如果持之以恒，这项运动还会收到意想不到的效果。

缩肛运动是指由肛提肌、肛门括约肌、盆底肌群共同协作完成的收缩肛门的运动。患者拆线后 5～7 天，伤口无出血现象，可量力进行缩肛运动，锻炼、恢复肛门功能。

患者可以平卧床上，双腿弯曲进行锻炼。锻炼初期，收缩肛门，10 组 / 次，每次约 1 秒，4 次 / 日。随着锻炼次数的增加，可以适当延长每次收缩的时间和收缩次数，循序渐进地锻炼盆底肌肉和肛门括约肌的功能。

缩肛运动可促进局部血液循环，从而加快创面炎症水肿的吸收消退，减少局部炎症、水肿对肛门括约肌关闭控制的影响。

（陆启文）

七、便秘合并肠梗阻的急诊处理

1. 什么是肠梗阻

部分或全部肠内容物不能正常流动并顺利通过肠道，称为肠梗阻，是外科常见的急腹症之一。90% 的肠梗阻发生于小肠，特别是最狭窄的回肠部，而结肠梗阻最常发生于乙状结肠。肠梗阻病情多变，发展迅速，常可危及患者生命。据统计，美国小肠梗阻的死亡率为 10%，结肠梗阻死亡率为 30%。肠梗阻若不能在 24 小时内诊断并及时处理，死亡率还将增加，尤其是绞窄性肠梗阻，死亡率相当高。

引起肠梗阻的原因很多，小肠梗阻的原因可能是炎症、肿瘤、粘连、疝气、肠扭转、肠套叠、食团堵塞及外部压力导致的肠腔狭窄，麻痹性肠梗阻、肠系膜血管栓塞及低血钾等也可引起小肠梗阻，另外严重感染也可引起肠梗阻。80% 的大肠梗阻是由肿瘤引起的，其中大部分发生在乙状结肠，其他还包括憩室炎、溃疡性结肠炎、外科手术病史等。

2. 根据病因分类，肠梗阻可以分为机械性肠梗阻、（神经源性）动力性肠梗阻及血运性肠梗阻。

（1）机械性肠梗阻：如肠道内有肿瘤、肠道扭转或肠粘连导致排便困难。

（2）动力性肠梗阻（神经源性）：较为少见，肠壁本身无病变，由于神经反射或毒素刺激引起肠壁肌肉功能紊乱，无法正常蠕动，致使肠内容物无法正常通过，可分为麻痹性肠梗阻和痉挛性肠梗阻。麻痹性肠梗阻可见于外科手术后，腹膜受到刺激、交感神经系统反应使肠管蠕动消失长达 72 小时以上，大范围的手术或后腹膜手术更易发生神经源性问题；另外低血钾、心肌梗死及血管供血不足也可引起麻痹性肠梗阻。痉挛性肠梗阻比较少见，是由于肠壁肌肉异常收缩引起，可见于急性肠炎或慢性铅中毒。

（3）血运性肠梗阻：肠道血流阻断可以引起部分性或完全性的梗阻。完全性肠梗阻常见于肠道供应血管栓子或栓塞引起的坏死，急性发病者死亡率高达 75%。部分性肠梗阻见于肠道血管缺血引起的肠梗阻。

根据疾病发生部位，肠梗阻可以分为小肠梗阻、结肠梗阻等。人体肠道主要指小肠和大肠，胃以下至回盲部均为小肠，小肠长 4 ~ 5 米，解剖学上人为的将小肠分为十二指肠、空肠及回肠，大肠约 1.5 米，解剖学上人为的将大肠分为结肠和直肠。在临床上，高位肠梗阻一般是指空肠以上的肠段梗阻，低位肠梗阻主要是指回肠和结肠梗阻，但是两者之间在解剖上并没有一个明确的界限。

根据病情发生程度，肠梗阻可以分为完全性肠梗阻和不完全性肠梗阻。完全性梗阻指肛门排气排便彻底消失，往往需要手术治疗，不完全性梗阻指尚有排气或少量排便，尚有观察保守治疗的机会。

根据肠管有无血运障碍，肠梗阻又可以分为单纯性肠梗阻和绞窄性肠梗阻。例如，肠道扭转等原因往往引起肠道血供障碍，导致肠道缺血坏死，此类肠梗阻可称为绞窄性肠梗阻，难以缓解，往往需要立即手术治疗。

长期便秘导致肠功能蠕动差，大量粪便在肠管远端积聚，导致肠管不通，引起腹痛、停止排便排气、恶心、呕吐、腹胀等肠梗阻表现（图 11-38）。所以，严重的便秘会诱发肠梗阻。如果长期便秘，且伴有腹痛、腹胀，一定要及早进行肠镜检查。

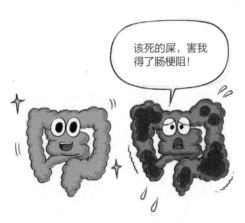

图 11-38　便秘也会导致肠梗阻

3. 肠梗阻的常见临床症状

肠梗阻患者临床表现取决于受累肠管的部位和范围、梗阻对血运的影响、梗阻是否完全、造成梗阻的原因等多方面因素，主要表现为腹痛、呕吐、腹胀、停止排便排气等，即常说的四大典型症状：痛、吐、胀、闭（图 11-39）。

痛：腹痛在不同类型的肠梗阻中表现不尽相同。单纯性机械性肠梗阻，尤其是小肠梗阻表现为典型的、反复发作的、节律性的、阵发性绞痛，疼痛的原因是肠管加强蠕动试图将肠内容物推过梗阻部位，

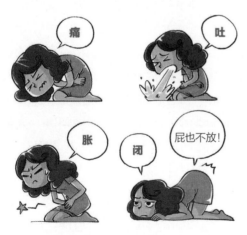

图 11-39　肠梗阻常见症状

不断加剧的腹胀也是疼痛的原因之一。小肠梗阻的疼痛部位一般在上腹部和中腹部，结肠梗阻的疼痛部位在下腹部。当腹痛的间歇不断缩短、程度不断加重，继而转为持续性剧烈腹痛时，可能发生绞窄性肠梗阻。麻痹性肠梗阻表现为持续性胀痛。

吐：常为反射性。根据梗阻部位不同，呕吐出现的时间和性质各异。高位肠梗阻时，呕吐出现早且频繁，呕吐物主要为胃液、十二指肠液和胆汁；后期因细菌繁殖出现恶臭样暗色液体，提示感染可能增加。低位肠梗阻呕吐出现较晚，呕吐物常为带臭味的粪汁样物。若呕吐物为血性或棕褐色液体，常提示肠管有血运障碍。麻痹性肠梗阻时的呕吐呈溢出性。

胀：腹胀一般出现较晚，其程度与梗阻部位有关。高位肠梗阻由于呕吐频繁，腹胀不明显。低位或麻痹性肠梗阻腹胀明显，遍及全腹，主要因呕吐无法完全排出内容物，造成积气、积液，内容物积聚，肠腔扩大，腹胀明显。

闭：停止排便、排气是肠管梗阻必然出现的典型的临床症状之一。但梗阻早期，尤其是高位肠梗阻，因梗阻以下肠内残存的粪便和气体仍可排出，故早期有少量排便时，不能否定肠梗阻存在。绞窄性肠梗阻，可排出血性黏液样便。在这里要跟大家强调的是，便秘可能只是肠梗阻的一个症状，肠梗阻并不等于便秘！

4. 便秘引起肠梗阻的常见原因

常因各种引起便秘的原因最终导致粪块梗阻：粪石性肠梗阻其实是临床中少见的急诊肠梗阻类型，约占急诊肠梗阻的 0.48%。患病年龄在 60 岁左右，病情多突发加剧，临床表现不典型，起病隐匿而导致病因诊断困难，常被误诊为其他类型肠梗阻。腹部 CT 检查对于诊断粪石性肠梗阻虽有诊断价值，但仍有漏诊可能。资料中在分析粪石性肠梗阻病因中，患者既往进食鞣酸类食物可增加该类肠梗阻的发病风险。山楂类、柿子类等鞣酸类食物在胃酸作用下形成鞣酸蛋白，该蛋白无法在胃肠消化液中分解，胃肠功能减弱情况下其常沉淀于胃肠道，逐步与食物残渣融合成块状物——粪石，从而导致疾病发生。便秘患者常结肠冗长，导致粪便水分被过度吸收，从而使粪便过度干燥，在肠道内不易排除，形成粪石导致梗阻。

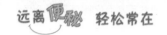

5. 便秘合并肠梗阻的处理

对于无其他原因的粪石性肠梗阻患者可以通过保守治疗获得治愈可能。对于粪石性肠梗阻患者保守治疗治愈率达 82.6%，具有安全性和有效性。

保守治疗可解除梗阻和纠正因梗阻引起的全身性生理紊乱。

（1）胃肠减压

是治疗肠梗阻的重要措施之一。通过胃肠减压，吸出胃肠道内的气体和液体，从而减轻腹胀症状、降低肠腔内压力，减少肠腔内的细菌和毒素，改善肠壁血运。

（2）纠正水、电解质及酸碱平衡失调

输液的量和种类根据呕吐和脱水情况、尿量并结合血液浓度、血清电解质值及血气分析结果决定。肠梗阻已存在数日、高位肠梗阻及呕吐频繁者，需补充钾。必要时输血浆、全血或血浆代用品，以补偿已丧失的血浆和血液。

（3）防治感染

使用针对肠道细菌的抗生素防治感染、减少毒素的产生。

保守治疗过程中，建议积极排除相关手术禁忌证，一旦保守治疗失败，出现绞窄、穿孔等腹膜炎征象须尽快手术。

6. 不同类型便秘合并肠梗阻的处理

（1）难治性结肠慢传输型便秘患者引起的肠梗阻

可经腹行全结肠切除与回肠直肠吻合术，与盆底出口梗阻或功能性问题无关的难治性结肠慢传输型便秘患者行经腹全结肠切除和回肠直肠吻合术后。术后的并发症包括吻合口瘘、肠梗阻及延迟的术后肠梗阻。尽管如此，仍有许多患者在便秘复发后愿意再次行该手术治疗便秘。

（2）对于直肠前突引起的出口梗阻型便秘引起的肠梗阻

对于直肠前突引起的出口梗阻症状明显的患者在治疗时引起的肠梗阻，在病情稳定后，可考虑手术修复。有出口梗阻症状的患者采用经阴道修补、经肛修补或经会阴修补治疗直肠前突，获得了好的效果。短期结果显示 80% 以上的患者便秘症状得到改善，手辅排便或手托会阴排便减少，并且复发率低。

（3）直肠套叠引起的出口型梗阻

症状严重的排便梗阻患者在非手术治疗失败后可考虑直肠内套叠手术修补。直肠内套叠（直肠内脱垂）引起出口梗阻有多种治疗方法，腹侧直肠固定术治疗直肠内套叠，便秘的改善率为80%~95%，新发便秘最少，复发率大约为5%。

（4）对于儿童便秘与成年人神经源性便秘可行结肠顺行灌洗

一般采用阑尾造口术或盲肠造口术进行结肠顺行灌洗，顺行结肠灌肠的主要缺点是手术并发症的发生率高，23%~100%的病例发生通道狭窄。治疗神经源性便秘患者的成功率最高。

（陈文斌　李坚炯）

附录

附录一　Bristol粪便性状量表

便秘	1 型		分散的干球粪，如坚果，很难排出。
	2 型		腊肠状，多块的。
正常	3 型		腊肠样，表面有裂缝。
	4 型		腊肠样或蛇状，光滑而柔软。
腹泻	5 型		柔软团块，边缘清楚。（容易排出）
	6 型		软片状，边缘毛糙，或糊状粪。
	7 型		水样粪，无固形成分。
	8 型		黏液状的，起泡的，难闻的。（呈喷射状排出）

Lewis S J，Heaton K W．Stool form scale as a useful guide to intestinal transit time．Scand J Gastroenterol，1997，32(9)：920-924.

附录二　排便日记表

姓名：　　　性别：　　　年龄：　　　床号：　　　门诊号 / 住院号

排便日期							
等待时间(分钟)							
排便时间(分钟)							
排便次数							
每次排便间隔时间							
便质							
便量							
肛门坠胀感							
肛门堵塞感							
排便不尽感							
手助排便							
用药情况（A/B/C）							
腹胀							
三餐进食情况							

注：用药情况：A 为开塞露、B 为灌肠、C 为导泻药

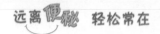

附录三　Wexner评分表

项目	得分	项目	得分
排便频率	0	时间:在厕所的时间(分钟)	
每1~2天1~2次	1	少于5	0
每周2次	2	5~10	1
每周1次	3	10~20	2
每周少于1次	4	20~30	3
每月少于1次		大于30	4
困难:疼痛评估		辅助:辅助形式	
从不	0	没有	0
很少	1	刺激性泻药	1
有时	2	手指辅助或灌肠	2
通常	3	失败:24小时尝试排便失败次数	
总是	4	无	0
完整性:不完全的感觉评估		1~3次	1
从不	0	3~6次	2
很少	1	6~9次	3
有时	2	超过9次	4
通常	3	病史:便秘持续时间(年)	
总是	4	0	0
疼痛:腹痛		1~5	1
从不	0	5~10	2
很少	1	10~20	3
有时	2	超过20	4
通常	3		
总是	4	总分	

Agachan F，Chen T，Pfeifer J，et a1． A constipation scoring system to simplify evaluation and management of constipated patients.Dis Colon Rectum,1996,39(6):681-685.

附录四　SF-36生活质量量表

1. 总体来讲,您的健康状况是:
   ①非常好②很好③好④一般⑤差(权重或得分依次为 5、4、3、2、1)

2. 跟 1 年以前比您觉得自己的健康状况是:
   ①比 1 年前好多了②比 1 年前好一些③跟 1 年前差不多④比 1 年前差一些⑤比 1 年前差多了(权重或得分依次为 1、2、3、4、5)

3. 以下这些问题都和日常活动有关。请您想一想,您的健康状况是否限制了这些活动?如果有限制,程度如何?
   (1)重体力活动。如跑步举重、参加剧烈运动等:
      ①限制很大②有些限制③毫无限制
      (权重或得分依次为 1、2、3 ;下同)
   (2)适度的活动。如移动一张桌子、扫地、打太极拳、做简单体操等:
      ①限制很大②有些限制③毫无限制
   (3)手提日用品。如买菜、购物等:
      ①限制很大②有些限制③毫无限制
   (4)上几层楼梯:
      ①限制很大②有些限制③毫无限制
   (5)上一层楼梯:
      ①限制很大②有些限制③毫无限制
   (6)弯腰、屈膝、下蹲:
      ①限制很大②有些限制③毫无限制
   (7)步行 1 500 米以上的路程:
      ①限制很大②有些限制③毫无限制
   (8)步行 1 000 米的路程:
      ①限制很大②有些限制③毫无限制
   (9)步行 100 米的路程:
      ①限制很大②有些限制③毫无限制
   (10)自己洗澡、穿衣:
      ①限制很大②有些限制③毫无限制

4. 在过去 4 个星期里,您的工作和日常活动有无因为身体健康的原因而出现以下这些问题?
   (1)减少了工作或其他活动时间:①是②不是(权重或得分依次为 1、2 ;下同)
   (2)本来想要做的事情只能完成一部分:①是②不是
   (3)想要干的工作或活动种类受到限制:①是②不是
   (4)完成工作或其他活动困难增多(比如需要额外的努力):①是②不是

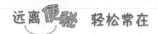
5. 在过去 4 个星期里,您的工作和日常活动有无因为情绪的原因(如压抑或忧虑)而出现以下这些问题?

(1)减少了工作或活动时间:①是②不是(权重或得分依次为 1、2;下同)

(2)本来想要做的事情只能完成一部分:①是②不是

(3)干事情不如平时仔细:①是②不是

6. 在过去 4 个星期里,您的健康或情绪不好在多大程度上影响了您与家人、朋友、邻居或集体的正常社会交往?

①完全没有影响②有一点影响③中等影响④影响很大⑤影响非常大

(权重或得分依次为 5、4、3、2、1)

7. 在过去 4 个星期里,您有身体疼痛吗?

①完全没有疼痛②有一点疼痛③中等疼痛④严重疼痛⑤很严重疼痛

(权重或得分依次为 6、5.4、4.2、3.1、2.2)

8. 在过去 4 个星期里,您的身体疼痛影响了您的工作和家务吗?

①完全没有影响②有一点影响③中等影响④影响很大⑤影响非常大

(如果 7 无 8 无,权重或得分依次为 6、4.75、3.5、2.25、1.0;如果为 7 有 8 无,则为 5、4、3、2、1)

您的感觉

9. 以下这些问题是关于过去 1 个月里您自己的感觉,对每一条问题所说的事情,您的情况是什么样的?

(1)您觉得生活充实:

①所有的时间②大部分时间③比较多时间④一部分时间⑤小部分时间⑥没有这种感觉(权重或得分依次为 6、5、4、3、2、1)

(2)您是一个敏感的人:

①所有的时间②大部分时间③比较多时间④一部分时间⑤小部分时间⑥没有这种感觉(权重或得分依次为 1、2、3、4、5、6)

(3)您的情绪非常不好,什么事都不能使您高兴起来:

①所有的时间②大部分时间③比较多时间④一部分时间⑤小部分时间⑥没有这种感觉(权重或得分依次为 1、2、3、4、5、6)

(4)您的心理很平静:

①所有的时间②大部分时间③比较多时间④一部分时间⑤小部分时间⑥没有这种感觉(权重或得分依次为 6、5、4、3、2、1)

(5)您做事精力充沛:

①所有的时间②大部分时间③比较多时间④一部分时间⑤小部分时间⑥没有这种感觉(权重或得分依次为 6、5、4、3、2、1)

(6)您的情绪低落:

①所有的时间②大部分时间③比较多时间④一部分时间⑤小部分时间⑥没有这种感觉(权重或得分依次为 1、2、3、4、5、6)

(7)您觉得筋疲力尽：

①所有的时间②大部分时间③比较多时间④一部分时间⑤小部分时间⑥没有这种感觉（权重或得分依次为 1、2、3、4、5、6）

(8)您是个快乐的人：

①所有的时间②大部分时间③比较多时间④一部分时间⑤小部分时间⑥没有这种感觉（权重或得分依次为 6、5、4、3、2、1）

(9)您感觉厌烦：

①所有的时间②大部分时间③比较多时间④一部分时间⑤小部分时间⑥没有这种感觉（权重或得分依次为 1、2、3、4、5、6）

10. 不健康影响了您的社会活动（如走亲访友）：

①所有的时间②大部分时间③比较多时间④一部分时间⑤小部分时间⑥没有这种感觉（权重或得分依次为 1、2、3、4、5）

总体健康情况

11. 请看下列每一条问题，哪一种答案最符合您的情况？

(1)我好像比别人容易生病：

①绝对正确②大部分正确③不能肯定④大部分错误⑤绝对错误

（权重或得分依次为 1、2、3、4、5）

(2)我跟周围人一样健康：

①绝对正确②大部分正确③不能肯定④大部分错误⑤绝对错误

（权重或得分依次为 5、4、3、2、1）

(3)我认为我的健康状况在变坏：

①绝对正确②大部分正确③不能肯定④大部分错误⑤绝对错误

（权重或得分依次为 1、2、3、4、5）

(4)我的健康状况非常好：

①绝对正确②大部分正确③不能肯定④大部分错误⑤绝对错误

（权重或得分依次为 5、4、3、2、1）

Ware J E,Sherbourne C D.The MOS 36-item short-form health survey(SF-36):conceptual framework and item.Med Care,1992,30(6):437-438.